ARZNEIBUCH DER DEUTSCHEN DEMOKRATISCHEN REPUBLIK

Radix Althaeae

Eibischwurzel

Getrocknete, grob zerkleinerte Wurzeln und Wurzelstöcke von Althaea officinalis L. (Malvaceae).

Beschreibung

Weißliche oder gelbliche, unregelmäßig geformte, stark faserige Teile von Wurzeln und Wurzelstöcken, die teilweise eine graubraune Außenseite zeigen.
Geruch schwach wahrnehmbar.
Geschmack schleimig und süßlich.

Identitätsprüfung

[*a*] Die Substanz zeigt in der Rinde und im Holzkörper zahlreiche Sklerenchymfasern. Die Sklerenchymfasern der Rinde sind zu Bündeln vereinigt.

[*b*] Die Substanz zeigt im Parenchym einzelne mit Schleim gefüllte Zellen. Weiterhin sind Zellen vorhanden, die 20 bis 35 µm große Drusen und zahlreiche, meist ovale oder nierenförmige, etwa 10 bis 20 µm große Stärkekörner enthalten.

Reinheitsprüfung

[*c*] *Unschädliche Beimengungen* (XI, 4.0.): höchstens 1,0%

[*d*] *Asche* (XI, 5.0.): 1,000 g gepulverte Substanz wird, wie unter „Bestimmung der Asche“ angegeben, behandelt. Die Substanz darf höchstens 9,0% Rückstand hinterlassen.

Wertbestimmung

[*e*] *Viskosität* (III, 11.0.): 3,00 bis 5,00 cSt. Zur Bestimmung werden 25,0 g Substanz gepulvert, bis sie das Sieb Nr. VI vollständig passiert haben. Dabei werden gegebenenfalls Faseranteile mit einer Schere zerkleinert. Die gesiebte Substanz wird gründlich gemischt. 6,000 g dieser Mischung werden in einem 200-ml-Erlenmeyerkolben mit 100,0 ml Wasser versetzt. Die Mischung wird 60 min geschüttelt und bei 1800 bis 2300 *g* 10 min zentrifugiert. Die überstehende Flüssigkeit wird durch einen Glasfiltertiegel 17 G 2 gesaugt. Die Viskosität dieses Auszuges wird unter Verwendung eines Kapillarviskosimeters bestimmt.

3046/I
2. AB – DDR/641/75

Berechnung:

Viskosität, berechnet auf einen Auszug, der in 100 ml 6 g bei 105 °C getrocknete Substanz enthält $= \dfrac{600a}{Ew(100-b)}$

a = Viskosität des Auszuges in Zentistokes.
b = Trocknungsverlust in Masseprozent.
Ew = Einwaage der Substanz in Gramm.

Aufbewahrung

Höchstens 18 Monate.

Radix Angelicae

Angelikawurzel

Getrocknete, grob zerkleinerte Wurzeln und Wurzelstöcke von Angelica archangelica L. (Apiaceae).
Gehalt an ätherischem Öl, berechnet auf 100 g der bei 105 °C getrockneten Substanz 0,30 bis 0,60 ml.

Beschreibung

Graugelbliche oder bräunlichgelbe, unregelmäßige Teile von Wurzeln und Wurzelstöcken, die teilweise eine graubraune oder rotbraune Außenseite zeigen. Weiterhin sind Teile von Stengel- und Blattbasen vorhanden.
Geruch aromatisch.
Geschmack aromatisch, scharf und schwach bitter.

Identitätsprüfung

[*a*] Die Prüfung wird, wie unter „Dünnschichtchromatografische Prüfung" (III, 12.0.) angegeben, durchgeführt.

Adsorptionsschicht: Kieselgel G

Aufzutragende Lösung: 1,00 g gepulverte Substanz wird mit 5,0 ml Methanol versetzt. Die Mischung wird 30 s im Sieden gehalten und nach dem Abkühlen auf 20 °C filtriert. 18 bis 20 µl des Filtrates werden als Startband a aufgetragen.

Aufzutragende Lösung der Testsubstanz: 0,010 g Kumarin wird in 10,0 ml Methanol gelöst. 18 bis 20 µl der Lösung werden als Startband b aufgetragen.

Laufmittel: Benzol-Äther-2N Essigsäure (50+50+20). Die Mischung wird geschüttelt. Nach 30 min wird die obere Schicht verwendet.

Detektion: Reagenz I: Antimon(III)-chlorid-RL*
Reagenz II: äthanolische 2 N Kalilauge
Die Dünnschichtplatte wird über der Startlinie a mit dem Reagenz I und über der Startlinie b mit dem Reagenz II besprüht, wobei jeweils die nicht zu besprühende Fläche in geeigneter Weise abgedeckt wird, und im ultravioletten Licht betrachtet.

Auswertung: Der R_F-Wert des gelbgrün fluoreszierenden Testsubstanzfleckes muß im Bereich von 0,50 bis 0,70 liegen.
Das Chromatogramm zeigt über der Startlinie a einen kräftig hellblau fluoreszierenden Fleck mit einem R_X-Wert im Bereich von 0,95 bis 1,05. Weitere Flecke sind vorhanden.

Das Chromatogramm ist für die Prüfung nach [*c*] aufzubewahren.

Reinheitsprüfung

[*b*] *Unschädliche Beimengungen* (XI, 4.0.): höchstens 1,0%

[*c*] *Liebstöckelwurzel:* Das Chromatogramm von [*a*] darf über der Startlinie a keinen gelb fluoreszierenden Fleck mit einem R_X-Wert im Bereich von 1,10 bis 1,40 zeigen.

[*d*] *Asche* (XI, 5.0.): 1,000 g gepulverte Substanz wird, wie unter „Bestimmung der Asche" angegeben, behandelt. Die Substanz darf höchstens 14,0% Rückstand hinterlassen.

Gehaltsbestimmung

[*e*] 20,00 g gepulverte Substanz werden in einem 500-ml-Kurzhalsrundkolben mit 150 ml Wasser versetzt und, wie unter „Bestimmung des Gehaltes an ätherischem Öl" (XI, 6.0.) angegeben, behandelt. Es ist eine Destillationszeit von 120 min einzuhalten.
Der Gehalt wird auf die bei 105 °C getrocknete Substanz berechnet.

Aufbewahrung

Höchstens 18 Monate.
Gepulverte Substanz: höchstens 24 h.

Radix Belladonnae

Tollkirschenwurzel

Getrocknete Wurzeln und Wurzelstöcke von Atropa belladonna L. (Solanaceae).

Gehalt an Alkaloiden, berechnet als Hyoszyamin [$C_{17}H_{23}NO_3$ (289,4)] und auf die bei 105 °C getrocknete Substanz, mindestens 0,50%.

Beschreibung

Auf der Außenseite hellgraubraune, längsfurchige, auf der Innenseite grauweiße, häufig längs gespaltene Wurzeln und Wurzelstöcke.
Die Wurzeln sind mehr oder weniger zylindrisch und meist 10 bis 20 mm dick. Ihr Querbruch ist nahezu glatt.
Die Wurzelstöcke sind ein- oder mehrköpfig und meist 20 bis 50 mm dick. Ihr Querbruch ist außen kurzfaserig, innen nahezu glatt.
Die Substanz kann in zerkleinerter Form vorliegen.
Geruch schwach wahrnehmbar.
Geschmack zunächst süßlich, dann bitter und kratzend.

Identitätsprüfung

[*a*] Im Parenchym von Rinde und Holzkörper finden sich zahlreiche Zellen mit Kristallsand.

[*b*] Die Prüfung wird, wie unter „Dünnschichtchromatografische Prüfung" (III, 12.0.) angegeben, durchgeführt.
Adsorptionsschicht: Kieselgel G
Aufzutragende Lösung: 0,500 g gepulverte Substanz werden mit 10,0 ml 1 N Schwefelsäure versetzt. Die Mischung wird 120 s geschüttelt und filtriert. Das Filtrat wird nach Zusatz von 5,0 ml 6 N Ammoniaklösung mit 5,0 ml Äther vorsichtig ausgeschüttelt. 48 bis 50 µl der Ätherlösung werden als Startband a aufgetragen.
Aufzutragende Lösung der Testsubstanz: 0,0200 g Atropinsulfat-Vergleichssubstanz werden in 20,0 ml Methanol gelöst. 18 bis 20 µl der Lösung werden als Startband b aufgetragen.
Laufmittel: Chloroform-Methanol-konzentrierte Ammoniaklösung (60+40+3)
Trocknung: Die Dünnschichtplatte wird in einem Heißluftstrom getrocknet, bis der Geruch des Ammoniaks nicht mehr wahrnehmbar ist.
Detektion: Reagenz: Kaliumtetrajodowismutat(III)-RL
Auswertung: Der R_F-Wert des orangeroten Testsubstanzfleckes muß im Bereich von 0,45 bis 0,65 liegen.

3046/I
2. AB – DDR/643/75

Das Chromatogramm zeigt über der Startlinie a einen orangeroten Fleck mit dem R_F-Wert des Fleckes der Testsubstanz.
Das Chromatogramm ist für die Prüfung nach [*d*] aufzubewahren.

Reinheitsprüfung

[*c*] *Unschädliche Beimengungen* (XI, 4.0.): höchstens 1,0%

[*d*] *Zersetzte Substanz:* Das Chromatogramm von [*b*] darf über der Startlinie a keinen anderen als den genannten orangeroten Fleck zeigen. Der Fleck muß nahezu die gleiche Größe wie der der Testsubstanz haben.

[*e*] *Asche* (XI, 5.0.): 1,000 g gepulverte Substanz wird, wie unter „Bestimmung der Asche" angegeben, behandelt. Die Substanz darf höchstens 8,0% Rückstand hinterlassen.

Gehaltsbestimmung

[*f*] 0,5000 g gepulverte Substanz werden in einem gewogenen 100-ml-Erlenmeyerkolben mit 40,00 g Äther sowie 0,50 g konzentrierter Ammoniaklösung versetzt und in dem verschlossenen Gefäß innerhalb 30 min 6mal jeweils 120 s kräftig geschüttelt. Anschließend wird mit Äther auf die ursprüngliche Masse ergänzt und die Mischung durch ein Filterpapier der Sorte h von 9 cm Durchmesser filtriert. Dabei ist der Trichter mit einem Uhrglas zu bedecken. 10,00 g des Filtrates werden in einem Scheidetrichter 3mal mit je 5,0 ml 0,1 N Salzsäure jeweils 120 s ausgeschüttelt. Die wäßrigen Auszüge werden in einem Scheidetrichter vereinigt, mit 3,0 ml 6 N Ammoniaklösung versetzt und 4mal mit je 10,0 ml Chloroform jeweils 120 s ausgeschüttelt. Die Chloroformauszüge werden durch ein Filterpapier der Sorte h von 9 cm Durchmesser in einen 100-ml-Erlenmeyerkolben filtriert. Dabei ist der Trichter mit einem Uhrglas zu bedecken. Das Filterpapier wird 2mal mit je 5,0 ml Chloroform gewaschen. Die vereinigten Filtrate werden auf dem Wasserbad auf 0,5 bis 1 ml eingedampft. Der Rest des Lösungsmittels wird durch Einblasen von Luft entfernt. Der Rückstand wird in 5,0 ml wasserfreiem Äthanol gelöst. Die Lösung wird auf dem Wasserbad auf 0,5 bis 1 ml eingedampft. Der Rest des Lösungsmittels wird durch Einblasen von Luft entfernt. Der Erlenmeyerkolben mit dem Rückstand wird gewogen. Nach Zusatz von 5,0 ml Äther und 10,00 ml Zitronensäure-Phosphat-Puffer Nr. 4 wird die Mischung auf dem Wasserbad erhitzt, bis der Äther verdampft ist. Nach dem Abkühlen auf 20 °C wird die Lösung mit Wasser auf 10,00 g ergänzt und durch ein Filterpapier der Sorte h von 7 cm Durchmesser filtriert. 5,00 ml des Filtrates werden in einem Scheidetrichter nach Zusatz von 5,00 ml Zitronensäure-Phosphat-Puffer Nr. 4 und 2,00 ml Bromkresolgrün-RL 5mal mit je 10,00 ml Chloroform jeweils 60 s ausgeschüttelt. Die Chloroformauszüge werden durch Watte in einen 50-ml-Meßkolben filtriert. Das Filtrat wird mit 3,00 ml Piperidin versetzt und mit Chloroform zu 50,00 ml auf-

gefüllt. Die Extinktion (III, 5.0.) dieser Lösung wird 10 min nach dem Zusatz des Piperidins bei 590 nm ± 2 nm im Maximum gegen Chloroform gemessen.
Vergleichsprobe: 0,0200 g Atropinsulfat-Vergleichssubstanz werden in Wasser zu 500,0 ml gelöst. 5,00 ml der Lösung werden in einem Scheidetrichter mit 5,00 ml Zitronensäure-Phosphat-Puffer Nr. 4 sowie 2,00 ml Bromkresolgrün-RL versetzt und, wie vorstehend angegeben, weiterbehandelt.

Berechnung:

% Alkaloide, berechnet als Hyoszyamin
und auf die bei 105 °C getrocknete Substanz $= \frac{666{,}4 \cdot E_1 \cdot Ew_2}{E_2 \cdot Ew_1(100 - a)}$

E_1 = Extinktion der Lösung.
E_2 = Extinktion der Vergleichsprobe.
Ew_1 = Einwaage der Substanz in Gramm.
Ew_2 = Einwaage der Atropinsulfat-Vergleichssubstanz in Gramm.
a = Trocknungsverlust der Substanz in Masseprozent.

Aufbewahrung

Vorsichtig!
Höchstens 3 Jahre.

Radix Gentianae

Enzianwurzel

Getrocknete, grob zerkleinerte Wurzeln und Wurzelstöcke von Gentiana lutea L., Gentiana pannonica Scop., Gentiana purpurea L., Gentiana punctata L. und Gentiana asclepiadea L. (Gentianaceae).

Beschreibung

Gelblichbraune oder dunkelbraune, unregelmäßige Stücke, zum Teil mit dunkelgraubrauner oder gelbbrauner, furchiger Rinde.
Geruch schwach wahrnehmbar.
Geschmack zunächst schwach süß, dann stark und anhaltend bitter.

Identitätsprüfung

[*a*] Die Parenchymzellen enthalten zum Teil Einzelkristalle in Form sehr kleiner Nadeln, kleiner Tafeln, Prismen oder selten etwas größerer Oktaeder und Tröpfchen von fettem Öl.

[*b*] Die Prüfung wird, wie unter „Dünnschichtchromatografische Prüfung" (III, 12.0.) angegeben, durchgeführt.

Adsorptionsschicht: Kieselgel G. Die Glasplatte wird mit der doppelten Menge Adsorbenssuspension beschichtet.

Aufzutragende Lösung: 0,50 g fein gepulverte Substanz werden mit 10,0 ml 1 N Schwefelsäure versetzt. Die Mischung wird zum Sieden erhitzt und anschließend filtriert. Das Filtrat wird nach Zusatz von 5,0 ml 6 N Ammoniaklösung und 5,0 ml Äther vorsichtig geschüttelt. 2,00 ml der abgetrennten Ätherlösung werden auf dem Wasserbad auf 50 bis 100 µl eingedampft. Diese Lösung wird als Startband a aufgetragen.

Aufzutragende Lösung der Testsubstanz: 0,0010 g Papaverinhydrochlorid-Vergleichssubstanz wird mit 1 Tropfen 6 N Ammoniaklösung versetzt und in 20,0 ml Methanol gelöst. 10,0 µl der Lösung werden als Startfleck b aufgetragen.

Laufmittel: Äthylazetat-Methanol-Wasser (100+17+13)

Trocknung: Die Dünnschichtplatte wird in einem Heißluftstrom getrocknet, bis das Laufmittel verdunstet ist.

Detektion: Reagenz: Jodplateat-RL
Die Dünnschichtplatte wird mit dem Reagenz besprüht, bis sie gerade durchfeuchtet ist.

Auswertung: Der R_F-Wert des blauvioletten oder bräunlichvioletten Testsubstanzfleckes muß im Bereich von 0,50 bis 0,70 liegen.

Das Chromatogramm zeigt über der Startlinie a einen gelbbraunen oder grünbraunen Fleck mit einem R_X-Wert im Bereich von 0,90 bis 1,0. Weitere Flecke können vorhanden sein.

Reinheitsprüfung

[*b*] *Unschädliche Beimengungen* (XI, 4.0.): höchstens 2,0%

[*c*] *Asche* (XI, 5.0.): 1,000 g gepulverte Substanz wird, wie unter „Bestimmung der Asche" angegeben, behandelt. Die Substanz darf höchstens 6,0% Rückstand hinterlassen.

Wertbestimmung

[*d*] *Bitterwert* (XI, 7.0.): 0,4950 bis 0,5050 g gepulverte Substanz werden in einem 500-ml-Rundkolben mit 200 ml Trinkwasser versetzt. Die Mischung wird unter Rückflußkühlung 60 min im Sieden gehalten und nach dem Abkühlen auf 20 °C filtriert. Die ersten 20 ml Filtrat werden verworfen. 10,0 ml des Filtrates werden mit Trinkwasser zu 75,0 ml aufgefüllt. Die Lösung wird, wie unter „Bestimmung des Bitterwertes" angegeben, behandelt.

Aufbewahrung

Höchstens 18 Monate.
Gepulverte Substanz: höchstens 24 h.

Radix Ipecacuanhae

Brechwurzel

Ipecacuanhae radix

Getrocknete, mittelfein gepulverte, gegebenenfalls mit Laktose auf den vorgeschriebenen Gehalt eingestellte Wurzeln und Wurzelstöcke von Cephaëlis ipecacuanha (Brot.) A. Rich. und Cephaëlis acuminata Karsten (Rubiaceae).

Gehalt an Alkaloiden, berechnet als Emetin [$C_{29}H_{40}N_2O_4$ (480,7)] und auf die bei 105 °C getrocknete Substanz, 1,90 bis 2,10%.

Beschreibung

Hellgraues, graubraunes oder gelblichbraunes Pulver.
Geruch wahrnehmbar.
Geschmack stark bitter.

Identitätsprüfung

[*a*] Die Substanz zeigt bei der Betrachtung unter dem Mikroskop Bündel parallel liegender Kristallnadeln sowie einzelne Kristallnadeln.

[*b*] Die Prüfung wird, wie unter „Dünnschichtchromatografische Prüfung" (III, 12.0.) angegeben, durchgeführt.

Adsorptionsschicht: Kieselgel G

Aufzutragende Lösung: 0,100 g gepulverte Substanz wird mit 1 Tropfen 6 N Ammoniaklösung durchfeuchtet und mit 5,0 ml Chloroform versetzt. Die Mischung wird 120 s im Sieden gehalten und nach dem Abkühlen auf 20 °C filtriert. 20,0 µl des Filtrates werden als Startband a aufgetragen.

Aufzutragende Lösung der Testsubstanz: 0,0100 g Emetindihydrochlorid-Vergleichssubstanz wird mit 1 Tropfen 6 N Ammoniaklösung versetzt und in 100,0 ml Methanol gelöst. 10,0 µl der Lösung werden als Startband b aufgetragen.

Laufmittel: Chloroform-Methanol (85+15)

Trocknung: Die Dünnschichtplatte wird an der Luft aufbewahrt, bis das Laufmittel verdunstet ist.

Detektion: Reagenz: 0,200 g Jod werden in 20,0 ml Chloroform gelöst.

Die Dünnschichtplatte wird mit 9 bis 10 ml Reagenz besprüht, bei 60 °C erwärmt, bis sie nicht mehr braun oder gelb gefärbt ist, und nach dem Erkalten im ultravioletten Licht betrachtet.

Auswertung: Der R_F-Wert des gelb fluoreszierenden Testsubstanzfleckes muß im Bereich von 0,40 bis 0,60 liegen.

Das Chromatogramm zeigt über der Startlinie a einen gelb fluoreszierenden Fleck mit

3046/I
2. AB – DDR/645/75

dem R_F-Wert des Fleckes der Testsubstanz und einen blau fluoreszierenden Fleck mit einem R_X-Wert im Bereich von 0,45 bis 0,70. Weitere Flecke können vorhanden sein.

Reinheitsprüfung

[*c*] *Asche* (XI, 5.0.): 1,000 g Substanz wird, wie unter „Bestimmung der Asche" angegeben, behandelt. Die Substanz darf höchstens 4,5% Rückstand hinterlassen.

Gehaltsbestimmung

[*d*] 0,1500 g fein gepulverte Substanz werden in einer Porzellanschale mit 1,00 ml 3 N Salzsäure und 1,00 ml Methanol versetzt und gemischt. Nach 5 min wird das Methanol auf dem Wasserbad vorsichtig abgedampft. Nach dem Erkalten wird der Rückstand mit 1,00 g gepulvertem Trinatriumphosphat versetzt. Die Mischung wird mit 10,0 g Aluminiumoxid „alkalisch" Aktivität III in kleinen Anteilen gleichmäßig verrieben, bis ein frei fließendes Pulver entsteht. Dieses wird in ein Allihnsches Rohr 15 G 3 gefüllt. Die Säule wird mit 100,0 ml Chloroform eluiert. Das Eluat wird in einem 100-ml-Meßkolben aufgefangen und mit Chloroform zu 100,0 ml aufgefüllt. Die Extinktion (III, 5.0.) der Lösung wird bei 286 nm ± 2 nm im Maximum gegen Chloroform gemessen.

Vergleichsprobe: 0,0500 g bei 110 °C bis zur Massekonstanz getrocknete Emetindihydrochlorid-Vergleichssubstanz werden in Chloroform zu 100,00 ml gelöst. 5,00 ml der Lösung werden mit Chloroform zu 100,00 ml aufgefüllt. Die Extinktion dieser Lösung wird bei 286 nm ± 2 nm im Maximum gegen Chloroform gemessen.

Berechnung:

% Alkaloide, berechnet als Emetin und auf die bei 105 °C getrocknete Substanz $= \dfrac{434{,}2 \cdot E_1 \cdot Ew_2}{E_2 \cdot Ew_1(100-a)}$

E_1 = Extinktion der Lösung.
E_2 = Extinktion der Vergleichsprobe.
Ew_1 = Einwaage der Substanz in Gramm.
Ew_2 = Einwaage der getrockneten Emetindihydrochlorid-Vergleichssubstanz in Gramm.
a = Trocknungsverlust der Substanz in Masseprozent.

Aufbewahrung

Vorsichtig!
Vor Licht geschützt.
Höchstens 3 Jahre.

Dosierung

Einzelmaximaldosis: oral 2 g — Tagesmaximaldosis: oral 4 g

Radix Levistici

Liebstöckelwurzel

Getrocknete, grob zerkleinerte Wurzeln und Wurzelstöcke von Levisticum officinale Koch (Apiaceae).

Gehalt an ätherischem Öl, berechnet auf 100 g der bei 105 °C getrockneten Substanz, 0,60 bis 1,00 ml.

Beschreibung

Gelbliche oder bräunlichgelbe, unregelmäßig geformte Teile von Wurzeln und Wurzelstöcken. Die Teile der Wurzeln sind grob längsfurchig, die der Wurzelstöcke quer geringelt. Weiterhin sind Teile von Stengel- und Blattbasen vorhanden.
Geruch aromatisch.
Geschmack aromatisch und zunächst süßlich, dann schwach bitter.

Identitätsprüfung

[*a*] Die Prüfung wird, wie unter „Dünnschichtchromatografische Prüfung" (III, 12.0.) angegeben, durchgeführt.

Adsorptionsschicht: Kieselgel G

Aufzutragende Lösung: 1,00 g gepulverte Substanz wird mit 5,0 ml Methanol versetzt. Die Mischung wird 30 s im Sieden gehalten und nach dem Abkühlen auf 20 °C filtriert. 18 bis 20 µl des Filtrates werden als Startband a aufgetragen.
Der Rest des Filtrates ist für die Prüfung nach [*d*] aufzubewahren.

Aufzutragende Lösung der Testsubstanz: 0,010 g Kumarin wird in 10,0 ml Methanol gelöst. 18 bis 20 µl der Lösung werden als Startband b aufgetragen.

Laufmittel: Benzol-Äther-2 N Essigsäure (50+50+20). Die Mischung wird geschüttelt. Nach 30 min wird die obere Schicht verwendet.

Detektion: Reagenz I: Antimon(III)-chlorid-RL*
Reagenz II: äthanolische 2 N Kalilauge
Die Dünnschichtplatte wird über der Startlinie a mit dem Reagenz I und über der Startlinie b mit dem Reagenz II besprüht, wobei die nicht zu besprühende Fläche in geeigneter Weise abgedeckt wird, und im ultravioletten Licht betrachtet.

Auswertung: Der R_F-Wert des gelbgrün fluoreszierenden Testsubstanzfleckes muß im Bereich von 0,50 bis 0,70 liegen.
Das Chromatogramm zeigt über der Startlinie a einen gelb fluoreszierenden Fleck mit einem R_X-Wert im Bereich von 1,10 bis 1,40. Weitere Flecke sind vorhanden.

Reinheitsprüfung

[*b*] *Unschädliche Beimengungen* (XI, 4.0.): höchstens 1,0%

[*c*] *Asche* (XI, 5.0.): 1,000 g gepulverte Substanz wird, wie unter „Bestimmung der Asche“ angegeben, behandelt. Die Substanz darf höchstens 14,0% Rückstand hinterlassen.

Gehaltsbestimmung

[*d*] 10,00 g gepulverte Substanz werden in einem 500-ml-Kurzhalsrundkolben mit 150 ml Wasser versetzt und, wie unter „Bestimmung des Gehaltes an ätherischem Öl“ (XI, 6.0.) angegeben, behandelt. Nach einer Destillationszeit von 120 min wird der 500-ml-Kurzhalsrundkolben gegen einen 250-ml-Kurzhalsrundkolben, der die Mischung aus 50,0 ml Wasser und 0,100 ml Xylol enthält, ausgewechselt. Es wird 15 min destilliert.
Unter den gleichen Bedingungen ist ein Blindversuch durchzuführen.

Aufbewahrung

Höchstens 18 Monate.
Gepulverte Substanz: höchstens 24 h.

Radix Liquiritiae

Süßholzwurzel

Getrocknete, grob zerkleinerte Wurzeln und Ausläufer von Glycyrrhiza-Arten (Fabaceae).

Gehalt an Glyzyrrhizinsäure [$C_{42}H_{62}O_{16}$ (823,0)], berechnet auf die bei 105 °C getrocknete Substanz, 3,0 bis 5,5%.

Beschreibung

Gelbe, faserige Wurzelstücke, die zum Teil auf einer Seite graubraune oder braune Rinde tragen.
Geruch schwach wahrnehmbar.
Geschmack stark süß.

Identitätsprüfung

[*a*] Die Substanz zeigt nach dem Betupfen der gelben Fläche mit der Mischung aus 2,00 ml Wasser und 9,0 ml konzentrierter Schwefelsäure eine orange Färbung.

Reinheitsprüfung

[*b*] *Unschädliche Beimengungen* (XI, 4.0.): höchstens 1,0%

[*c*] *Verfärbte Bestandteile* (XI, 4.0.): höchstens 4,0%

[*d*] *Asche* (XI, 5.0.): 1,000 g gepulverte Substanz wird, wie unter „Bestimmung der Asche" angegeben, behandelt. Die Substanz darf höchstens 7,0% Rückstand hinterlassen.

Gehaltsbestimmung

[*e*] Die Bestimmung wird spektrofotometrisch nach dünnschichtchromatografischer Abtrennung der durch Hydrolyse der Glyzyrrhizinsäure erhaltenen 18 β-Glyzyrrhetinsäure durchgeführt.

Hydrolyse

50 g Substanz werden gepulvert, bis mindestens 75% das Sieb Nr. IX vollständig passiert haben. Der grobe und der feine Anteil werden gründlich gemischt.
1,0000 g dieser Mischung wird in einem 100-ml-Rundkolben mit 22,5 ml 1 N Salzsäure und 2,50 ml 1.4-Dioxan versetzt und im Wasserbad unter Rückflußkühlung

120 min erhitzt. Nach dem Erkalten wird die Mischung durch ein Filterpapier der Sorte h von 9 cm Durchmesser filtriert. Rundkolben und Filter werden anteilweise mit 100,0 ml Wasser gewaschen und anschließend bei 105 °C 60 min getrocknet. Das Filter und 50,0 ml Chloroform werden in den Rundkolben gegeben. Das Chloroform wird im Wasserbad unter Rückflußkühlung 5 min im Sieden gehalten. Der warme Chloroformauszug wird durch ein Papierfilter von 9 cm Durchmesser in ein 150-ml-Becherglas filtriert. Die Extraktion wird in gleicher Weise 2mal mit je 25,0 ml Chloroform wiederholt und der warme Chloroformauszug jeweils durch das gleiche Filter filtriert. Anschließend wird dieses Filter in den Rundkolben gegeben und erneut mit 25,0 ml Chloroform in gleicher Weise extrahiert. Der warme Chloroformauszug wird durch ein neues Papierfilter von 9 cm Durchmesser filtriert. Die vereinigten Chloroformauszüge werden anteilweise in einem 50-ml-Erlenmeyerkolben abdestilliert. Das Becherglas wird 2mal mit je 10,0 ml Chloroform gewaschen und die Waschflüssigkeit auf etwa 2 ml eingedampft. Diese Lösung wird in einen 10-ml-Meßkolben übergeführt und unter Waschen des Erlenmeyerkolbens mit der Mischung gleicher Volumen Chloroform und Methanol zu 10,00 ml aufgefüllt.

Abtrennung der 18 β-Glyzyrrhetinsäure

Die Abtrennung wird, wie unter „Dünnschichtchromatografische Prüfung" (III,12.0.) angegeben, durchgeführt.

Adsorptionsschicht: Die Glasplatte wird mit der Adsorbenssuspension aus 3,50 g Kieselgel GF_{254} und 8,0 ml Wasser beschichtet.

Aufzutragende Lösungen: Lösung 1: 60,0 µl der bei der Hydrolyse erhaltenen Chloroform-Methanol-Lösung werden als Startband a aufgetragen.

Lösung 2: 0,0250 g 18 β-Glyzyrrhetinsäure-Vergleichssubstanz werden in der Mischung gleicher Volumen Chloroform und Methanol zu 10,00 ml gelöst. 60,0 µl der Lösung werden als Startband b aufgetragen.

Die Startbänder werden so auf der Dünnschichtplatte angeordnet, daß ein Drittel der Plattenbreite für die Blindprobe frei bleibt.

Die Lösungen werden mit einer Mikro-Kolbenbürette aufgetragen.

Laufmittel: Äthylazetat-1 N Ammoniaklösung-Äthanol (60+27+13). Die Mischung wird geschüttelt. Unmittelbar nach dem Entmischen wird die obere, noch trübe Schicht verwendet.

Es wird 2mal jeweils mit frischem Laufmittel chromatografiert. Nach dem ersten Chromatografieren wird die Dünnschichtplatte an der Luft aufbewahrt, bis das Laufmittel verdunstet ist.

Laufstrecke: 15 cm

Trocknung: Die Dünnschichtplatte wird an der Luft aufbewahrt, bis das Laufmittel verdunstet ist.

Detektion: Die Dünnschichtplatte wird im ultravioletten Licht der Wellenlänge von 254 nm betrachtet.

Isolierung der 18 β-Glyzerrhetinsäure von der Dünnschichtplatte und spektrofotometrische Auswertung

Auf der Dünnschichtplatte wird über der Startlinie a eine rechteckige Fläche markiert, die den im ultravioletten Licht der Wellenlänge von 254 nm dunklen Fleck einschließt und weitgehend von diesem ausgefüllt wird. Die Adsorptionsschicht der Fläche wird abgeschabt und in einen 25-ml-Erlenmeyerkolben übergeführt. Nach Zusatz von 10,00 ml Äthanol wird die Mischung in dem verschlossenen Gefäß 15 min geschüttelt und anschließend in einem verschlossenen Zentrifugenglas mit spitzem Boden bei 1 000 *g* 3 min zentrifugiert. Die überstehende, klare Lösung wird vorsichtig mit einer Pipette entnommen.
Die Extinktion (III, 5.0.) dieser Lösung wird bei 249 nm ± 2 nm im Maximum gegen die nachstehend beschriebene Blindprobe gemessen.
Vergleichsprobe: Auf der Dünnschichtplatte wird über der Startlinie b eine gleichgroße rechteckige Fläche wie über der Startlinie a markiert, die den im ultravioletten Licht der Wellenlänge von 254 nm dunklen Fleck einschließt und weitgehend von diesem ausgefüllt wird. Die Adsorptionsschicht der Fläche wird abgeschabt und, wie vorstehend angegeben, weiterbehandelt.
Blindprobe: In dem frei gebliebenen Drittel der Dünnschichtplatte wird in gleicher Größe und Lage wie über der Startlinie a bzw. b eine rechteckige Fläche markiert. Die Adsorptionsschicht der Fläche wird abgeschabt und, wie vorstehend angegeben, weiterbehandelt.

Berechnung:

% Glyzyrrhizinsäure, berechnet auf die bei 105 °C getrocknete Substanz $= \frac{17480 \cdot E_1 \cdot Ew_2}{E_2 \cdot Ew_1(100 - a)}$

E_1 = Extinktion der Lösung.
E_2 = Extinktion der Vergleichsprobe.
Ew_1 = Einwaage der Substanz in Gramm.
Ew_2 = Einwaage der 18 β-Glyzyrrhetinsäure-Vergleichssubstanz in Gramm.
a = Trocknungsverlust der Substanz in Masseprozent.

Aufbewahrung

Höchstens 3 Jahre.

3046/I
2. AB – DDR/647/75

Radix Ononidis

Hauhechelwurzel

Getrocknete, grob zerkleinerte Wurzeln und Wurzelstöcke von Ononis spinosa L. (Fabaceae).

Beschreibung

Graubraune oder gelbliche, unregelmäßig geformte, kurzfaserige Teile von Wurzeln und Wurzelstöcken, die zum Teil eine fächrig-strahlige Zeichnung haben.
Geruch schwach wahrnehmbar.
Geschmack kratzend.

Identitätsprüfung

[*a*] Die Substanz zeigt in der Rinde und im Holzkörper dickwandige Fasern, denen Kristallzellreihen mit Einzelkristallen anliegen. Die Fasern der Rinde sind zu Bündeln vereinigt.

[*b*] Die Prüfung wird, wie unter „Dünnschichtchromatografische Prüfung" (III, 12.0.) angegeben, durchgeführt.
Adsorptionsschicht: Kieselgel G
Aufzutragende Lösung: 1,00 g gepulverte Substanz wird mit 5,0 ml Methanol versetzt. Die Mischung wird 30 s im Sieden gehalten und nach dem Abkühlen auf 20 °C filtriert. 28 bis 30 µl des Filtrates werden als Startband a aufgetragen.
Aufzutragende Lösung der Testsubstanz: 0,050 g Cholesterol-Vergleichssubstanz werden in 10,0 ml n-Heptan gelöst. 18 bis 20 µl der Lösung werden als Startband b aufgetragen.
Laufmittel: Benzol-Äthylazetat (70+30)
Detektion: Reagenz: Eisen(III)-chlorid-RL*
Die Dünnschichtplatte wird nach dem Besprühen mit dem Reagenz bei 100 °C 5 min erhitzt.
Auswertung: Der R_F-Wert des blauvioletten Testsubstanzfleckes muß im Bereich von 0,45 bis 0,65 liegen.
Das Chromatogramm zeigt über der Startlinie a einen braunvioletten Fleck mit einem R_X-Wert im Bereich von 0,55 bis 0,75. Weitere Flecke sind vorhanden.

Reinheitsprüfung

[c] *Unschädliche Beimengungen* (XI, 4.0.): höchstens 1,0%

[d] *Asche* (XI, 5.0.): 1,000 g gepulverte Substanz wird, wie unter „Bestimmung der Asche“ angegeben, behandelt. Die Substanz darf höchstens 6,0% Rückstand hinterlassen.

Radix Petroselini

Petersilienwurzel

Getrocknete, grob zerkleinerte Wurzeln von Petroselinum crispum (Mill.) Nym. convar. radicosum (Alef) Danert (Apiaceae).

Beschreibung

Hellbraune, furchige oder gelblichweiße, unregelmäßig geformte Teile von Wurzeln. Weiterhin sind Teile von Stengel- und Blattbasen vorhanden.
Geruch schwach aromatisch.
Geschmack schwach aromatisch und süßlich.

Identitätsprüfung

[*a*] Die Prüfung wird, wie unter „Dünnschichtchromatografische Prüfung" (III, 12.0.) angegeben, durchgeführt.
Adsorptionsschicht: Kieselgel G
Aufzutragende Lösung: 1,00 g gepulverte Substanz wird in einem 50-ml-Erlenmeyerkolben mit 9,0 ml Wasser und 1,00 ml n-Heptan versetzt. Der Erlenmeyerkolben wird mit einem Stopfen verschlossen, durch den ein 2mal rechtwinklig gebogenes Glasrohr von 5 mm Durchmesser und 40 cm Länge geführt wird. Der zweite Schenkel des Glasrohres wird in ein Reagenzglas eingeführt, das in kaltem Wasser gekühlt wird. Die Mischung wird zum Sieden erhitzt. Es wird langsam destilliert, bis 2,9 bis 3,1 ml Destillat übergegangen sind. Das Destillat wird kräftig geschüttelt. Nach dem Entmischen werden 48 bis 50 µl der n-Heptanlösung als Startband a aufgetragen.
Aufzutragende Lösung der Testsubstanz: 0,100 ml Eugenol-Standard wird mit 50,0 ml Chloroform versetzt. 18 bis 20 µl der Lösung werden als Startband b aufgetragen.
Laufmittel: Benzol
Trocknung: Die Dünnschichtplatte wird an der Luft aufbewahrt, bis das Laufmittel verdunstet ist.
Detektion: Reagenz: Vanillin-Schwefelsäure-RL*
Die Dünnschichtplatte wird nach dem Besprühen mit 1,00 ml Reagenz bei 110 °C 5 min erhitzt.
Auswertung: Der R_F-Wert des violettbraunen Testsubstanzfleckes muß im Bereich von 0,15 bis 0,35 liegen.
Das Chromatogramm zeigt über der Startlinie a zwei rotviolettbraune Flecke mit R_X-Werten in den Bereichen von 1,20 bis 1,40 und 1,70 bis 1,90. Weitere Flecke sind vorhanden.

Reinheitsprüfung

[*b*] *Unschädliche Beimengungen* (XI, 4.0.): höchstens 1,0%

[*c*] *Asche* (XI, 5.0.): 1,000 g gepulverte Substanz wird, wie unter „Bestimmung der Asche“ angegeben, behandelt. Die Substanz darf höchstens 8,0% Rückstand hinter lassen.

Aufbewahrung

Höchstens 18 Monate.
Gepulverte Substanz: höchstens 24 h.

Radix Ratanhiae

Ratanhiawurzel

Getrocknete Wurzeln von Krameria triandra Ruiz et Pavon (Caesalpiniaceae).

Gehalt an Gerbstoffen, berechnet als Pyrogallol [$C_6H_6O_3$ (126,1)] und auf die bei 105 °C getrocknete Substanz, mindestens 2,0%.

Beschreibung

Rotbraune, harte Wurzeln mit runzeliger, oft schuppiger, rissiger oder fast glatter Oberfläche. Die Hauptwurzeln sind unregelmäßig geformt, bis 15 cm dick und meist längs gespalten, die Nebenwurzeln bis etwa 3 cm dick und fast zylindrisch. Der Querbruch ist in der Rinde etwas faserig, im Holzkörper unregelmäßig und splitterig. Der Querschnitt zeigt außen die dunkle, schmale Zone der Rinde und innen das hellere Holz, das etwa zwei Drittel bis drei Viertel des Querschnittes ausmacht.
Die Substanz kann in zerkleinerter Form vorliegen.
Geruch nicht wahrnehmbar.
Geschmack stark zusammenziehend und schwach bitter.

Identitätsprüfung

[*a*] Die Korkzellen haben einen rotbraunen Inhalt.

[*b*] Die Rinde enthält zahlreiche Bündel unverholzter Fasern, die bisweilen von kristallführenden Zellreihen begleitet werden.

[*c*] Der Holzkörper enthält etwa 50 µm weite Gefäße und zahlreiche etwa 15 µm dicke Sklerenchymfasern mit stark verdickten Wänden und meist vieleckigem Querschnitt.

Reinheitsprüfung

[*d*] *Unschädliche Beimengungen* (XI, 4.0.): höchstens 2,0%

[*e*] *Asche* (XI, 5.0.): 1,000 g Substanz wird, wie unter „Bestimmung der Asche“ angegeben, behandelt. Die Substanz darf höchstens 4,0% Rückstand hinterlassen.

Gehaltsbestimmung

[*f*] 50 g Substanz werden gepulvert, bis mindestens 75% das Sieb Nr. IX vollständig passiert haben. Der gesiebte und der ungesiebte Anteil werden gründlich gemischt. 1,000 g dieser Mischung wird, wie unter „Gehaltsbestimmung von Gerbstoffdrogen“ (XI, 8.0.) angegeben, behandelt.

Aufbewahrung

Höchstens 18 Monate.

3046/I
2. AB – DDR/650/75

Radix Rhei

Rhabarberwurzel

Getrocknete, grob zerkleinerte Wurzeln von Rheum palmatum L. und Rheum officinale Baill. (Polygonaceae).

Gehalt an Anthrazenderivaten, berechnet als Dihydroxyanthrachinonmonoglukosid [$C_{20}H_{18}O_9$ (402,4)] und auf die bei 105 °C getrocknete Substanz, 4,0 bis 7,0%.

Beschreibung

Gelblichbraune oder gelblichweiße, mehr oder weniger rötlich gesprenkelte, unregelmäßige Wurzelstückchen, zum Teil mit einer schwarzbraunen, rotbraunen oder graubraunen Korkschicht.
Geruch charakteristisch.
Geschmack süßlich, zusammenziehend und bitter.

Identitätsprüfung

[*a*] In den Parenchymzellen finden sich grobstachlige, bis 100 μm große Drusen.

[*b*] Die Prüfung wird, wie unter „Dünnschichtchromatografische Prüfung" (III, 12.0.) angegeben, durchgeführt.

Adsorptionsschicht: Kieselgel G. Die Glasplatte wird mit der doppelten Menge der Adsorbenssuspension beschichtet.

Aufzutragende Lösungen: Lösung 1: 0,200 g gepulverte Substanz werden mit 2,0 ml Methanol versetzt. Die Mischung wird zum Sieden erhitzt und nach dem Erkalten filtriert. 18 bis 20 μl des Filtrates werden als Startband a aufgetragen.

Lösung 2: 0,0050 g Rhapontizin-Vergleichssubstanz werden in 20,0 ml Methanol gelöst. 18 bis 20 μl der Lösung werden als Startband c aufgetragen.

Aufzutragende Lösung der Testsubstanz: 0,0050 g 1.8-Dihydroxyanthrachinon-Vergleichssubstanz werden in 10,0 ml Äthylazetat gelöst. 8 bis 10 μl der Lösung werden als Startband b aufgetragen.

Laufmittel: Chloroform-Methanol (80+20)

Trocknung: Die Dünnschichtplatte wird an der Luft aufbewahrt, bis das Laufmittel verdunstet ist.

Detektion: Reagenz: äthanolische 2 N Kalilauge

Die Dünnschichtplatte wird nach dem Besprühen mit dem Reagenz im Tageslicht und im ultravioletten Licht betrachtet.

Auswertung: Der R_F-Wert des im Tageslicht rotvioletten Testsubstanzfleckes muß im Bereich von 0,80 bis 0,95 liegen.

Das Chromatogramm zeigt im Tageslicht über der Startlinie a zwei rote oder bräunlichrote Flecke mit R_X-Werten in den Bereichen von 0,40 bis 0,50 und 0,60 bis 0,70. Weitere Flecke sind vorhanden.

Das Chromatogramm ist für die Prüfung nach [e] aufzubewahren.

Reinheitsprüfung

[c] *Unschädliche Beimengungen* (XI, 4.0.): höchstens 4,0%

[d] *Verfärbte Bestandteile* (XI, 4.0.): höchstens 10,0%

[e] *Rhapontizinhaltige Rhabarberwurzel:* Das Chromatogramm von [b] darf über der Startlinie a bei der Betrachtung im ultravioletten Licht keinen gelbgrün fluoreszierenden Fleck mit dem R_F-Wert des Fleckes über der Startlinie c zeigen.

[f] *Asche* (XI, 5.0.): 1,000 g Substanz wird in einer Glühschale aus Hartporzellan mit flachem Boden und einem Durchmesser von 40 mm in einem Muffelofen bei 700 bis 750 °C 60 min geglüht. Nach dem Erkalten wird der Rückstand mit 10,0 ml 3 N Salzsäure versetzt, die Mischung auf dem Wasserbad 10 min erhitzt und danach durch ein Filterpapier der Sorte h von 6 cm Durchmesser filtriert. Der Rückstand wird unter Spülen der Glühschale mit heißem Wasser gewaschen, bis die Waschflüssigkeit blaues Lackmuspapier nicht mehr rot färbt. Filter und Rückstand werden, wie unter „Bestimmung der Asche" angegeben, behandelt. Die Substanz darf höchstens 2,0% Rückstand hinterlassen.

Gehaltsbestimmung

[g] 0,0500 g gepulverte Substanz werden in einem 100-ml-Rundkolben mit 7,50 ml Essigsäure versetzt. Die Mischung wird unter Rückflußkühlung 15 min im Sieden gehalten. Nach dem Erkalten wird die Mischung durch den Kühler mit 30,0 ml Äther versetzt und auf dem Wasserbad weitere 15 min im Sieden gehalten. Nach dem Abkühlen auf 20 °C wird der Inhalt des Rundkolbens durch Watte in einen 300-ml-Scheidetrichter filtriert. Der Rundkolben wird 2mal mit je 5,0 ml Äther gewaschen und der Äther gleichfalls in den Scheidetrichter filtriert. Die Watte wird zusammen mit den ungelösten Anteilen der Substanz in den Rundkolben gegeben und mit 30,0 ml Äther versetzt. Die Mischung wird auf dem Wasserbad unter Rückflußkühlung 10 min im Sieden gehalten und nach dem Abkühlen auf 20 °C durch einen neuen Wattebausch in den Scheidetrichter filtriert. Der Rundkolben wird 2mal mit je 5,0 ml Äther gewaschen und der Äther gleichfalls in den Scheidetrichter filtriert.

Die vereinigten Äther-Essigsäure-Auszüge werden vorsichtig mit 25,0 ml 6 N Natronlauge und 25,0 ml Natronlauge-Ammoniak-RL unterschichtet. Beide Flüssigkeitsschichten werden vorsichtig gemischt. Dabei wird der Scheidetrichter unter fließendem Wasser gekühlt. Nach dem Erkalten wird die Mischung 5 min stehengelassen und anschließend die wäßrige Schicht in einen 100-ml-Meßkolben abgelassen. Das Aus-

schütteln der ätherischen Lösung wird 2mal mit je 20,0 ml Natronlauge-Ammoniak-RL wiederholt, die Mischung jeweils 5 min stehengelassen und anschließend die wäßrige Schicht abgetrennt. Die vereinigten Auszüge werden mit Natronlauge-Ammoniak-RL zu 100,00 ml aufgefüllt.
50,00 bis 60,00 g dieser Lösung werden in einem gewogenen 100-ml-Rundkolben unter Rückflußkühlung auf dem Wasserbad 15 min erhitzt. Danach wird die Lösung schnell auf 20 °C abgekühlt, mit 6 N Ammoniaklösung auf die ursprüngliche Masse ergänzt und durch einen Glasfiltertiegel G 4 filtriert. Nach 30 min wird die Extinktion (III, 5.0.) des Filtrates bei 520 nm ± 2 nm im Maximum gegen Natronlauge-Ammoniak-RL gemessen.
Vergleichsprobe: 0,0250 g 1.8-Dihydroxyanthrachinon-Vergleichssubstanz werden unter Erwärmen in Essigsäure zu 50,00 ml gelöst. 2,00 ml der Lösung werden mit Natronlauge-Ammoniak-RL zu 100,00 ml aufgefüllt. Nach 30 min wird die Extinktion dieser Lösung bei 520 nm ± 2 nm im Maximum gegen Natronlauge-Ammoniak-RL gemessen.

Berechnung:

% Anthrazenderivate, berechnet als
Dihydroxyanthrachinonmonoglukosid und auf
die bei 105 °C getrocknete Substanz $= \dfrac{670 \cdot E_1 \cdot Ew_2}{E_2 \cdot Ew_1(100 - a)}$

E_1 = Extinktion des Filtrates.
E_2 = Extinktion der Vergleichsprobe.
Ew_1 = Einwaage der Substanz in Gramm.
Ew_2 = Einwaage der 1.8-Dihydroxyanthrachinon-Vergleichssubstanz in Gramm.
a = Trocknungsverlust in Masseprozent.

Aufbewahrung

Höchstens 3 Jahre.

Radix Rubiae tinctorum

Krappwurzel

Getrocknete Wurzeln, Wurzelstöcke und Ausläufer von Rubia tinctorum L. (Rubiaceae).

Gehalt an Anthrazenderivaten, berechnet als Alizarin [$C_{14}H_8O_4$ (240,2)] und auf die bei 105 °C getrocknete Substanz, 2,0 bis 3,0%.

Beschreibung

Mehr oder weniger zylindrische, runzelig-längsfurchige Teile von Wurzelstöcken, Wurzeln und Ausläufern mit rötlichbraunem, leicht abblätterndem Kork und rotem Holzkörper. Die Teile der Wurzelstöcke sind bis etwa 10 mm dick und zeigen mitunter Reste der Stengelbasen. Die Teile der Wurzeln und Ausläufer sind bis etwa 3 mm dick. Vierkantige, an den Kanten rauhe, strohige, graue Teile der Stengel können vorhanden sein.
Geruch schwach wahrnehmbar.
Geschmack zunächst süßlich, dann schwach bitter.

Identitätsprüfung

[*a*] In einzelnen Zellen von Rinde und Mark sind Bündel von Kristallnadeln vorhanden.

[*b*] Die Prüfung wird, wie unter „Dünnschichtchromatografische Prüfung" (III, 12.0.) angegeben, durchgeführt.
Adsorptionsschicht: Kieselgel G
Aufzutragende Lösung: 0,300 g gepulverte Substanz werden mit 5,0 ml Methanol versetzt. Die Mischung wird 60 s im Sieden gehalten und nach dem Abkühlen auf 20 °C filtriert. 18 bis 20 µl des Filtrates werden als Startband a aufgetragen.
Aufzutragende Lösung der Testsubstanz: 0,0100 g Aloin-Vergleichssubstanz wird in 4,00 ml Methanol gelöst. 18 bis 20 µl der Lösung werden als Startband b aufgetragen.
Laufmittel: Äthylformiat-Toluol-Ameisensäure-Wasser (55+30+12+3)
Trocknung: Die Dünnschichtplatte wird in einem Heißluftstrom 120 s getrocknet.
Detektion: Reagenz: äthanolische 2 N Kalilauge
Auswertung: Der R_F-Wert des gelben Testsubstanzfleckes muß im Bereich von 0,20 bis 0,40 liegen.
Das Chromatogramm zeigt über der Startlinie a einen rosafarbenen Fleck mit einem R_X-Wert im Bereich von 0,25 bis 0,45. Weitere Flecke sind vorhanden.

Reinheitsprüfung

[*c*] *Teile der Stengel:* höchstens 3,0%

[*d*] *Unschädliche Beimengungen* (XI, 4.0.): höchstens 1,0%

Gehaltsbestimmung

[*e*] 0,0500 g gepulverte Substanz werden in einem 100-ml-Rundkolben mit 10,0 ml 3 N Schwefelsäure versetzt. Die Mischung wird auf dem Wasserbad unter Rückflußkühlung 30 min erhitzt. Nach dem Erkalten werden vorsichtig 20,0 ml Äther durch den Kühler in den Rundkolben gegeben. Die Mischung wird 15 min erhitzt. Anschließend wird die Mischung in dem verschlossenen Gefäß auf 20 °C abgekühlt. Danach wird die Mischung durch Watte in einen 100-ml-Scheidetrichter filtriert. Der Rundkolben wird mit 3,0 ml Äther gespült und der Äther ebenfalls durch die Watte in den Scheidetrichter filtriert. Die untere Schicht und die Watte werden in dem vorher benutzten Rundkolben nach Zusatz von 20,0 ml Äther erneut unter Rückflußkühlung auf dem Wasserbad erhitzt. Die Mischung wird in dem verschlossenen Gefäß auf 20 °C abgekühlt und durch Watte in den Scheidetrichter filtriert. Die untere Schicht und die Watte werden, wie vorstehend angegeben, noch 2mal mit je 20,0 ml Äther extrahiert.
Die vereinigten Ätherlösungen werden 2mal mit je 10,0 ml und 2mal mit je 5,0 ml Natronlauge-Ammoniak-RL 60 s ausgeschüttelt. Die untere Schicht wird jeweils unverzüglich abgetrennt und in einem 100-ml-Scheidetrichter zu 15,0 ml 10 N Schwefelsäure gegeben. Der Scheidetrichter wird kurze Zeit geschwenkt. Danach wird die Mischung unter fließendem Wasser auf 20 °C abgekühlt und 2mal mit je 10,0 sowie 2mal mit je 5,0 ml Chloroform 60 s ausgeschüttelt. Die untere Schicht wird jeweils durch Watte in einen 50-ml-Meßkolben filtriert. Die Lösung wird mit 5,00 ml Diäthylamin versetzt und mit Chloroform zu 50,00 ml aufgefüllt. Nach 30 min wird die Extinktion (III, 5.0.) dieser Lösung bei 525 nm ± 2 nm im Maximum gegen Chloroform gemessen.
Vergleichsprobe: 0,0250 g Alizarin werden in Chloroform zu 100,00 ml gelöst. 5,00 ml der Lösung werden mit 5,00 ml Diäthylamin versetzt und mit Chloroform zu 50,00 ml aufgefüllt. Nach 30 min wird die Extinktion dieser Lösung bei 525 nm ± 2 nm im Maximum gegen Chloroform gemessen.

Berechnung:

% Anthrazenderivate, berechnet als Alizarin und auf die bei 105 °C getrocknete Substanz $= \dfrac{500 \cdot E_1 \cdot Ew_2}{E_2 \cdot Ew_1(100 - a)}$

E_1 = Extinktion der Lösung.
E_2 = Extinktion der Vergleichsprobe.
Ew_1 = Einwaage der Substanz in Gramm.
Ew_2 = Einwaage des Alizarins in Gramm.
a = Trocknungsverlust der Substanz in Masseprozent.

Aufbewahrung

Höchstens 3 Jahre.

Radix Valerianae

Baldrianwurzel

Getrocknete, grob zerkleinerte oder gepulverte Wurzeln und Wurzelstöcke von Valeriana officinalis L. (Valerianaceae).

Gehalt an Valepotriaten, berechnet als Didrovaltrat [$C_{22}H_{32}O_8$ (424,5)] und auf die bei 105 °C getrocknete Substanz, 1,00 bis 2,00%.

Beschreibung

Graubraune oder gelblichbraune, bis etwa 3 mm dicke, längsfurchige, brüchige Wurzelstücke und graubraune, harte, unregelmäßige Teile der Wurzelstöcke. Der Querbruch der Wurzelstücke zeigt außen ein breites, meist helleres Rindengewebe und in der Mitte den meist dunkelbräunlichen Zentralzylinder.

Weiterhin können vorhanden sein: Teile der Stengel- und Blattbasen und der Ausläufer.

Die gepulverte Substanz ist graubraun.

Geruch charakteristisch.

Geschmack süßlich und etwas scharf.

Identitätsprüfung

[*a*] Die Prüfung wird, wie unter „Dünnschichtchromatografische Prüfung" (III, 12.0.) angegeben, durchgeführt.

Adsorptionsschicht: Kieselgel G

Aufzutragende Lösung: 1,00 g gepulverte Substanz wird in einem 50-ml-Rundkolben mit 10,0 ml Äther versetzt. Die Mischung wird auf dem Wasserbad unter Rückflußkühlung 15 min erhitzt. Nach dem Erkalten wird die Mischung in einen 10-ml-Meßkolben filtriert und unter Waschen des Rückstandes mit Äther zu 10,00 ml aufgefüllt. Nach dem Absetzen der ungelösten Bestandteile werden 0,50 ml der Lösung auf dem Wasserbad auf 10 bis 30 µl eingedampft und als Startfleck a aufgetragen.

Aufzutragende Lösung der Testsubstanz: 0,020 g Sudanrot G werden in 10,0 ml Chloroform gelöst. 5 µl der Lösung werden als Startfleck b aufgetragen.

Laufmittel: Methylenchlorid-Methyläthylketon (90+10)

Trocknung: Die Dünnschichtplatte wird an der Luft aufbewahrt, bis das Laufmittel verdunstet ist.

Detektion: Reagenz: 6 N Salzsäure

Die Dünnschichtplatte wird nach dem Besprühen mit dem Reagenz bei 105 °C 5 min erhitzt.

Auswertung: Der R_F-Wert des roten Testsubstanzfleckes muß im Bereich von 0,60 bis 0,80 liegen.

3046/I
2. AB – DDR/653/75

Das Chromatogramm zeigt über dem Startpunkt a einen dunkelgrauvioletten, graublauen oder blaugrünen Fleck mit einem R_X-Wert im Bereich von 0,90 bis 1,0. Weitere Flecke sind vorhanden.

Reinheitsprüfung

[b] *Unschädliche Beimengungen* (XI, 4.0.): höchstens 2,0%

[c] *Mineralische Verunreinigungen:* 100 g Substanz werden zerkleinert und gründlich gemischt. 10,00 g dieser Substanz werden in einem gewogenen 100-ml-Becherglas mit 50,0 ml Tetrachlorkohlenstoff versetzt. Die Mischung wird gerührt. Die an der Flüssigkeitsoberfläche befindlichen festen Bestandteile werden abgeschöpft. Anschließend wird die Flüssigkeit vorsichtig abgegossen. Das Becherglas mit dem Rückstand wird aufbewahrt, bis das Lösungsmittel verdunstet ist, und danach gewogen. Die Substanz darf höchstens 5,0% Rückstand hinterlassen.

Gehaltsbestimmung

[d] Die Bestimmung wird spektrofotometrisch nach dünnschichtchromatografischer Abtrennung der Valepotriate durchgeführt.

Vorbereitung der Substanz

50 g Substanz werden mittelfein gepulvert. 10,000 g des Pulvers werden in einem 250-ml-Weithalserlenmeyerkolben mit 50,0 ml Methylenchlorid versetzt. Die Mischung wird in dem verschlossenen Gefäß 120 s geschüttelt und anschließend durch ein Filterpapier der Sorte m von 9 cm Durchmesser in einen 250-ml-Rundkolben filtriert. Der Rückstand und das Filter werden in dem bereits verwendeten Weithalserlenmeyerkolben noch 2mal mit je 50,0 ml Methylenchlorid, wie vorstehend angegeben, extrahiert und die Extrakte filtriert. Die vereinigten Filtrate werden bei 40 °C und 10 bis 20 Torr auf 1 bis 2 ml eingedampft. Der Rückstand wird in einen 10-ml-Meßkolben gegeben, der Rundkolben 4mal mit je 2,00 ml Methylenchlorid gewaschen und die Lösung mit Methylenchlorid zu 10,00 ml aufgefüllt.

Abtrennung der Valepotriate

Die Abtrennung wird, wie unter „Dünnschichtchromatografische Prüfung" (III, 12.0.) angegeben, durchgeführt.

Adsorptionsschicht: Kieselgel G. Die Glasplatte wird mit der doppelten Menge der Adsorbenssuspension beschichtet (Plattenformat 20 × 20 cm).

Aufzutragende Lösungen: Lösung 1: 200,0 µl der bei der Vorbereitung erhaltenen Lösung werden als Startband a aufgetragen.

Lösung 2: 0,1000 g Didrovaltrat-Vergleichssubstanz wird in Methylenchlorid zu 5,00 ml gelöst. 50,0 µl der Lösung werden als Startband b aufgetragen.

Lösung 3: 0,020 g Sudanrot G werden in 10,0 ml Chloroform gelöst. 5,0 µl der Lösung werden als Startfleck c aufgetragen.

Die Lösungen werden mit einer Mikro-Kolbenbürette aufgetragen.

Laufmittel: n-Hexan—Methyläthylketon (80+20)
Trocknung: Die Dünnschichtplatte wird an der Luft aufbewahrt, bis das Laufmittel verdunstet ist.

Isolierung der Valepotriate

Auf der Dünnschichtplatte wird über der Startlinie a eine rechteckige Fläche markiert, die einen gelben Fleck in seiner Breite einschließt und deren obere Begrenzung 1,5 cm und deren untere Begrenzung 3,0 cm vom Fleckmittelpunkt des Sudanrot-G-Fleckes entfernt ist. Die Adsorptionsschicht der Fläche wird abgeschabt und in ein Glasrohr von etwa 8 mm innerem Durchmesser sowie 10 bis 20 cm Länge, das am unteren Ende verjüngt und an dieser Stelle mit einem Wattebausch fest verschlossen ist, übergeführt. Es wird 3mal mit je 3,0 ml Äther eluiert. Die Eluate werden in einem 10-ml-Meßkolben aufgefangen und in einem Wasserbad von 40 bis 50 °C jeweils auf 2,0 ml eingedampft. Nach dem Abkühlen auf 20 °C wird der Rückstand mit 3,00 ml Methanol, 1,00 ml Hydroxylammoniumchlorid-RL** und 1,00 ml methanolischer 2 N Natronlauge versetzt. Die Lösung wird in dem verschlossenen Gefäß in einem Wasserbad von 40,0 °C unter wiederholtem Schütteln 20 min erwärmt. Die Lösung wird auf 20 °C abgekühlt und mit 1,00 ml 3 N Salzsäure sowie 1,00 ml Eisen(III)-chlorid-RL** versetzt. Diese Lösung wird mit Methanol zu 10,00 ml aufgefüllt und die Extinktion (III, 5.0.) innerhalb 3 min bei 512 nm ± 2 nm im Maximum gegen die nachstehend beschriebene Blindprobe gemessen.
Vergleichsprobe: Auf der Dünnschichtplatte wird über der Startlinie b in gleicher Größe und Lage wie über der Startlinie a eine rechteckige Fläche markiert.
Die Adsorptionsschicht der Fläche wird abgeschabt und, wie vorstehend angegeben, weiterbehandelt.
Blindprobe: In der frei gebliebenen Fläche der Dünnschichtplatte wird in gleicher Größe und Lage wie über der Startlinie a bzw. b eine rechteckige Fläche markiert. Die Adsorptionsschicht der Fläche wird abgeschabt und, wie vorstehend angegeben, weiterbehandelt.

Berechnung:

$$\text{\% Valepotriate, berechnet als Didrovaltrat und auf die bei 105 °C getrocknete Substanz} = \frac{5000 \cdot E_1 \cdot Ew_2}{E_2 \cdot Ew_1(100 - a)}$$

E_1 = Extinktion der Lösung.
E_2 = Extinktion der Vergleichsprobe.
Ew_1 = Einwaage der Substanz in Gramm.
Ew_2 = Einwaage der Didrovaltrat-Vergleichssubstanz in Gramm.
a = Trocknungsverlust der Substanz in Masseprozent.

Aufbewahrung

Höchstens 3 Jahre.

Reserpinum

Reserpin

Reserpinum

1.1a.2.3.4.5.5a.6.12.13-Dekahydro-5-karbomethoxy-4.9-dimethoxy-3-[trimethoxybenzoyloxy]-6aH-isochinolino-[2.3:a]-β-karbolin

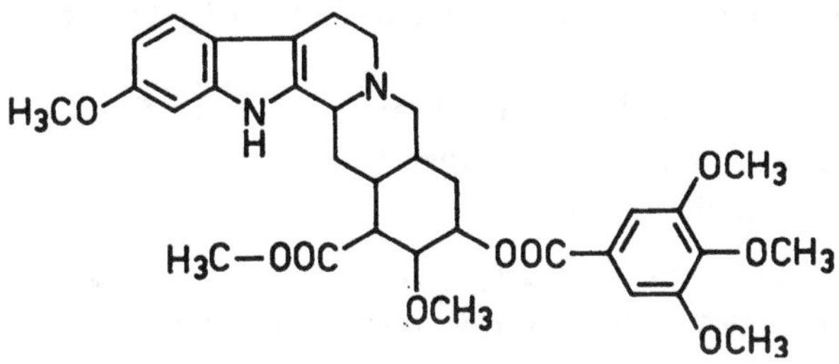

$C_{33}H_{40}N_2O_9$ (608,7)

Gehalt 98,5 bis 101,0% Reserpin, berechnet auf die bei 105 °C getrocknete Substanz.

Beschreibung

Farblose oder nahezu farblose Kristalle bzw. weißes oder gelblichweißes, kristallines Pulver.
Geruch nicht wahrnehmbar.
Geschmack nicht wahrnehmbar.
Die Substanz färbt sich unter Lichteinwirkung allmählich gelb.

Löslichkeit: Wasser . . . . fast unlöslich
Äthanol . . . . fast unlöslich

Prüflösung: 0,2500 g Substanz werden in Chloroform zu 25,00 ml gelöst.
Die Prüflösung ist unverzüglich für die Prüfungen nach [*a*] und [*c*] zu verwenden.

Identitätsprüfung

[*a*] *Optische Drehung* (III, 6.0.): $[\alpha]_D^{20} = -113$ bis $-127°$. Zur Bestimmung werden die Prüflösung und ein Beobachtungsrohr von 20 cm Länge verwendet.

[*b*] Die Prüfung wird, wie unter „Dünnschichtchromatografische Prüfung" (III, 12.0.) angegeben, durchgeführt.
Die Prüfung ist unter weitgehendem Ausschluß von Tageslicht durchzuführen.
Adsorptionsschicht: Kieselgel G
Aufzutragende Lösung: 0,0100 g Substanz wird in 10,0 ml Chloroform gelöst. 5,0 µl der Lösung werden als Startfleck a aufgetragen.

Aufzutragende Lösung der Testsubstanz: 0,0100 g Reserpin-Vergleichssubstanz wird in 10,0 ml Chloroform gelöst. 1,00 ml der Lösung wird mit Chloroform zu 100,0 ml aufgefüllt. 5,0 µl dieser Lösung werden als Startfleck b aufgetragen.

Laufmittel I: n-Hexan—Methyläthylketon—Methanol (33+33+33)

Laufmittel II: n-Hexan—Methyläthylketon—Methanol (58+34+8)

Kammersättigung: jeweils 16 h

Laufstrecke: 4 cm (Laufmittel I), 15 cm (Laufmittel II)

Trocknung: Die Dünnschichtplatte wird nach dem ersten Chromatografieren an der Luft aufbewahrt, bis Laufmittel I verdunstet ist, und nach dem zweiten Chromatografieren bei 80 °C 30 min getrocknet.

Detektion: Die Dünnschichtplatte wird im ultravioletten Licht betrachtet.

Auswertung: Der R_F-Wert des kräftig gelbgrün fluoreszierenden Testsubstanzfleckes muß im Bereich von 0,40 bis 0,60 liegen.

Das Chromatogramm zeigt über dem Startpunkt a einen kräftig gelbgrün fluoreszierenden Fleck mit dem R_F-Wert des Fleckes der Testsubstanz.

Das Chromatogramm ist für die Prüfung nach [*e*] aufzubewahren.

[*c*] 0,001 bis 0,002 g Substanz werden in der Lösung von 0,010 g Vanillin in 1,0 ml konzentrierter Salzsäure gelöst. Diese Lösung zeigt eine kräftig rotviolette Färbung.

Reinheitsprüfung

[*d*] *Unlösliche Verunreinigungen, Farbe* (VI, 2.0./3.0.): 5,0 ml Prüflösung müssen klar und dürfen nicht stärker gefärbt sein als 5,0 ml Farb-VL Ge 2.

[*e*] *Andere Rauwolfiaalkaloide:* Das Chromatogramm von [*b*] darf über dem Startpunkt a außer dem genannten kräftig gelbgrün fluoreszierenden Fleck höchstens vier gelbgrün fluoreszierende Flecke mit R_X-Werten im Bereich von 0,15 bis 1,20 zeigen.

[*f*] *Sulfatasche* (VI, 18.0.): 1,000 g Substanz wird, wie unter „Bestimmung der Sulfatasche" angegeben, behandelt. Die Substanz darf höchstens 0,10% Rückstand hinterlassen.

[*g*] *Trocknungsverlust* (VI, 19.0.): 0,4000 g Substanz werden, wie unter „Bestimmung des Trocknungsverlustes" angegeben, behandelt und bei 105 °C 120 min getrocknet. Die Substanz darf höchstens 1,0% Masse verlieren.

Gehaltsbestimmung

[*h*] 0,3000 g Substanz werden in 10,0 ml Chloroform gelöst. Nach Zusatz von 3 Tropfen Kristallviolett-I wird die Lösung mit 0,1 N Perchlorsäure bis zum Farbumschlag nach Blau titriert (Feinbürette).

1 ml 0,1 N Perchlorsäure ist 60,87 mg Reserpin äquivalent.

Der Gehalt wird auf die bei 105 °C getrocknete Substanz berechnet.

Aufbewahrung

Vorsichtig!
In sehr gut verschlossenen Gefäßen.
Vor Licht geschützt.

Dosierung

Einzelmaximaldosis:			Tagesmaximaldosis:		
	oral	0,001 g		oral	0,003 g
	im.	0,001 g		im.	0,003 g
	iv.	0,001 g		iv.	0,003 g

Resina Lacca

Schellack

Von Tachardia lacca Kerr (Coccidae) auf verschiedenen Bäumen ausgeschiedenes Sekret.

Beschreibung

Gelbbraune oder braune, glänzende, durchscheinende, harte Schuppen oder braungelbes Pulver.
Geruch nicht wahrnehmbar.
Geschmack nicht wahrnehmbar.

Löslichkeit: Wasser . . . . fast unlöslich
Äthanol . . . . löslich

Kennzahlen

[*a*] *Säurezahl* (IV, 6.0.): 65 bis 78. Zur Bestimmung werden 0,5000 g Substanz verwendet.

Identitätsprüfung

[*b*] *Schmelzbereich* (III, 8.0.): 73 bis 85 °C

[*c*] 1,00 g Substanz wird in einem 50-ml-Rundkolben mit 10,0 ml wasserfreiem Äthanol versetzt. Die Mischung wird auf dem Wasserbad unter Rückflußkühlung 5 min erhitzt. Die Lösung wird bei 20 bis 25 °C 60 min stehengelassen und gegebenenfalls durch ein trockenes Filterpapier der Sorte w filtriert. 5,0 ml der gegebenenfalls filtrierten Lösung werden nach Zusatz von 2,0 ml Natriumkarbonatlösung (1,00 g/100,0 ml), 2,0 ml 3 N Salzsäure und 10,0 ml Äther geschüttelt. Die Ätherschicht zeigt eine gelbbraune Färbung.

Reinheitsprüfung

[*d*] *Arsen-Ionen* (VI, 5.0.): 0,200 g Substanz werden in einem 200-ml-Erlenmeyerkolben mit 30,0 ml Wasser versetzt. Die Mischung wird 120 s im Sieden gehalten und nach dem Erkalten, wie unter „Prüfung auf Arsen-Ionen" angegeben, behandelt. Das Quecksilberbromidpapier darf keine stärkere Färbung als das der Vergleichsprobe zeigen, (höchstens 0,0005%, berechnet als $As^{3\oplus}/As^{5\oplus}$).

[*e*] *Schwermetall-Ionen* (VI, 15.0.): Der Rückstand von [*g*] wird in 3,0 ml 3 N Salzsäure unter Erwärmen gelöst. Die Lösung wird mit 3 N Ammoniaklösung auf einen pH-

Wert im Bereich von 6 bis 7 eingestellt und mit Wasser zu 20,0 ml aufgefüllt. 10,0 ml dieser Lösung dürfen bei der „Prüfung auf Schwermetall-Ionen" nach Methode I keine stärkere Färbung und gegebenenfalls keine stärkere Trübung als die Vergleichsprobe zeigen (höchstens 0,002%, berechnet als $Pb^{2\oplus}$).

[*f*] *Kolophonium:* 0,100 g Substanz wird in 10,0 ml Essigsäureanhydrid bei 80 °C gelöst. Die Lösung wird auf 20 °C abgekühlt und filtriert. 5,0 ml des Filtrates dürfen nach Zusatz von 2 Tropfen konzentrierter Schwefelsäure weder eine violette noch eine grüne Färbung zeigen.

[*g*] *Glührückstand* (VI, 17.0.): 1,000 g Substanz wird, wie unter „Bestimmung des Glührückstandes" angegeben, behandelt. Die Substanz darf höchstens 0,10% Rückstand hinterlassen. Der Rückstand ist für die Prüfung nach [*e*] aufzubewahren.

Resorcinum

Resorzin

3-Hydroxyphenol

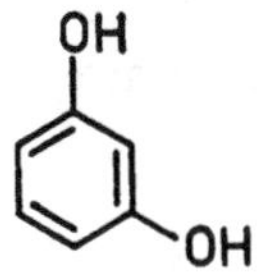

$C_6H_6O_2$ (110,1)

Gehalt 99,0 bis 102,0% Resorzin.

Beschreibung

Farblose oder nahezu farblose Kristalle oder weißes, kristallines Pulver.
Geruch schwach wahrnehmbar.
Geschmack süß, bitter und schwach brennend.

Löslichkeit: Wasser . . . . sehr leicht löslich
Äthanol . . . . sehr leicht löslich

Prüflösung: 1,500 g Substanz werden in kohlendioxidfreiem Wasser zu 30,0 ml gelöst.

Identitätsprüfung

[a] *Schmelzbereich* (III, 8.0.): 104 bis 111 °C

[b] 1,0 ml Prüflösung zeigt nach Zusatz von 10,0 ml Wasser und 1 Tropfen Eisen(III)-chloridlösung (10,0 g/100,0 ml) eine blauviolette Färbung, die nach Zusatz von 2,0 ml 6 N Ammoniaklösung in eine braungelbe umschlägt.

[c] 1,0 ml Prüflösung wird mit 2,0 ml 3 N Natronlauge sowie 2 Tropfen Chloroform versetzt und erhitzt. Die Lösung zeigt eine kräftig rote Färbung, die nach Zusatz von 2,5 ml 5 N Essigsäure in eine gelbe umschlägt.

Reinheitsprüfung

[d] *Unlösliche Verunreinigungen, Farbe* (VI, 2.0./3.0.): 5,0 ml Prüflösung müssen klar und farblos sein.

[e] *Sauer reagierende Verunreinigungen:* 10,0 ml Prüflösung dürfen nach Zusatz von 2 Tropfen Methylorange-I nicht rot gefärbt sein.

[f] *Brenzkatechin:* 5,0 ml Prüflösung dürfen nach Zusatz von 1 Tropfen Blei(II)-azetat-RL keine Trübung zeigen.

[*g*] *Brenzkatechin, Hydrochinon, Pyrogallol:* 2,00 ml Prüflösung dürfen nach Zusatz von 3 Tropfen 0,1 N Silbernitratlösung höchstens eine Färbung, aber keine stärkere graue Trübung als die nachstehend beschriebene Vergleichsprobe zeigen (höchstens 0,13%, berechnet als Brenzkatechin).

Vergleichsprobe: 0,0320 g Brenzkatechin werden in Wasser zu 500,0 ml gelöst. 2,00 ml der Lösung werden mit 3 Tropfen 0,1 N Silbernitratlösung versetzt.

[*h*] *Phenol:* 2,00 ml Prüflösung werden zum Sieden erhitzt. Der Geruch des Phenols darf nicht wahrnehmbar sein.

[*i*] *Sulfatasche* (VI, 18.0.): 1,000 g Substanz wird, wie unter „Bestimmung der Sulfatasche“ angegeben, behandelt. Die Substanz darf höchstens 0,10% Rückstand hinterlassen.

Gehaltsbestimmung

[*j*] 0,5000 g Substanz werden in Wasser zu 500,0 ml gelöst. 20,00 ml der Lösung werden in einem 200-ml-Erlenmeyerkolben mit 25,00 ml 0,1 N Kaliumbromatlösung und 1,0 g Kaliumbromid versetzt. Nachdem sich das Kaliumbromid gelöst hat, werden 15,0 ml 3 N Salzsäure zugesetzt. Die Lösung wird in dem verschlossenen Gefäß 60 s geschüttelt und anschließend 120 s stehengelassen. Nach Zusatz von 0,50 g Kaliumjodid wird die Mischung in dem verschlossenen Gefäß geschüttelt und 5 min stehengelassen. Das ausgeschiedene Jod wird mit 0,1 N Natriumthiosulfatlösung titriert. Sobald die Lösung nur noch schwach gelb gefärbt ist, werden 2,0 ml Stärke-I hinzugefügt.

1 ml 0,1 N Kaliumbromatlösung ist 1,835 mg Resorzin äquivalent.

Aufbewahrung

Vor Licht geschützt.

Retinolum palmitinicum

Retinolpalmitat

Retinoli palmitas

all-trans-3.7-Dimethyl-9-(2.6.6-trimethyl-1-zyklohexenyl)-2.4.6.8-nonatetraenylhexadekanoat

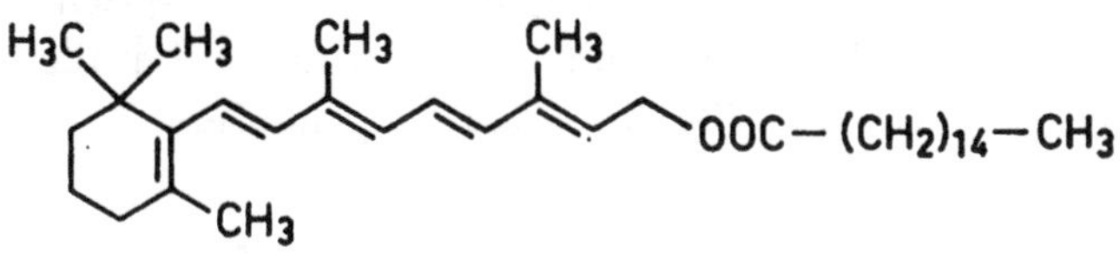

$C_{36}H_{60}O_2$ (524,9)

Gehalt an Retinol [$C_{20}H_{30}O$ (286,5)] 85,0 bis 105,0% der in Internationalen Einheiten je Gramm angegebenen Menge, jedoch mindestens 1000000 I.E. je Gramm.
Die Substanz kann einen Stabilisator oder mehrere Stabilisatoren enthalten.

Beschreibung

Gelbe oder orangegelbe Flüssigkeit bzw. gelbe oder orangegelbe, weiche Masse.
Geruch schwach wahrnehmbar.
Geschmack höchstens schwach wahrnehmbar.
Die Substanz erstarrt in der Kälte.

Kennzahlen

[*a*] *Säurezahl* (III, 6.0.): höchstens 2. Zur Bestimmung wird 1,000 g Substanz in 25,0 ml der Mischung gleicher Volumen Äthanol und Äther gelöst.

Identitätsprüfung

[*b*] 1 Tropfen Substanz wird in 10,0 ml äthanolfreiem Chloroform gelöst. 1,0 ml Lösung wird mit 9,0 ml äthanolfreiem Chloroform versetzt. 1,0 ml dieser Lösung zeigt nach Zusatz von 4,0 ml Antimon(III)-chlorid-RL sofort eine blaue Färbung.

Gehaltsbestimmung

[*c*] Die Bestimmung ist möglichst innerhalb 4 h unter Verwendung von Glasgeräten mit Normschliffen und unter weitgehendem Ausschluß von Luftsauerstoff und Licht durchzuführen.
0,1000 g Substanz wird in einem 100-ml-Rundkolben mit 30,0 ml äthanolischer 1 N Kalilauge versetzt. Die Mischung wird auf dem Wasserbad unter Rückflußkühlung und Einleiten von sauerstofffreiem Stickstoff in den Luftraum über der Mischung 30 min im Sieden gehalten. Nach Zusatz von 30,0 ml Wasser und Abkühlen auf 20 °C

wird die Mischung in einem 250-ml-Scheidetrichter 4mal mit je 30,0 ml Petroläther* ausgeschüttelt. Die vereinigten Petrolätherauszüge werden mehrmals mit je 50 ml Wasser gewaschen, bis die Waschflüssigkeit nach Zusatz von 1 Tropfen Phenolphthalein-I keine rote Färbung mehr zeigt. Die gewaschene Petrolätherlösung wird mit Petroläther* zu 200,0 ml aufgefüllt. 20,00 ml der Lösung werden in einem Wasserbad von 60 °C unter Einleiten von sauerstofffreiem Stickstoff in den Luftraum über der Lösung auf einen Rest von 3 bis 5 ml destilliert. Der Rest des Lösungsmittels wird ohne Erwärmen unter weiterem Einleiten von sauerstofffreiem Stickstoff entfernt. Der Rückstand wird sofort in 20,00 ml iso-Propanol* gelöst. Die Lösung wird auf 20 °C abgekühlt und gegebenenfalls mit iso-Propanol* so verdünnt, daß sie bei 325 nm ± 0,5 nm eine Extinktion im Bereich von 0,40 bis 0,80 zeigt. Das entspricht einer Konzentration von 7 bis 15 I.E./ml. Die Extinktion (III, 5.0.) dieser Lösung wird bei 310 nm ± 0,5 nm, 325 nm ± 0,5 nm und 334 nm ± 0,5 nm gemessen.

Berechnung:

$$\text{I.E. Retinol je Gramm Substanz} = \frac{1830 \cdot E_{325\,\text{korr.}}}{a}$$

a = Gramm Substanz je 100 ml Lösung.

$E_{325\,\text{korr.}} = 6{,}815 \cdot E_{325} - 2{,}555 \cdot E_{310} - 4{,}260 \cdot E_{334}$

E_{310} = Extinktion der Lösung bei 310 nm ± 0,5 nm.

E_{325} = Extinktion der Lösung bei 325 nm ± 0,5 nm.

E_{334} = Extinktion der Lösung bei 334 nm ± 0,5 nm.

Wenn E_{325} kleiner als $\frac{E_{325\,\text{korr.}}}{0{,}97}$ und größer als $\frac{E_{325\,\text{korr.}}}{1{,}03}$ ist, wird nach folgender Formel berechnet:

$$\text{I.E. Retinol je Gramm Substanz} = \frac{1830 \cdot E_{325}}{a}.$$

Aufbewahrung

Vorsichtig!

In Gefäßen, die mit einem indifferenten Gas gefüllt sind.

Vor Licht geschützt.

Kühl.

Die Substanz ist mindestens in Abständen von einem Jahr zu prüfen.

Dosierung

Einzelmaximaldosis: oral 300000 I.E. Tagesmaximaldosis: oral 300000 I.E.

Eine Internationale Einheit entspricht der spezifischen Wirksamkeit von 0,0003 mg Retinol oder 0,000549 mg Retinolpalmitat.

Rhizoma Calami

Kalmuswurzelstock

Getrocknete, grob zerkleinerte Wurzelstöcke von Acorus calamus L. var. calamus (Araceae).

Gehalt an ätherischem Öl, berechnet auf 100 g wasserfreie Substanz, 3,0 bis 5,0 ml.

Beschreibung

Bräunlichweiße oder rötlichweiße, bei Betrachtung mit einer Lupe bei 6facher Vergrößerung poröse Stücke. Mitunter ist die gelblichbraune oder dunkelgraubraune, bisweilen auch grünlichbraune oder rötlichbraune Wurzelstockaußenseite vorhanden. Auf dieser können die Wurzelansätze als kleine rundliche Löcher oder die Blattbasenansätze sichtbar sein.
Geruch charakteristisch.
Geschmack würzig, scharf und bitter.

Identitätsprüfung

[*a*] Die Prüfung wird, wie unter „Dünnschichtchromatografische Prüfung" (III, 12.0.) angegeben, durchgeführt.
Adsorptionsschicht: Kieselgel G
Aufzutragende Lösung: 1,00 g gepulverte Substanz wird in einem 50-ml-Erlenmeyerkolben mit 10,0 ml Wasser versetzt. Der Erlenmeyerkolben wird mit einem Stopfen verschlossen, durch den ein 2mal rechtwinklig gebogenes Glasrohr von 5 mm Durchmesser und 40 cm Länge geführt wird. Der zweite Schenkel des Glasrohres wird in ein Reagenzglas eingeführt, das in kaltem Wasser gekühlt wird. Die Mischung wird zum Sieden erhitzt. Es wird langsam destilliert, bis 0,9 bis 1,1 ml Destillat übergegangen sind. Das Destillat wird mit 1,00 ml n-Pentan versetzt und geschüttelt. 18 bis 20 µl der n-Pentanlösung werden als Startfleck a aufgetragen.
Aufzutragende Lösung der Testsubstanz: 0,020 g Sudanrot G werden in 10,0 ml Chloroform gelöst. 3,0 µl der Lösung werden als Startfleck b aufgetragen.
Laufmittel: Benzol-Äthylazetat (95+5)
Detektion: Reagenz: Antimon(III)-chlorid-RL*
Die noch feuchte Dünnschichtplatte wird mit dem Reagenz besprüht und bei 120 °C 5 min erhitzt.
Auswertung: Der R_F-Wert des rotvioletten Testsubstanzfleckes muß im Bereich von 0,35 bis 0,50 liegen.
Das Chromatogramm zeigt über dem Startpunkt a einen bläulichgrauen oder grünlichgrauen Fleck mit einem R_X-Wert im Bereich von 0,80 bis 1,0. Weitere Flecke sind vorhanden.

Reinheitsprüfung

[*b*] *Unschädliche Beimengungen* (XI, 4.0.): höchstens 1,0%

[*c*] *Verfärbte Bestandteile* (XI, 4.0.): höchstens 5,0%

[*d*] *Asche* (XI, 5.0.): 1,000 g gepulverte Substanz wird, wie unter „Bestimmung der Asche" angegeben, behandelt. Die Substanz darf höchstens 5,0% Rückstand hinterlassen.

Gehaltsbestimmung

[*e*] 30 bis 40 g Substanz werden in einer Schlagmühle jeweils 15 s gepulvert, bis eine Probe von 2,0 g das Sieb Nr. VI vollständig passiert. Die zur Prüfung des Zerkleinerungsgrades verwendete Substanz wird verworfen.
5,00 g der grob gepulverten Substanz werden in einem 250-ml-Kurzhalsrundkolben mit 75 ml Wasser versetzt und, wie unter „Bestimmung des Gehaltes an ätherischem Öl" (XI, 6.0.) angegeben, behandelt. Es ist eine Destillationszeit von 120 min einzuhalten.
10,00 g grob gepulverte Substanz werden, wie unter „Bestimmung des Wassergehaltes", Methode II (VII, 6.0.) angegeben, behandelt.
Der Gehalt wird auf die wasserfreie Substanz berechnet.

Aufbewahrung

Höchstens 18 Monate.
Gepulverte Substanz: höchstens 24 h.

Rhizoma Curcumae xanthorrhizae

Javanischer Gelbwurzwurzelstock

Getrocknete, grob zerkleinerte Wurzelstöcke von Curcuma xanthorrhiza Roxb. (Zingiberaceae).

Gehalt an Diferuloylmethanderivaten, berechnet als Kurkumin und auf die wasserfreie Substanz, 1,00 bis 1,50%.
Gehalt an ätherischem Öl, berechnet auf 100 g wasserfreie Substanz, 6,0 bis 12,0 ml.

Beschreibung

Gelbe, gelbbraune oder graubraune, ungleichmäßig geformte Teile von Wurzelstöcken.
Geruch aromatisch.
Geschmack scharf, aromatisch und bitter.

Identitätsprüfung

[*a*] In den Parenchymzellen der Rinde sind etwa 15 μm lange und etwa 10 μm breite, flache, ovale Stärkekörner vorhanden.

[*b*] Im Parenchym des gesamten Rhizoms kommen Zellen mit gelblichbraunem Inhalt vor.

[*c*] Die Prüfung wird, wie unter „Dünnschichtchromatografische Prüfung" (III, 12.0.) angegeben, durchgeführt.
Adsorptionsschicht: Kieselgel G
Aufzutragende Lösung: 0,100 g gepulverte Substanz wird mit 10,0 ml Methanol versetzt. Die Mischung wird 30 s im Sieden gehalten und nach dem Abkühlen auf 20 °C filtriert. 28 bis 30 μl des Filtrates werden als Startband a aufgetragen.
Aufzutragende Lösung der Testsubstanz: 0,0030 g Kurkumin-Vergleichssubstanz werden in 30,0 ml Chloroform gelöst. 8 bis 10 μl der Lösung werden als Startband b aufgetragen.
Laufmittel: Chloroform-Essigsäure* (90+10)
Detektion: Reagenz: 9,0 ml Essigsäureanhydrid und 1,00 ml konzentrierte Schwefelsäure werden gemischt. Die Dünnschichtplatte wird nach dem Besprühen mit dem Reagenz unverzüglich im Tageslicht und im ultravioletten Licht betrachtet.
Auswertung: Die R_F-Werte der beiden rotvioletten, im ultravioletten Licht rotbraun fluoreszierenden Testsubstanzflecke müssen im Bereich von 0,35 bis 0,75 liegen.
Das Chromatogramm zeigt über der Startlinie a zwei Flecke, die hinsichtlich R_F-Wert, Färbung und Fluoreszenz mit den Flecken der Testsubstanz übereinstimmen.
Das Chromatogramm ist für die Prüfung nach [*e*] aufzubewahren.

Reinheitsprüfung

[*d*] *Unschädliche Beimengungen* (XI, 4.0.): höchstens 1,0%

[*e*] *Langer Gelbwurzwurzelstock:* Das Chromatogramm von [*c*] darf über der Startlinie a keinen im Tageslicht roten und im ultravioletten Licht gelbrot fluoreszierenden Fleck mit einem R_F-Wert im Bereich von 0,20 bis 0,40 zeigen.

[*f*] *Asche* (XI, 5.0.): 1,000 g gepulverte Substanz wird, wie unter ,,Bestimmung der Asche" angegeben, behandelt. Die Substanz darf höchstens 7,0% Rückstand hinterlassen.

Gehaltsbestimmung

[*g*] *Diferuloylmethanderivate:* 0,1000 g gepulverte Substanz wird in einem 50-ml-Meßkolben nach Zusatz von 35,0 ml Essigsäure im Wasserbad 60 min erhitzt. Anschließend wird die Mischung mit 1,00 g Borsäure sowie 1,00 g Oxalsäure versetzt und unter wiederholtem Schütteln im Wasserbad 10 min erhitzt. Nach dem Abkühlen auf 20 °C wird die Mischung mit Essigsäure zu 50,00 ml aufgefüllt und filtriert. Die ersten 10,0 ml Filtrat werden verworfen. 1,25 ml des Filtrates werden mit Essigsäure zu 25,00 ml aufgefüllt. Die Extinktion (III, 5.0.) dieser Lösung wird bei 530 nm ± 2 nm im Maximum gegen Essigsäure gemessen.

Vergleichsprobe: 0,0400 g Kurkumin-Vergleichssubstanz werden in Essigsäure zu 100,00 ml gelöst. 5,00 ml der Lösung werden in einem 50-ml-Meßkolben mit 30,00 ml Essigsäure, 1,00 g Borsäure sowie 1,00 g Oxalsäure versetzt und unter wiederholtem Schütteln im Wasserbad 10 min erhitzt. Nach dem Abkühlen auf 20 °C wird die Mischung mit Essigsäure zu 50,00 ml aufgefüllt, filtriert und, wie vorstehend angegeben, weiterbehandelt.

10,00 g gepulverte Substanz werden, wie unter ,,Bestimmung des Wassergehaltes", Methode II (VII, 6.0.) angegeben, behandelt.

Berechnung:

% Diferuloylmethanderivate,
berechnet als Kurkumin
und auf die wasserfreie Substanz $= \dfrac{5 \cdot E_1 \cdot Ew_2(100 - b)}{E_2 \cdot Ew_1(100 - a)}$

E_1 = Extinktion der Lösung.
E_2 = Extinktion der Vergleichsprobe.
Ew_1 = Einwaage der Substanz in Gramm.
Ew_2 = Einwaage der Kurkumin-Vergleichssubstanz in Gramm.
a = Wassergehalt der Substanz in Masseprozent.
b = deklarierter Trocknungsverlust der Kurkumin-Vergleichssubstanz in Masseprozent.

[*h*] *Ätherisches Öl* (XI, 6.0.): 2,00 g gepulverte Substanz werden in einem 250-ml-Kurzhalsrundkolben mit 75 ml Wasser versetzt und, wie unter „Bestimmung des Gehaltes an ätherischem Öl“ angegeben, behandelt. Es ist eine Destillationszeit von 90 min einzuhalten.

Der Gehalt wird auf die wasserfreie Substanz berechnet.

Aufbewahrung

Höchstens 18 Monate.
Gepulverte Substanz: höchstens 24 h.

Rhizoma Veratri

Weiße Nieswurz

Getrocknete Wurzelstöcke und Wurzeln von Veratrum album L. (Liliaceae).

Gehalt an Alkaloiden, berechnet als Protoveratrin A [$C_{41}H_{63}NO_{14}$ (794,0)] und auf die bei 105 °C getrocknete Substanz, mindestens 1,00%.

Beschreibung

Braune oder schwarzbraune, bis etwa 7 cm lange, bis etwa 2 cm dicke, walzenförmige und in dem unteren Teil verschmälerte Wurzelstücke, die meist längsgespalten sind und quer verlaufende, ringförmige, höckerige Wülste zeigen. Die Wurzelstöcke tragen die Wurzeln und zeigen an ihrem oberen Ende im allgemeinen die Basen der Blätter und des Sprosses. Die Wurzeln sind zylindrisch, etwa 15 cm lang, bis etwa 4 mm dick, gelblich oder braun, grobrunzlig oder längsfurchig und meist gebogen.
Geruch schwach wahrnehmbar.
Geschmack bitter und scharf.
Die gepulverte Substanz ruft Niesreiz hervor.
Die Substanz kann in zerkleinerter Form vorliegen.

Identitätsprüfung

[*a*] In den Parenchymzellen befinden sich etwa 15 µm große, einzelne oder zusammengesetzte Stärkekörner und vereinzelt Bündel parallel liegender, bis etwa 100 µm langer Kristallnadeln.

[*b*] Die Prüfung wird, wie unter „Dünnschichtchromatografische Prüfung" (III, 12.0.) angegeben, durchgeführt.

Adsorptionsschicht: Kieselgel G. Die Glasplatte wird mit der doppelten Menge der Adsorptionssuspension beschichtet.

Aufzutragende Lösung: 0,50 g gepulverte Substanz werden mit 10,0 ml 1 N Schwefelsäure versetzt. Die Mischung wird zum Sieden erhitzt und nach dem Abkühlen auf 20 °C filtriert. Das Filtrat wird nach Zusatz von 5,0 ml 6 N Ammoniaklösung und 5,0 ml Äther geschüttelt. 28 bis 30 µl der Ätherlösung werden als Startband a aufgetragen.

Aufzutragende Lösung der Testsubstanz: 0,0100 g Protoveratrin-A-Vergleichssubstanz wird in 20,0 ml Chloroform gelöst. 18 bis 20 µl der Lösung werden als Startband b aufgetragen.

Laufmittel: Chloroform-Benzol-Methanol (70+15+15)

Trocknung: Die Dünnschichtplatte wird in einem Heißluftstrom erhitzt, bis der Geruch des Chloroforms nicht mehr wahrnehmbar ist.

Detektion: Reagenz: Kaliumtetrajodowismutat(III)-RL*

Auswertung: Der R_F-Wert des orangeroten Testsubstanzfleckes muß im Bereich von 0,45 bis 0,65 liegen.

Das Chromatogramm zeigt über der Startlinie a einen orangeroten Fleck mit einem R_X-Wert im Bereich von 0,85 bis 0,95. Weitere orangerote Flecke sind vorhanden.

Reinheitsprüfung

[c] *Unschädliche Beimengungen* (XI, 4.0.): höchstens 3,0%. Zur Prüfung sind 200 g Substanz zu verwenden.

[d] *Asche* (XI, 5.0.): 1,000 g gepulverte Substanz wird, wie unter „Bestimmung der Asche" angegeben, behandelt. Die Substanz darf höchstens 12,0% Rückstand hinterlassen.

Gehaltsbestimmung

[e] 0,2500 g gepulverte Substanz werden in einem gewogenen 100-ml-Erlenmeyerkolben mit 40,00 g Äther und 0,50 g konzentrierter Ammoniaklösung versetzt. Die Mischung wird in dem verschlossenen Gefäß 30 min stehengelassen und innerhalb dieser Zeit häufig und kräftig geschüttelt. Danach wird mit Äther auf die ursprüngliche Masse ergänzt und die Mischung durch ein Filterpapier der Sorte h von 9 cm Durchmesser filtriert, wobei der Trichter mit einem Uhrglas zu bedecken ist.

10,00 g des Filtrates werden in einem Scheidetrichter 5mal mit je 5,0 ml 0,1 N Salzsäure jeweils 120 s ausgeschüttelt. Die vereinigten salzsauren Auszüge werden in einem Scheidetrichter nach Zusatz von 3,00 ml 6 N Ammoniaklösung 4mal mit je 10,0 ml Chloroform jeweils 120 s ausgeschüttelt.

Die Chloroformauszüge werden durch ein Filterpapier der Sorte h von 9 cm Durchmesser in einen 100-ml-Erlenmeyerkolben filtriert, wobei der Trichter mit einem Uhrglas zu bedecken ist. Das Filterpapier wird 2mal mit je 5,0 ml Chloroform gewaschen.

Die vereinigten Filtrate werden im Wasserbad auf 0,5 bis 1 ml eingedampft. Der Rest des Lösungsmittels wird durch Einblasen von Luft entfernt. Der Erlenmeyerkolben mit dem Rückstand wird nach dem Erkalten auf 0,1 g genau gewogen. Der Rückstand wird mit 5,0 ml Äther sowie 10,00 ml Zitronensäure-Phosphat-Puffer Nr. 2 versetzt und die Mischung im Wasserbad erhitzt, bis der Äther verdunstet ist. Nach dem Abkühlen auf 20 °C wird diese Mischung mit Wasser zu 10,00 g ergänzt und durch ein Filterpapier der Sorte h von 7 cm Durchmesser filtriert. 5,00 ml des Filtrates werden in einem Scheidetrichter mit 5,00 ml Zitronensäure-Phosphat-Puffer Nr. 2 sowie 2,00 ml Bromkresolgrün-RL versetzt und anschließend 5mal mit je 10,0 ml Chloroform jeweils 60 s ausgeschüttelt. Die Chloroformauszüge werden durch Watte filtriert und durch eine Adsorptionssäule aus 1,0 g Aluminiumoxid „neutral" Aktivität I, die einen Durchmesser von 15 bis 16 mm hat, gegeben. Danach wird 3 min Luft durch die

Säule gesaugt. Anschließend wird nacheinander mit 5,0 ml Methanol, 3mal mit je 5,0 ml Wasser und mit 5,0 ml 0,1 N Natronlauge eluiert. Die Säule wird mit Wasser gewaschen, bis das Eluat keine blaue Färbung mehr zeigt. Das Eluat wird mit Wasser zu 50,00 ml aufgefüllt und durch ein Filterpapier der Sorte m von 9 cm Durchmesser filtriert. Die Extinktion (III, 5.0.) des Filtrates wird bei 620 nm ± 2 nm im Maximum gegen die nachstehend beschriebene Blindprobe gemessen.
Blindprobe: 10,00 ml Zitronensäure-Phosphat-Puffer Nr. 2 werden in einem Scheidetrichter mit 2,00 ml Bromkresolgrün-RL versetzt und, wie vorstehend angegeben, weiterbehandelt.
Vergleichsprobe: 0,0200 g Protoveratrin-A-Vergleichssubstanz werden in Chloroform zu 500,0 ml gelöst. 10,00 ml der Lösung werden in einem Scheidetrichter mit 10,00 ml Zitronensäure-Phosphat-Puffer Nr. 2 sowie 2,00 ml Bromkresolgrün-RL versetzt und 60 s geschüttelt. Die Chloroformschicht wird abgetrennt und durch Watte filtriert. Die wäßrige Lösung wird 4mal mit je 10,0 ml Chloroform jeweils 60 s ausgeschüttelt. Die Chloroformauszüge werden durch die bereits benutzte Watte filtriert. Die vereinigten Filtrate werden, wie vorstehend angegeben, weiterbehandelt.

Berechnung:

% Alkaloide, berechnet als Protoveratrin A und auf die bei 105 °C getrocknete Substanz $= \frac{1600 \cdot E_1 \cdot Ew_2}{E_2 \cdot Ew_1(100 - a)}$

E_1 = Extinktion des Filtrates.
E_2 = Extinktion der Vergleichsprobe.
Ew_1 = Einwaage der Substanz in Gramm.
Ew_2 = Einwaage der Protoveratrin-A-Vergleichssubstanz in Gramm.
a = Trocknungsverlust in Masseprozent.

Aufbewahrung

Vorsichtig!
Die Substanz ist nur für veterinärmedizinische Zwecke bestimmt.

Riboflavinum

Riboflavin

Riboflavinum

6.7-Dimethyl-9-[D-ribityl-(1)]-isoalloxazin

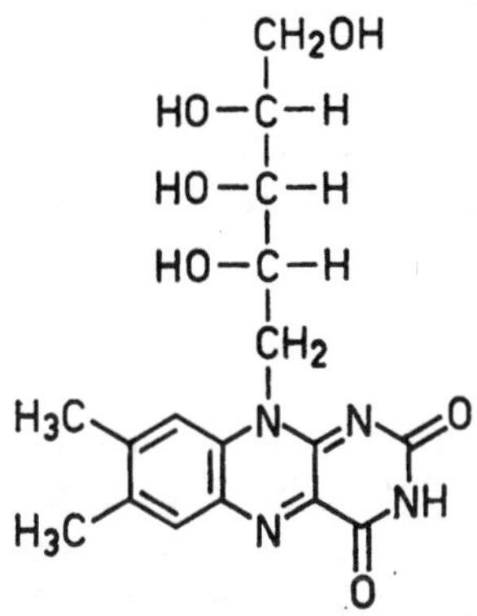

$C_{17}H_{20}N_4O_6$ (376,4)

Gehalt 98,0 bis 102,0% Riboflavin, berechnet auf die bei 105 °C getrocknete Substanz.

Beschreibung

Gelbes oder orangegelbes, mikrokristallines Pulver.
Geruch höchstens schwach wahrnehmbar.
Geschmack bitter.

Löslichkeit:		
	Wasser	fast unlöslich
	Wasser (100 °C).	schwer löslich
	Äthanol	fast unlöslich

Identitätsprüfung

[*a*] 0,001 bis 0,002 g Substanz werden in 100 ml Wasser gelöst. 10 ml der Lösung zeigen im ultravioletten Licht eine kräftig gelbgrüne Fluoreszenz, die nach Zusatz von 1,0 ml 3 N Salzsäure nahezu verschwindet.

[*b*] 0,001 bis 0,002 g Substanz zeigen nach Zusatz von 2,0 ml 0,1 N Silbernitratlösung eine orangerote Färbung.

Reinheitsprüfung

[c] *Optische Drehung* (III, 6.0.): $[\alpha]_D^{20} = -109$ bis $-130°$. Zur Bestimmung werden 0,1250 g Substanz in 15,0 ml 0,1 N Kalilauge gelöst. Die Lösung wird mit kohlendioxidfreiem Wasser zu 25,00 ml aufgefüllt. Die Bestimmung muß innerhalb 30 min nach der Herstellung der Lösung erfolgen.

[d] *Lumiflavin:* 0,0250 g Substanz werden nach Zusatz von 10,0 ml äthanolfreiem Chloroform unter Lichtschutz 3 min geschüttelt. Das Filtrat darf keine stärkere Färbung als 5,0 ml Farb-VL Ge 2 (VI, 3.0.) zeigen.

[e] *Sulfatasche* (VI, 18.0.): 0,500 g Substanz werden, wie unter „Bestimmung der Sulfatasche" angegeben, behandelt. Die Substanz darf höchstens 0,20% Rückstand hinterlassen.

[f] *Trocknungsverlust* (VI, 19.0.): 0,4000 g Substanz werden, wie unter „Bestimmung des Trocknungsverlustes" angegeben, behandelt und bei 105 °C 120 min getrocknet. Die Substanz darf höchstens 1,0% Masse verlieren.

Gehaltsbestimmung

[g] Die Bestimmung ist unter Lichtschutz durchzuführen. 0,0500 g Substanz werden in der Mischung aus 2,00 ml Essigsäure und 200 ml Wasser unter Erhitzen im Wasserbad gelöst. Die Lösung wird mit 700 ml Wasser versetzt und nach dem Erkalten mit Wasser zu 1000,0 ml aufgefüllt. 20,00 ml der Lösung werden nach Zusatz von 7,00 ml Natriumazetatlösung (1,36 g/100,0 ml) mit Wasser zu 100,00 ml aufgefüllt. Die Extinktion (III, 5.0.) dieser Lösung wird bei 444 nm ± 2 nm im Maximum gegen die Blindprobe gemessen.
Vergleichsprobe: 0,0500 g Riboflavin-Standard werden, wie vorstehend angegeben, behandelt.

Berechnung:

$$\%\ \text{Riboflavin, berechnet auf die bei 105 °C getrocknete Substanz} = \frac{100 \cdot E_1 \cdot Ew_2(100 - b)}{E_2 \cdot Ew_1(100 - a)}$$

E_1 = Extinktion der Lösung.
E_2 = Extinktion der Vergleichsprobe.
Ew_1 = Einwaage der Substanz in Gramm.
Ew_2 = Einwaage des Riboflavin-Standards in Gramm.
a = Trocknungsverlust der Substanz in Masseprozent.
b = deklarierter Trocknungsverlust des Riboflavin-Standards in Masseprozent.

Aufbewahrung

Vor Licht geschützt.

Riboflavinum phosphoricum Natrium

Riboflavinphosphat-Natrium

Natriumsalz des 6.7-Dimethyl-9-[D-5-phosphonoribityl-(1)]-isoalloxazins

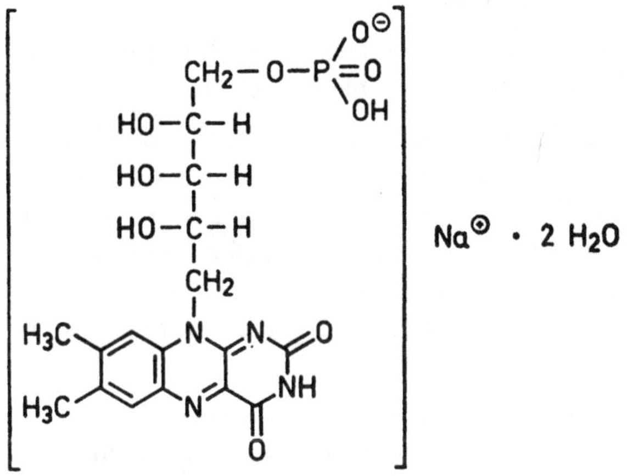

$C_{17}H_{20}N_4NaO_9P \cdot 2\,H_2O$ (514,4)

Gehalt an Riboflavin [$C_{17}H_{20}N_4O_6$ (376,4)], berechnet auf die bei 105 °C getrocknete Substanz, 73,0 bis 77,0%.

Beschreibung

Gelbes oder orangegelbes, mikrokristallines Pulver.
Geruch höchstens schwach wahrnehmbar.
Geschmack bitter.

Löslichkeit: Wasser . . . . löslich
Äthanol . . . . fast unlöslich

Identitätsprüfung

[*a*] Die mit konzentrierter Salzsäure befeuchtete Substanz färbt beim Erhitzen am Platindraht die nichtleuchtende Flamme kräftig und anhaltend gelb.

[*b*] 0,001 bis 0,002 g Substanz werden in 100 ml Wasser gelöst. 10 ml der Lösung zeigen im ultravioletten Licht eine kräftige gelbgrüne Fluoreszenz, die nach Zusatz von 1,0 ml 3 N Salzsäure nahezu verschwindet.

[*c*] 0,050 g Substanz werden in einem Porzellantiegel mit 0,100 g der Mischung aus gleichen Teilen Kaliumnitrat und wasserfreiem Natriumkarbonat gemischt, vorsichtig erhitzt

und 5 min geglüht. Nach dem Erkalten wird der Rückstand in 5,0 ml 5 N Salpetersäure gelöst. Nach Zusatz von 2,0 ml Ammoniummolybdatlösung (10,0 g/100,0 ml) wird die Lösung zum Sieden erhitzt. Es entsteht ein gelber, kristalliner Niederschlag.

Reinheitsprüfung

[d] *Unlösliche Verunreinigungen* (VI, 2.0.): 0,100 g Substanz muß sich in 10,0 ml Wasser lösen. Die Lösung muß bei der Betrachtung im Gegenlicht klar sein.

[e] *Reaktion:* 0,100 g Substanz wird in 10,0 ml kohlendioxidfreiem Wasser gelöst. Die Lösung muß einen pH-Wert (III, 7.0.) im Bereich von 5,0 bis 6,5 zeigen.

[f] *Phosphat-Ionen:* 0,0100 g Substanz wird in einem 25-ml-Meßkolben in 10,0 ml Wasser gelöst. Die Lösung wird mit 5,0 ml Kupfer(II)-azetat-RL*, 0,70 ml Ammoniummolybdatlösung (10,0 g/100,0 ml), 1,00 ml Metol-RL* sowie 1,0 ml der Mischung aus 1,00 ml 6 N Perchlorsäure und 29,0 ml Wasser versetzt und anschließend mit Wasser zu 25,00 ml aufgefüllt. Diese Lösung wird 5 min nach Zusatz der Perchlorsäure-Wasser-Mischung bei 865 nm gegen Wasser gemessen. Die Extinktion (III, 5.0.) darf höchstens 0,60 betragen.

[g] *Lumiflavin:* 0,0250 g Substanz werden nach Zusatz von 10,0 ml äthanolfreiem Chloroform unter Lichtschutz 3 min geschüttelt. Das Filtrat darf keine stärkere Färbung als 5,0 ml Farb-VL Ge 2 zeigen (VI, 3.0.).

[h] *Trocknungsverlust* (VI, 19.0.): 0,4000 g Substanz werden, wie unter „Bestimmung des Trocknungsverlustes" angegeben, behandelt und bei 105 °C 3 h getrocknet. Die Substanz darf höchstens 10,0% Masse verlieren.

Gehaltsbestimmung

[i] 0,1000 g Substanz wird in Wasser zu 500,0 ml gelöst. 10,00 ml der Lösung werden in einem 100-ml-Meßkolben mit 20,0 ml Wasser, 1,00 ml Essigsäure und tropfenweise mit Kaliumpermanganatlösung (5,0 g/100,0 ml) versetzt, bis die rotviolette Färbung 60 s bestehen bleibt. Danach wird die Lösung tropfenweise mit konzentrierter Wasserstoffperoxidlösung versetzt, bis die rotviolette Färbung verschwindet, und mit Wasser zu 100,00 ml aufgefüllt. Die Extinktion (III, 5.0.) dieser Lösung wird bei 445 nm ± 2 nm im Maximum gegen Wasser gemessen.
Vergleichsprobe: 0,0350 g Riboflavin-Standard werden in Wasser zu 500,0 ml gelöst. 20,00 ml der Lösung werden in einem 100-ml-Meßkolben mit 1,00 ml Essigsäure versetzt und mit Wasser zu 100,00 ml aufgefüllt. Die Extinktion dieser Lösung wird bei 445 nm ± 2 nm im Maximum gegen Wasser gemessen.

Berechnung:

% Riboflavin, berechnet auf die bei 105 °C getrocknete Substanz

$$= \frac{200 \cdot E_1 \cdot Ew_2(100 - b)}{E_2 \cdot Ew_1(100 - a)}$$

E_1 = Extinktion der Lösung.
E_2 = Extinktion der Vergleichsprobe.
Ew_1 = Einwaage der Substanz in Gramm.
Ew_2 = Einwaage des Riboflavin-Standards in Gramm.
a = Trocknungsverlust der Substanz in Masseprozent.
b = deklarierter Trocknungsverlust des Riboflavin-Standards in Masseprozent.

Aufbewahrung

Vor Licht geschützt.

Rosanilinium chloratum

Rosaniliniumchlorid

Die Substanz besteht aus 4'.4''-Diamino-3-methylfuchsonimoniumchlorid [$C_{20}H_{20}ClN_3$ (337,9)] oder vorwiegend aus 4'.4''-Diamino-3-methylfuchsonimoniumchlorid und enthält dann außerdem 4'.4''-Diaminofuchsonimoniumchlorid [$C_{19}H_{18}ClN_3$ (323,8)].

Beschreibung

Dunkelgrüne, metallisch glänzende Kristalle oder dunkelgrünes, kristallines Pulver. Geruch höchstens schwach wahrnehmbar.

Löslichkeit: Wasser . . . . schwer löslich
Äthanol . . . . löslich

Prüflösung: 0,100 g Substanz wird in 100,0 ml Wasser gelöst.

Identitätsprüfung

[*a*] *Lichtabsorption* (III, 5.0.): 0,0250 g getrocknete Substanz von [*j*] werden in Wasser zu 1000,0 ml gelöst. 10,00 ml der Lösung werden mit Phosphat-Puffer Nr. 4 zu 100,00 ml aufgefüllt. Diese Lösung wird gegen Phosphat-Puffer Nr. 4 gemessen. Sie zeigt bei 547 nm $\pm$ 2 nm ein Absorptionsmaximum.
Extinktion: mindestens 0,430 bei 547 nm $\pm$ 2 nm

[*b*] 10,0 ml Prüflösung geben nach Zusatz von 3,0 ml 6 N Natronlauge einen roten Niederschlag.
Die Mischung ist für die Prüfung nach [*d*] aufzubewahren.

[*c*] 10,0 ml Prüflösung werden mit 0,50 g Zinkstaub und 10,0 ml 6 N Ammoniaklösung versetzt. Die Mischung wird bis zur Entfärbung geschüttelt und anschließend filtriert. 1 Tropfen des Filtrates und 1 Tropfen 3 N Salzsäure werden nebeneinander auf ein Stück Filterpapier gegeben. Die Berührungszone der Flecke zeigt eine rote Färbung.

[*d*] Die Mischung von [*b*] wird filtriert. 5,0 ml des klaren Filtrates geben nach Zusatz von 3,0 ml 5 N Salpetersäure und 1,0 ml 0,1 N Silbernitratlösung einen Niederschlag, der sich nach Zusatz von 3,0 ml 6 N Ammoniaklösung löst.

Reinheitsprüfung

[*e*] *Unlösliche Verunreinigungen:* 0,5000 g Substanz werden in einem 100-ml-Rundkolben mit 50,0 ml Äthanol versetzt. Die Mischung wird im Wasserbad unter Rückflußkühlung 15 min im Sieden gehalten und anschließend durch einen bei 105 °C bis zur Massekonstanz getrockneten Glasfiltertiegel G 4 filtriert. Der Rückstand wird mit Äthanol gewaschen, bis die Waschflüssigkeit farblos ist, und bei 105 °C bis zur Massekonstanz getrocknet. Die Substanz darf höchstens 0,50% Rückstand hinterlassen.

[*f*] *Arsen-Ionen* (VI, 5.0.): 0,100 g Substanz wird in einem Porzellantiegel mit 0,25 g wasserfreiem Natriumkarbonat und 0,25 g Kaliumnitrat versetzt. Die Mischung wird vorsichtig erhitzt und anschließend 10 min geglüht. Nach dem Erkalten wird der Rückstand in der Mischung aus 15,0 ml Wasser und 15,0 ml konzentrierter Salzsäure gelöst. Die Lösung wird, wie unter „Prüfung auf Arsen-Ionen" angegeben, behandelt. Das Quecksilberbromidpapier darf keine stärkere Färbung als das der nachstehend beschriebenen Vergleichsprobe zeigen (höchstens 0,001% $As^{3\oplus}/As^{5\oplus}$).

Vergleichsprobe: 0,25 g wasserfreies Natriumkarbonat und 0,25 g Kaliumnitrat werden in der Mischung aus 5,0 ml Wasser und 15,0 ml konzentrierter Salzsäure gelöst. Die Lösung wird nach Zusatz von 10,0 ml Arsen-VL, wie unter „Prüfung auf Arsen-Ionen" angegeben, behandelt.

[*g*] *Eisen-Ionen* (VI, 8.0.): 0,400 g Substanz werden in einem Porzellantiegel vorsichtig erhitzt und anschließend geglüht. Nach dem Erkalten wird der Rückstand mit 2,0 ml konzentrierter Salpetersäure versetzt und die Mischung zur Trockne eingedampft. Dieser Rückstand wird in 10,0 ml 6 N Salzsäure gelöst.

5,0 ml der Lösung sind für die Prüfung nach [*h*] aufzubewahren.

1,00 ml der Lösung wird mit 9,0 ml Wasser versetzt. 2,50 ml dieser Lösung dürfen nach Zusatz von 7,5 ml Wasser bei der „Prüfung auf Eisen-Ionen" keine stärkere Färbung als die Vergleichsprobe zeigen (höchstens 0,1% $Fe^{2\oplus}/Fe^{3\oplus}$).

[*h*] *Schwermetall-Ionen:* 5,0 ml der Lösung von [*g*] werden mit 6 N Salzsäure zu 200,0 ml aufgefüllt. 5,0 ml dieser Lösung werden mit 5,0 ml 6 N Ammoniaklösung, 2,00 ml 5 N Essigsäure und 1,00 ml frisch bereiteter Askorbinsäurelösung (5,0 g/100,0 ml) versetzt. Die Lösung wird zu 2,0 ml Schwefelwasserstoff-RL gegeben und geschüttelt. Nach 10 min darf diese Lösung keine stärkere Färbung und gegebenenfalls keine stärkere Trübung als die nachstehend beschriebene Vergleichsprobe zeigen (höchstens 0,2%, berechnet als $Pb^{2\oplus}$).

Vergleichsprobe: 5,0 ml 6 N Salzsäure, 5,0 ml 6 N Ammoniaklösung, 0,100 ml konzentrierte Blei-VL (VI, 15.0.), 2,00 ml 5 N Essigsäure und 1,00 ml frisch bereitete Askorbinsäurelösung (5,0 g/100,0 ml) werden gemischt. Die Lösung wird zu 2,0 ml Schwefelwasserstoff-RL gegeben, geschüttelt und 10 min stehengelassen.

[*i*] *Sulfatasche* (VI, 18.0.): 0,2000 g Substanz werden, wie unter „Bestimmung der Sulfatasche" angegeben, behandelt. Die Substanz darf höchstens 1,00% Rückstand hinterlassen.

[*j*] *Trocknungsverlust* (VI, 19.0.): 0,3000 g Substanz werden, wie unter „Bestimmung des Trocknungsverlustes" angegeben, behandelt und bei 105 °C getrocknet. Die Substanz darf höchstens 16,0% Masse verlieren.

Die getrocknete Substanz ist für die Prüfung nach [*a*] aufzubewahren.

Aufbewahrung

Vor Licht geschützt.

Saccharinum Natrium

Saccharin-Natrium

Natriumsalz des 2-Sulfobenzoesäureimids

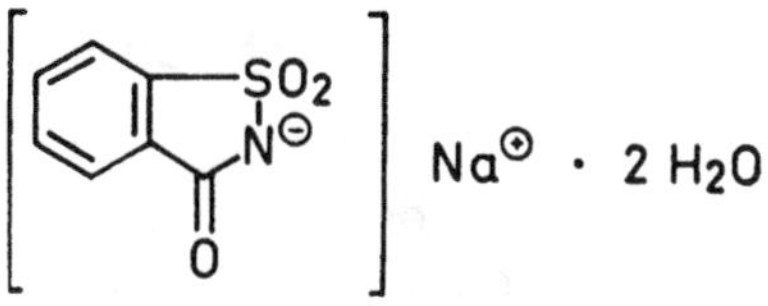

$C_7H_4NNaO_3S \cdot 2\,H_2O$ (241,2)

Gehalt der bei 120 °C getrockneten Substanz 99,0 bis 101,0% wasserfreies Saccharin-Natrium [$C_7H_4NNaO_3S$ (205,2)].

Beschreibung

Farblose Kristalle oder weißes, kristallines Pulver.
Geruch nicht wahrnehmbar.
Geschmack sehr stark süß und brennend.
Die Substanz verwittert an der Luft.

Löslichkeit: Wasser . . . . leicht löslich
Äthanol . . . . schwer löslich

Prüflösung: 2,500 g Substanz werden in Wasser zu 25,0 ml gelöst.

Identitätsprüfung

[*a*] Die mit konzentrierter Salzsäure befeuchtete Substanz färbt beim Erhitzen am Platindraht die nichtleuchtende Flamme kräftig und anhaltend gelb.

[*b*] 0,020 g Substanz werden mit 0,040 g Resorzin und 10 Tropfen konzentrierter Schwefelsäure versetzt. Die Mischung wird über einer kleinen Flamme erwärmt, bis sie eine dunkelgrüne oder dunkelbraune Färbung zeigt. Nach dem Erkalten und Zusatz von 10,0 ml Wasser sowie 10,0 ml 6 N Natronlauge zeigt die Mischung eine kräftig grüne Fluoreszenz.

[*c*] 10,0 ml Prüflösung werden mit 1,0 ml konzentrierter Salzsäure versetzt. Es entsteht ein weißer, kristalliner Niederschlag. Der Niederschlag wird auf einem Filter gesammelt. Die aus 50 ml heißem Wasser umkristallisierten und bei 105 °C 30 min getrockneten Kristalle schmelzen im Bereich von 228 bis 235 °C unter Zersetzung (III, 8.0.).

Reinheitsprüfung

[*d*] *Alkalisch oder sauer reagierende Verunreinigungen:* 0,200 g Substanz werden in 10,0 ml kohlendioxidfreiem Wasser gelöst. Die Lösung muß nach Zusatz von 1,00 ml 0,01 N Salzsäure sowie 3 Tropfen Phenolphthalein-I farblos und nach darauffolgendem Zusatz von 1,10 ml 0,01 N Kalilauge rot gefärbt sein.

[*e*] *Ammonium* (VI, 4.0.): 5,0 ml Prüflösung werden, wie unter „Prüfung auf Ammonium", Methode I angegeben, behandelt. Das Lackmuspapier darf keine blaue Färbung zeigen.

[*f*] *4-Sulfonamidobenzoesäure:* 5,0 ml Prüflösung werden mit 1,00 ml 5 N Essigsäure versetzt. Die Lösung darf nach 24 h keine Trübung zeigen.

[*g*] *Trocknungsverlust* (VI, 19.0.): 0,2000 g Substanz werden, wie unter „Bestimmung des Trocknungsverlustes" angegeben, behandelt und bei 120 °C 4 h getrocknet. Die Substanz darf höchstens 15,0% Masse verlieren.
Die getrocknete Substanz ist für die Prüfung nach [*h*] aufzubewahren.

Gehaltsbestimmung

[*h*] 0,1800 g getrocknete Substanz von [*g*] werden in einem Erlenmeyerkolben mit aufgesetztem Silikagelrohr in 10,0 ml wasserfreier Essigsäure unter Erwärmen gelöst. Nach dem Erkalten und Zusatz von 3 Tropfen Orazetblau-B-I wird die Lösung mit 0,1 N Perchlorsäure bis zum Farbumschlag nach Rot titriert (Feinbürette).

1 ml 0,1 N Perchlorsäure ist 20,52 mg wasserfreiem Saccharin-Natrium äquivalent.

Saccharosum

Saccharose

α-D-Glukopyranosido-β-D-fruktofuranosid

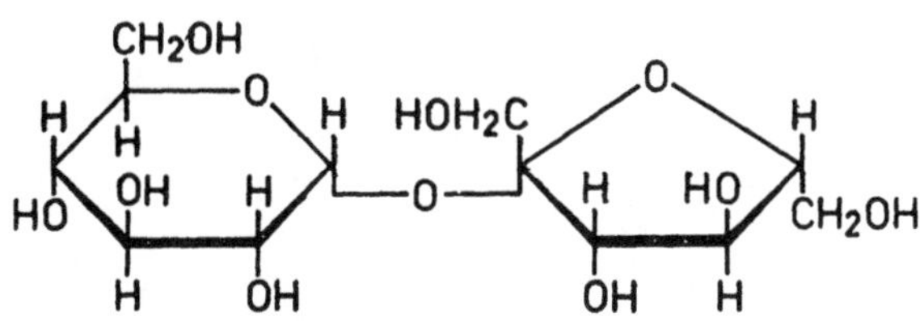

$C_{12}H_{22}O_{11}$ (342,3)

Beschreibung

Farblose Kristalle oder weißes, kristallines Pulver.
Geruch nicht wahrnehmbar.
Geschmack süß.

Löslichkeit: Wasser . . . . sehr leicht löslich
Äthanol . . . . schwer löslich

Prüflösung: 1,000 g Substanz wird in kohlendioxidfreiem Wasser zu 50,0 ml gelöst.

Identitätsprüfung

[*a*] *Optische Drehung* (III, 6.0.): $[\alpha]_D^{20} = +66{,}0$ bis $+67{,}0°$. Zur Bestimmung werden 2,500 g Substanz in Wasser zu 25,00 ml gelöst.

[*b*] 10 Tropfen Prüflösung werden mit 2,0 ml Fehling-RL versetzt. Die blaue Lösung wird beim Erhitzen zum Sieden nicht verändert. Nach Zusatz von 3,0 ml 3 N Salzsäure wird die Lösung 60 s im Sieden gehalten und anschließend mit 3,0 ml 3 N Natronlauge versetzt. Die Lösung gibt einen roten oder braunroten Niederschlag.

Reinheitsprüfung

[*c*] *Unlösliche Verunreinigungen, Farbe* (VI, 2.0.): 10,0 ml Prüflösung müssen klar sein. 5,00 g Substanz werden in 10,0 ml Wasser gelöst. Die Lichtabsorption (III, 5.0.) der Lösung wird in einer Schichtdicke von 3 cm bei 420 nm gemessen. Die Extinktion darf höchstens 0,180 betragen.

[*d*] *Alkalisch oder sauer reagierende Verunreinigungen:* 10,0 ml Prüflösung müssen nach Zusatz von 2 Tropfen Phenolphthalein-I farblos und nach darauffolgendem Zusatz von 0,100 ml 0,01 N Kalilauge rot gefärbt sein.

[e] *Schwermetall-Ionen* (VI, 15.0.): 10,0 ml Prüflösung dürfen bei der „Prüfung auf Schwermetall-Ionen“ nach Methode I keine Färbung und gegebenenfalls keine stärkere Trübung als die Blindprobe zeigen.

[f] *Sulfatasche* (VI, 18.0.): 1,000 g Substanz wird, wie unter „Bestimmung der Sulfatasche“ angegeben, behandelt. Die Substanz darf höchstens 0,10% Rückstand hinterlassen.

[g] *Trocknungsverlust* (VI, 19.0.): 5,0000 g Substanz werden, wie unter „Bestimmung des Trocknungsverlustes“ angegeben, behandelt und bei 105 °C 4 h getrocknet. Die Substanz darf höchstens 0,075% Masse verlieren.

Aufbewahrung

Höchstens 10 Jahre.

Salicylamidum

Salizylamid

Salicylamidum

2-Hydroxybenzoesäureamid

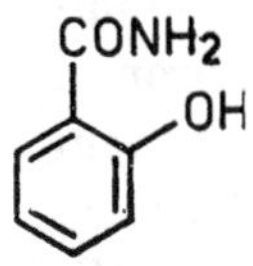

$C_7H_7NO_2$ (137,1)

Gehalt 99,0 bis 101,0% Salizylamid.

Beschreibung

Farblose, nadelförmige Kristalle oder weißes, kristallines Pulver.
Geruch nicht wahrnehmbar.
Geschmack nicht wahrnehmbar.

Löslichkeit: Wasser . . . . schwer löslich
Wasser (100 °C). . . . . leicht löslich
Äthanol . . . . löslich

Prüflösung: 1,500 g gepulverte Substanz werden nach Zusatz von 60,0 ml Wasser 60 s geschüttelt. Das Filtrat wird als Prüflösung verwendet.

Identitätsprüfung

[*a*] *Schmelzbereich* (III, 8.0.): 137 bis 142 °C

[*b*] 0,20 g Substanz werden mit 3,0 ml 6 N Natronlauge versetzt. Die Mischung wird 3 min im Sieden gehalten. Es ist der Geruch des Ammoniaks wahrnehmbar.

Reinheitsprüfung

[*c*] *Sauer reagierende Verunreinigungen:* 20,0 ml Prüflösung müssen nach Zusatz von 2 Tropfen Methylrot-I und 1,50 ml 0,01 N Kalilauge gelb gefärbt sein.

[*d*] *Schwermetall-Ionen* (VI, 15.0.): 4,00 ml Prüflösung dürfen nach Zusatz von 6,0 ml Wasser bei der „Prüfung auf Schwermetall-Ionen“ nach Methode I keine Färbung und gegebenenfalls keine stärkere Trübung als die Blindprobe zeigen.

[*e*] *Chlorid-Ionen* (VI, 7.0.): 4,00 ml Prüflösung dürfen nach Zusatz von 6,0 ml Wasser bei der „Prüfung auf Chlorid-Ionen“ keine stärkere Trübung als die Vergleichsprobe zeigen (höchstens 0,01% $Cl^{\ominus}$).

[*f*] *Sulfat-Ionen* (VI, 16.0.): 10,0 ml Prüflösung dürfen bei der „Prüfung auf Sulfat-Ionen" keine stärkere Trübung als die Vergleichsprobe zeigen (höchstens 0,02% $SO_4^{2\ominus}$).

[*g*] *Sulfatasche* (VI, 18.0.): 1,000 g Substanz wird, wie unter „Bestimmung der Sulfatasche" angegeben, behandelt. Die Substanz darf höchstens 0,10% Rückstand hinterlassen.

Gehaltsbestimmung

[*h*] 0,3000 g Substanz werden in 10,0 ml 3 N Natronlauge gelöst. Die Lösung wird mit Wasser zu 100,00 ml aufgefüllt. 20,00 ml dieser Lösung werden in einem 200-ml-Erlenmeyerkolben mit 30,00 ml 0,1 N Kaliumbromatlösung, 1,0 g Kaliumbromid sowie 10,0 ml 3 N Schwefelsäure versetzt und in dem verschlossenen Gefäß 15 min stehengelassen. Nach Zusatz von 5,0 ml Chloroform und 1,00 g Kaliumjodid wird das ausgeschiedene Jod mit 0,1 N Natriumthiosulfatlösung titriert. Sobald die Mischung nur noch schwach gelb gefärbt ist, werden 2,0 ml Stärke-I hinzugefügt.

1 ml 0,1 N Kaliumbromatlösung ist 3,428 mg Salizylamid äquivalent.

Sapo kalinus

Kaliseife

Durch Verseifung von Leinöl mit Kalilauge gewonnene Mischung.
Gehalt an Fettsäuren mindestens 40,0%.

Beschreibung

Gelbe oder gelbbraune, in dünner Schicht durchscheinende, salbenartige Masse von gleichmäßiger Beschaffenheit.
Geruch charakteristisch.

Löslichkeit: Wasser . . . . leicht löslich
Äthanol . . . . leicht löslich

Identitätsprüfung

[*a*] Die Mischung von [*b*] wird durch ein angefeuchtetes Filterpapier filtriert. Das Filtrat gibt nach Zusatz von 10 Tropfen 6 N Perchlorsäure einen weißen, kristallinen Niederschlag.

[*b*] 2,0 g Substanz werden in 5,0 ml Wasser unter mäßigem Erwärmen gelöst. Nach Zusatz von 2,0 ml 3 N Salzsäure entsteht ein weißer Niederschlag. Die Mischung wird im Wasserbad 10 min erhitzt. Innerhalb dieser Zeit scheidet sich auf der Oberfläche der wäßrigen Flüssigkeit eine gelbe ölige Schicht ab.
Die Mischung ist für die Prüfung nach [*a*] aufzubewahren.

Reinheitsprüfung

[*c*] *Unlösliche Verunreinigungen:* 0,500 g Substanz werden in 50,0 ml Wasser von 45 bis 50 °C gelöst. 10,0 ml der 45 bis 50 °C warmen Lösung dürfen nicht stärker getrübt sein als die unter „Prüfung auf Chlorid-Ionen“ (VI, 7.0.) angegebene Vergleichsprobe.

[*d*] *Alkalisch reagierende Verunreinigungen:* 1,00 g Substanz wird in 20,0 ml Äthanol unter mäßigem Erwärmen gelöst. Nach Zusatz von 0,450 ml 0,1 N Salzsäure und 3 Tropfen Phenolphthalein-I darf die Lösung nicht rot gefärbt sein.

Gehaltsbestimmung

[*e*] 3,000 g Substanz werden in einem 100-ml-Erlenmeyerkolben in 50,0 ml Wasser unter Erwärmen gelöst. Nach Zusatz von 7,5 ml 3 N Schwefelsäure wird die Mischung auf dem Wasserbad erwärmt, bis die ausgeschiedenen Fettsäuren eine klare Schicht auf der Oberfläche der Flüssigkeit bilden. Nach dem Erkalten werden 10,0 ml Petroläther

zugesetzt und unter vorsichtigem Schwenken die Fettsäuren gelöst. Der Inhalt des Erlenmeyerkolbens wird in einen Scheidetrichter gegeben und der Erlenmeyerkolben mit 10,0 ml sowie 5,0 ml Petroläther gewaschen. Die vereinigten Flüssigkeiten werden kräftig geschüttelt. Nach dem Entmischen wird die wäßrige Schicht möglichst vollständig abgetrennt. Die Petrolätherlösung wird mit 25,0 ml Wasser gewaschen, mit 1,0 g wasserfreiem Natriumsulfat versetzt, kräftig geschüttelt und 30 min stehengelassen. Anschließend wird die Petrolätherlösung in einen bei 75 °C 30 min getrockneten 50-ml-Erlenmeyerkolben filtriert. Scheidetrichter und Filter werden 2mal mit je 5,0 ml Petroläther gewaschen. Die vereinigten Filtrate werden in einem Wasserbad von höchstens 60 °C destilliert. Der Rückstand wird bei 70 bis 75 °C 30 min getrocknet.

1 mg Rückstand entspricht 1 mg Fettsäure.

Sapo medicatus

Medizinische Seife

Durch Verseifen von fetten Ölen und Fetten mit Natronlauge und anschließendes Aussalzen gewonnene Seife.

Gehalt an Fettsäuren mindestens 78,0%.

Beschreibung

Weißes oder gelblichweißes, körniges Pulver bzw. weiße oder gelblichweiße Stücke. Geruch schwach wahrnehmbar, nicht ranzig.

Löslichkeit: Wasser . . . . löslich
Äthanol . . . . löslich

Identitätsprüfung

[*a*] Die mit konzentrierter Salzsäure befeuchtete Substanz färbt beim Erhitzen am Platindraht die nichtleuchtende Flamme kräftig und anhaltend gelb.

[*b*] 0,50 g Substanz werden in 10,0 ml Wasser unter Erwärmen gelöst. Nach Zusatz von 2,0 ml 3 N Schwefelsäure entsteht ein weißer Niederschlag. Die Mischung wird im Wasserbad 10 min erhitzt. Innerhalb dieser Zeit scheidet sich auf der Oberfläche der wäßrigen Flüssigkeit eine gelbe, ölige Schicht ab.

[*c*] 0,50 g Substanz werden mit 10,0 ml Äthanol versetzt. Die Mischung wird zum Sieden erhitzt. Nach dem Erkalten entsteht eine gallertartige Masse.

Reinheitsprüfung

[*d*] *Unlösliche Verunreinigungen* (VI, 2.0.): 0,500 g Substanz werden in 50,0 ml Wasser von 45 bis 50 °C gelöst. 10,0 ml der 45 bis 50 °C warmen Lösung dürfen nicht stärker getrübt sein als die unter „Prüfung auf Chlorid-Ionen“ (VI, 7.0.) angegebene Vergleichsprobe.

[*e*] *Alkalisch reagierende Verunreinigungen:* 1,00 g Substanz wird in 20,0 ml Äthanol unter mäßigem Erwärmen gelöst. Nach Zusatz von 0,250 ml 0,1 N Salzsäure und 3 Tropfen Phenolphthalein-I darf die noch warme Lösung nicht rot gefärbt sein.

[*f*] *Chlorid-Ionen* (VI, 7.0.): 2,00 g Substanz werden in 50,0 ml Wasser unter Erwärmen gelöst. Nach Zusatz von 10,0 ml 3 N Schwefelsäure wird die Lösung auf dem Wasserbad erwärmt, bis sich auf der Oberfläche der wäßrigen Flüssigkeit eine ölige Schicht abgeschieden hat. Nach dem Abkühlen auf 20 °C wird die wäßrige Schicht in einen

100-ml-Meßkolben filtriert. Der Rückstand auf dem Filter wird zerkleinert und 2mal mit je 10,0 ml Wasser gewaschen. Die vereinigten Flüssigkeiten werden mit Wasser zu 100,00 ml aufgefüllt. 50,0 ml der Lösung werden nach Zusatz von 4,00 ml 0,1 N Silbernitratlösung 60 s kräftig geschüttelt und anschließend durch einen Glasfiltertiegel G 4 filtriert. 10,0 ml des Filtrates dürfen nach Zusatz von 5 Tropfen 0,1 N Silbernitratlösung keine Trübung zeigen.

Gehaltsbestimmung

[*g*] 2,000 g Substanz werden in einem 100-ml-Erlenmeyerkolben in 50,0 ml Wasser unter Erwärmen gelöst. Nach Zusatz von 7,5 ml 3 N Schwefelsäure wird die Mischung auf dem Wasserbad erwärmt, bis die ausgeschiedenen Fettsäuren eine klare Schicht auf der Oberfläche der Flüssigkeit bilden. Nach dem Erkalten werden 20,0 ml Petroläther zugesetzt und unter vorsichtigem Schwenken die Fettsäuren gelöst. Der Inhalt des Erlenmeyerkolbens wird in einen Scheidetrichter gegeben und der Erlenmeyerkolben mit 10,0 ml sowie 5,0 ml Petroläther gewaschen. Die vereinigten Flüssigkeiten werden kräftig geschüttelt. Nach dem Entmischen wird die wäßrige Schicht möglichst vollständig abgetrennt. Die Petrolätherlösung wird mit 25,0 ml Wasser gewaschen, mit 1,0 g wasserfreiem Natriumsulfat versetzt, kräftig geschüttelt und 30 min stehengelassen. Anschließend wird die Petrolätherlösung in einen bei 75 °C bis zur Massekonstanz getrockneten 50-ml-Erlenmeyerkolben filtriert. Scheidetrichter und Filter werden 2mal mit je 5,0 ml Petroläther gewaschen. Die vereinigten Filtrate werden in einem Wasserbad von höchstens 60 °C destilliert. Der Rückstand wird bei 70 bis 75 °C bis zur Massekonstanz getrocknet.

1 g Rückstand entspricht 1 g Fettsäure.

Aufbewahrung

Vor Licht geschützt.
Die Substanz ist mindestens in Abständen von 6 Monaten auf den Geruch zu prüfen.

Scopolaminum

Skopolamin

L-Tropasäure-6.7-epoxytropylester

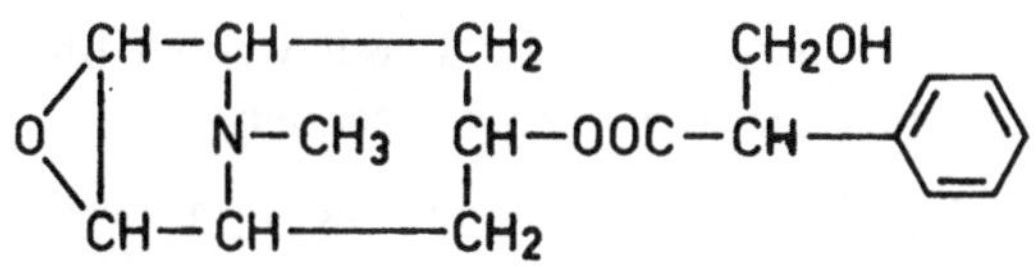

$C_{17}H_{21}NO_4$ (303,4)

Gehalt 96,0 bis 100,5% Skopolamin, berechnet auf die bei 105 °C getrocknete Substanz.

Beschreibung

Klare oder schwach trübe, gelbliche, zähe Flüssigkeit.
Geruch höchstens schwach wahrnehmbar.
Geschmack bitter.

Löslichkeit:	
Wasser	sehr schwer löslich
Äthanol	löslich

Identitätsprüfung

[a] *Optische Drehung* (III, 6.0.): $[\alpha]_D^{20} = -21{,}0$ bis $-25{,}0°$. Zur Bestimmung werden 1,2500 g Substanz in Chloroform zu 25,00 ml gelöst. Es wird ein Beobachtungsrohr von 20 cm Länge verwendet. Die Berechnung wird auf die bei 105 °C getrocknete Substanz bezogen.
5,0 ml der Lösung sind für die Prüfung nach [d] aufzubewahren.

[b] Die Prüfung wird, wie unter „Dünnschichtchromatografische Prüfung" (III, 12.0.) angegeben, durchgeführt.
Adsorptionsschicht: Kieselgel G
Aufzutragende Lösung: 0,005 bis 0,01 g Substanz werden in 20,0 ml Methanol gelöst. 20,0 µl der Lösung werden als Startfleck a aufgetragen.
Aufzutragende Lösung der Testsubstanz: 0,050 g Atropinsulfat-Vergleichssubstanz werden in 20,0 ml Methanol gelöst. 20,0 µl der Lösung werden als Startfleck b aufgetragen.
Laufmittel: Methyläthylketon—Methanol—6 N Ammoniaklösung (60+30+10)
Trocknung: Die Dünnschichtplatte wird an der Luft aufbewahrt, bis das Laufmittel verdunstet ist.
Detektion: Reagenz: Kaliumtetrajodowismutat(III)-RL*

Auswertung: Der R_F-Wert des orangeroten Testsubstanzfleckes muß im Bereich von 0,34 bis 0,50 liegen.

Das Chromatogramm zeigt über dem Startpunkt a einen orangeroten Fleck mit einem R_X-Wert im Bereich von 1,50 bis 2,20.

Das Chromatogramm ist für die Prüfung nach [*e*] aufzubewahren.

Reinheitsprüfung

[*c*] *Reaktion:* 0,100 g Substanz wird mit 10,0 ml kohlendioxidfreiem Wasser versetzt. Die Mischung wird in einem Wasserbad von 70 °C 20 min erwärmt und anschließend auf 20 °C abgekühlt. Die überstehende Lösung muß einen pH-Wert im Bereich von 7 bis 10 zeigen. Zur Prüfung ist Universalindikatorpapier „Unitest" zu verwenden.

[*d*] *Unlösliche Verunreinigungen, Farbe* (VI, 2.0./3.0.): 5,0 ml der Lösung von [*a*] müssen klar und dürfen nicht stärker gefärbt sein als 5,0 ml Farb-VL Ge 4.

[*e*] *Apoatropin, Belladonnin und andere fremde Alkaloide:* Das Chromatogramm von [*b*] darf über dem Startpunkt a keinen anderen als den genannten orangeroten Fleck zeigen.

[*f*] *Sulfatasche* (VI, 18.0.): 0,500 g Substanz werden, wie unter „Bestimmung der Sulfatasche" angegeben, behandelt. Die Substanz darf höchstens 0,20% Rückstand hinterlassen.

[*g*] *Trocknungsverlust* (VI, 19.0.): 0,4000 g Substanz werden, wie unter „Bestimmung des Trocknungsverlustes" angegeben, behandelt und bei 105 °C 4 h getrocknet. Die Substanz darf höchstens 4,0% Masse verlieren.

Gehaltsbestimmung

[*h*] 0,2500 g Substanz werden in einem Erlenmeyerkolben mit aufgesetztem Silikagelrohr in 20,0 ml wasserfreier Essigsäure unter Erwärmen und wiederholtem Schwenken gelöst. Nach dem Erkalten und Zusatz von 3 Tropfen Kristallviolett-I wird die Lösung mit 0,1 N Perchlorsäure bis zum Farbumschlag nach Blau titriert (Feinbürette).

1 ml 0,1 N Perchlorsäure ist 30,34 mg Skopolamin äquivalent.
Der Gehalt wird auf die bei 105 °C getrocknete Substanz berechnet.

Aufbewahrung

Sehr vorsichtig!
Vor Licht geschützt.

Dosierung

Maximalkonzentration: 0,5% zur Anwendung am Auge

Scopolaminum hydrobromicum

Skopolaminhydrobromid

Skopolamini hydrobromidum

Hyoscini hydrobromidum

L-Tropasäure-6.7-epoxytropylesterhydrobromid

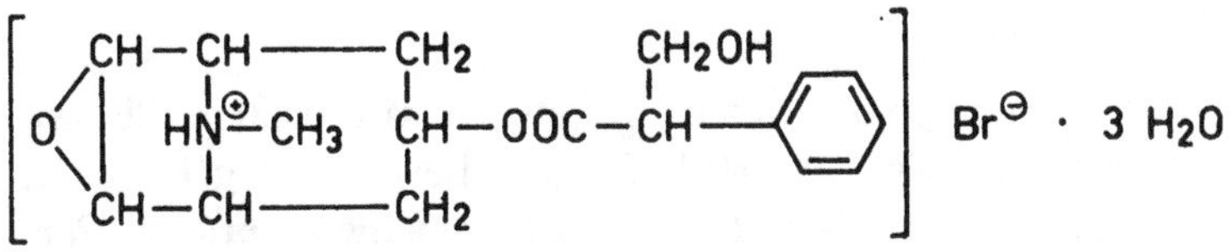

$(C_{17}H_{21}NO_4)HBr \cdot 3\,H_2O$ (438,3)

Gehalt der bei 105 °C getrockneten Substanz 98,5 bis 101,0% wasserfreies Skopolaminhydrobromid [$(C_{17}H_{21}NO_4)HBr$ (384,3)].

Beschreibung

Farblose Kristalle oder nahezu weißes, kristallines Pulver.
Geruch nicht wahrnehmbar.
Die Substanz verwittert an trockener Luft.

Löslichkeit: Wasser . . . . leicht löslich
Äthanol . . . . löslich

Prüflösung: 1,2500 g Substanz werden in kohlendioxidfreiem Wasser zu 25,00 ml gelöst.

Identitätsprüfung

[*a*] *Optische Drehung* (III, 6.0.): $[\alpha]_D^{20} = -24{,}0$ bis $-27{,}0°$. Zur Bestimmung werden die Prüflösung und ein Beobachtungsrohr von 20 cm Länge verwendet. Die Berechnung wird auf die bei 105 °C getrocknete Substanz bezogen.

[*b*] *Schmelzbereich* (III, 8.0.): 195 bis 200 °C. Zur Bestimmung ist die bei 105 °C getrocknete Substanz zu verwenden.

[*c*] Die Prüfung wird, wie unter „Dünnschichtchromatografische Prüfung" (III, 12.0.) angegeben, durchgeführt.
Adsorptionsschicht: Kieselgel G
Aufzutragende Lösung: 0,250 g Substanz werden in 20,0 ml Methanol gelöst. 10,0 µl der Lösung werden als Startfleck a aufgetragen.

Aufzutragende Lösung der Testsubstanz: 0,100 g Atropinsulfat-Vergleichssubstanz wird in 20,0 ml Methanol gelöst. 10,0 µl der Lösung werden als Startfleck b aufgetragen.

Laufmittel: Methyläthylketon—Methanol—6 N Ammoniaklösung (60+30+10)

Trocknung: Die Dünnschichtplatte wird an der Luft aufbewahrt, bis das Laufmittel verdunstet ist.

Detektion: Reagenz: Kaliumtetrajodowismutat(III)-RL*

Auswertung: Der R_F-Wert des orangeroten Testsubstanzfleckes muß im Bereich von 0,34 bis 0,50 liegen.

Das Chromatogramm zeigt über dem Startpunkt a einen orangeroten Fleck mit einem R_X-Wert im Bereich von 1,50 bis 2,20.

Das Chromatogramm ist für die Reinheitsprüfung auf „Apoatropin, Belladonnin und andere fremde Alkaloide" aufzubewahren.

[*d*] 5,0 ml Prüflösung werden nach Zusatz von 5 Tropfen 3 N Schwefelsäure, 3,0 ml Chloroform und 10 Tropfen frisch bereiteter Tosylchloramid-Natrium-Lösung (5,0 g/100,0 ml) geschüttelt. Nach dem Entmischen zeigt die Chloroformschicht eine rotbraune Färbung.

Reinheitsprüfung

Alle Prüfungen werden, wie unter „Scopolamini hydrobromidum"/CM-RGW angegeben, durchgeführt.

Gehaltsbestimmung

Die Bestimmung wird, wie unter „Scopolamini hydrobromidum"/CM-RGW angegeben, durchgeführt.

Aufbewahrung

Sehr vorsichtig!
Vor Licht geschützt.

Dosierung

Einzelmaximaldosis: oral 0,001 g	Tagesmaximaldosis: oral 0,003 g
sk. 0,0005 g	sk. 0,002 g

Maximalkonzentration: 0,5% zur Anwendung am Auge

Semen Hippocastani

Roßkastaniensamen

Getrocknete reife Samen verschiedener Arten der Gattung Aesculus (Hippocastanaceae).

Gehalt an Triterpenglykosiden, bezogen auf die Äszin-Vergleichssubstanz und auf die bei 105 °C getrocknete Substanz, 4,5 bis 6,5%.

Beschreibung

Braune, glatte, harte, mehr oder minder rundliche oder auf einer Seite abgeflachte Samen mit einem Durchmesser von etwa 25 bis 30 mm. Ihre Oberfläche ist unregelmäßig eingesenkt und hat einen annähernd runden, hellbraunen oder grauen Fleck mit einem Durchmesser von etwa 20 mm.
Geruch schwach wahrnehmbar.
Geschmack zuerst mehlig, dann zusammenziehend, kratzend und anhaltend bitter.

Identitätsprüfung

[*a*] Die Prüfung wird, wie unter „Dünnschichtchromatografische Prüfung" (III, 12.0.) angegeben, durchgeführt.
Adsorptionsschicht: Kieselgel G
Aufzutragende Lösung: 0,500 g gepulverte Substanz werden mit 5,0 ml Methanol versetzt. Die Mischung wird 60 s im Sieden gehalten und nach dem Abkühlen auf 20 °C filtriert. 18 bis 20 µl des Filtrates werden als Startband a aufgetragen.
Aufzutragende Lösung der Testsubstanz: 0,0500 g Äszin-Vergleichssubstanz werden in 10,0 ml Methanol gelöst. 18 bis 20 µl der Lösung werden als Startband b aufgetragen.
Laufmittel: Chloroform—Essigsäure*—Methanol—Wasser (60+32+12+8)
Detektion: Reagenz: Eisen(III)-chlorid-RL*
Die Dünnschichtplatte wird nach dem Besprühen mit dem Reagenz bei 100 °C 5 min erhitzt.
Auswertung: Der R_F-Wert des grauvioletten Testsubstanzfleckes muß im Bereich von 0,40 bis 0,55 liegen.
Das Chromatogramm zeigt über der Startlinie a einen grauvioletten Fleck mit dem R_F-Wert des Fleckes der Testsubstanz. Weitere Flecke sind vorhanden.

Reinheitsprüfung

[*b*] *Unschädliche Beimengungen* (XI, 4.0.): höchstens 1,0%

Gehaltsbestimmung

[c] 1,0000 g gepulverte Substanz wird in einem 250-ml-Rundkolben mit 100,00 ml Äthanol (70 Vol.-%) versetzt. Der Rundkolben mit dem Inhalt wird auf 0,01 g genau gewogen. Die Mischung wird im Wasserbad unter Rückflußkühlung 30 min im Sieden gehalten. Nach dem Abkühlen auf 20 °C wird mit Äthanol (70 Vol.-%) auf die ursprüngliche Masse ergänzt. Die Mischung wird filtriert, wobei der Trichter mit einem Uhrglas bedeckt wird.

30,00 ml des Filtrates werden in einem 100-ml-Rundkolben in einem Wasserbad von 40 bis 50 °C bei etwa 30 Torr auf etwa 15,0 ml eingeengt und nach Zusatz von 15,0 ml n-Butanol zur Trockne eingedampft. Der Rückstand wird in 10,0 ml 0,1 N Salzsäure gelöst und die Lösung in einen Scheidetrichter übergeführt. Der Rundkolben wird 2mal mit je 10,0 ml 0,1 N Salzsäure und 2mal mit je 10,0 ml n-Propanol gespült. Die vereinigten Flüssigkeiten werden nach Zusatz von 50,0 ml Chloroform 120 s geschüttelt. Die untere Schicht wird in einen 250-ml-Rundkolben filtriert. Die obere Schicht wird mit 70,0 ml der salzsäuregesättigten n-Propanol-Chloroform-Mischung, die durch Schütteln der Mischung aus 20,0 ml n-Propanol, 30,0 ml 0,1 N Salzsäure und 50,0 ml Chloroform sowie Abtrennen der unteren Schicht erhalten wird, versetzt und 120 s geschüttelt. Die untere Schicht wird in den Rundkolben filtriert. Die vereinigten Filtrate werden in einem Wasserbad von 40 bis 50 °C bei etwa 30 Torr weitgehend eingedampft. Der Rest des Lösungsmittels wird durch Einblasen von Luft entfernt. Der Rückstand wird 2mal mit je 10,0 ml Chloroform gespült, wobei die Wandung des Rundkolbens möglichst vollständig zu benetzen ist. Die Chloroformlösung wird durch ein Papierfilter der Sorte h von 9 cm Durchmesser filtriert und das Filter 2mal mit je 5,0 ml Chloroform gespült. Die Filtrate werden verworfen. Der Rückstand im Rundkolben wird in 10,0 ml Essigsäure* gelöst. Die Lösung wird stehengelassen, bis der Geruch des Chloroforms nicht mehr wahrnehmbar ist, und anschließend durch das bereits benutzte Filter in einen 50-ml-Meßkolben filtriert. Der Rundkolben wird 3mal mit je 10,0 ml Essigsäure* gespült. Die Spülflüssigkeiten werden in den Meßkolben filtriert. Die vereinigten Filtrate werden unter Waschen des Filters mit Essigsäure* zu 50,00 ml aufgefüllt.

1,00 ml der Lösung wird in einem Reagenzglas mit 4,00 ml Eisen(III)-chlorid-RL* versetzt. Diese Lösung wird in dem verschlossenen Gefäß geschüttelt, in einem Wasserbad von 60 °C ± 1 °C 25 min erwärmt und danach unter fließendem Wasser auf 20,0 °C abgekühlt. 15 min nach der Entnahme aus dem Wasserbad wird die Extinktion (III, 5.0.) der Lösung bei 540 nm ± 2 nm im Maximum gegen die nachstehend beschriebene Blindprobe gemessen.

Blindprobe: 1,00 ml Essigsäure* wird in einem Reagenzglas mit 4,00 ml Eisen(III)-chlorid-RL* versetzt und, wie vorstehend angegeben, weiterbehandelt.

Vergleichsprobe: 0,0250 g Äszin-Vergleichssubstanz werden in Essigsäure* zu 50,00 ml gelöst. 1,00 ml der Lösung wird in einem Reagenzglas mit 4,00 ml Eisen(III)-chlorid-RL* versetzt und, wie vorstehend angegeben, weiterbehandelt.

Berechnung:

% Triterpenglykoside, bezogen auf die Äszin-Vergleichssubstanz und auf die bei 105 °C getrocknete Substanz $= \frac{333{,}3 \cdot E_1 \cdot Ew_2(100 - b)}{E_2 \cdot Ew_1(100 - a)}$

E_1 = Extinktion der Lösung.
E_2 = Extinktion der Vergleichsprobe.
Ew_1 = Einwaage der Substanz in Gramm.
Ew_2 = Einwaage der Äszin-Vergleichssubstanz in Gramm.
a = Trocknungsverlust der Substanz in Masseprozent.
b = deklarierter Trocknungsverlust der Äszin-Vergleichssubstanz in Masseprozent.

Aufbewahrung

Höchstens 3 Jahre.

Semen Lini

Leinsamen

Getrocknete reife Samen von Linum usitatissimum L. (Linaceae).

Beschreibung

Braune, mattglänzende, eiförmige, abgeflachte, 3 bis 6 mm lange, etwa 2 bis 3 mm breite und etwa 1 mm dicke Samen, deren eines Ende abgerundet und deren anderes Ende in einen stumpfen, etwas seitlich liegenden Schnabel verschmälert ist.
Geruch schwach wahrnehmbar.
Geschmack charakteristisch.

Identitätsprüfung

[*a*] 0,50 g gepulverte Substanz werden in einem 25-ml-Erlenmeyerkolben mit 10,0 ml Wasser versetzt. Der Erlenmeyerkolben wird mit einem Glasstopfen verschlossen, an dessen unterem Ende ein zuvor mit Benzidin-Kupfer(II)-azetat-RL getränkter und an der Luft getrockneter Streifen Filterpapier so befestigt ist, daß er sich 1 bis 2 cm über der Oberfläche der Flüssigkeit befindet. Die Mischung wird unter wiederholtem Schwenken 60 min stehengelassen. Das Filterpapier zeigt an seinem unteren Ende eine graublaue Färbung.

Reinheitsprüfung

[*b*] *Unschädliche Beimengungen* (XI, 4.0.): höchstens 0,5%

Wertbestimmung

[*c*] *Viskosität* (III, 11.0.): 1,75 bis 2,35 cSt. Zur Bestimmung wird 1,000 g gepulverte Substanz in einem 200-ml-Erlenmeyerkolben mit 100,0 ml Wasser versetzt. Die Mischung wird unter Rückflußkühlung 60 min im Sieden gehalten, unverzüglich auf 20 °C abgekühlt und bei 1800 bis 2300 *g* 10 min zentrifugiert. Die überstehende Flüssigkeit wird durch einen Glasfiltertiegel 17 G 2 gesaugt. Die Viskosität dieses Auszuges wird unter Verwendung eines Kapillarviskosimeters bestimmt.

Berechnung:

Viskosität, berechnet auf einen Auszug, der in 100 ml 1 g bei 105 °C getrocknete Substanz enthält $= \dfrac{100\,a}{Ew(100 - b)}$

a = Viskosität des Auszuges in Zentistokes.
b = Trocknungsverlust in Masseprozent.
Ew = Einwaage der Substanz in Gramm.

Aufbewahrung

Höchstens 3 Jahre.
Grob gepulverte Substanz: höchstens 8 d.
Wird gepulverter Leinsamen als Arzneimittel oder als Bestandteil einer Arznei verordnet, so ist grob gepulverter Leinsamen abzugeben.

Semen Strychni

Brechnußsamen

Getrocknete reife Samen von Strychnos nux-vomica L. (Loganiaceae).

Gehalt an Strychnin [$C_{21}H_{22}N_2O_2$ (334,4)] und Bruzin [$C_{23}H_{26}N_2O_4$ (394,5)] insgesamt mindestens 2,50%, berechnet auf die bei 105 °C getrocknete Substanz, und an Strychnin 45 bis 55% des Gehaltes an Strychnin und Bruzin.

Beschreibung

Hellgraue, grünlichgraue oder graubraune, harte Samen. Die Samen sind scheibenförmig abgeflacht und annähernd rund. Sie haben einen Durchmesser von 15 bis 25 mm und sind 3 bis 5 mm dick. In der Mitte kann sich eine kleine, runde Erhöhung befinden. Der Rand ist wulstig aufgewölbt. Ihre Oberfläche ist mattglänzend und läßt am Rande eine etwa 1 mm lange Spitze erkennen.
Das im Inneren des Samens liegende harte, weißlichgrau durchscheinende Endosperm besteht aus zwei Teilen, die durch einen parallel zu den flachen Seiten verlaufenden Spalt voneinander getrennt sind.
Die Substanz kann in zerkleinerter Form vorliegen.
Geruch nicht wahrnehmbar.
Geschmack stark bitter.

Reinheitsprüfung

[*a*] *Unschädliche Beimengungen* (XI, 4.0.): höchstens 1,0%

Gehaltsbestimmung

[*b*] Die Substanz wird gepulvert, bis mindestens 75% der eingesetzten Menge das Sieb Nr. VI passiert haben. Die Anteile, die das Sieb nicht passiert haben, werden verworfen.
0,2500 g der gepulverten Substanz werden in Filterpapier gewickelt, mit 0,50 ml konzentrierter Ammoniaklösung durchfeuchtet und in einem Soxhletapparat mit einem 100-ml-Extraktionsmittelstück mit 150,0 ml der Mischung aus 3 Volumenteilen Äthanol und 1 Volumenteil Chloroform 3 h extrahiert, wobei die Mischung im starken Sieden zu halten ist. Der Extrakt wird in einen 250-ml-Meßkolben übergeführt und unter Waschen des Extraktionskolbens mit der Äthanol-Chloroform-Mischung zu 250,0 ml aufgefüllt. 50,00 ml der Lösung werden in einem 100-ml-Erlenmeyerkolben auf dem Wasserbad zur Trockne eingedampft. Der Rückstand wird erhitzt, bis der Geruch des Ammoniaks nicht mehr wahrnehmbar ist, und anschließend mit 2,00 ml

Äthanol versetzt. Die Mischung wird nach Zusatz von 2 Tropfen 1 N Schwefelsäure auf dem Wasserbad erhitzt, bis das Lösungsmittel verdampft ist, der Rückstand auf dem Wasserbad 5 min stehengelassen und anschließend mit 10,0 ml siedendem Wasser versetzt. Die Mischung wird auf dem Wasserbad 5 min erhitzt. Nach dem Erkalten wird die Mischung mit 10 Tropfen 1 N Natronlauge, 8 Tropfen Natriumkarbonatlösung (20,0 g/100,0 ml) sowie 20,00 ml Chloroform versetzt und in dem verschlossenen Gefäß 5 min kräftig geschüttelt. Nach Zusatz von 0,50 g Tragantpulver wird erneut geschüttelt. Anschließend wird die überstehende Lösung durch wenig Watte filtriert. 10,00 ml des klaren Filtrates werden in einem 50-ml-Erlenmeyerkolben auf dem Wasserbad zur Trockne eingedampft. Nach Zusatz von 5,0 ml 0,1 N Salzsäure wird die Mischung auf dem Wasserbad erhitzt, bis der Geruch des Chloroforms nicht mehr wahrnehmbar ist. Die Mischung wird nach dem Abkühlen auf 20 °C in einen 25-ml-Meßkolben übergeführt, wobei der Erlenmeyerkolben 3mal mit je 3,0 ml 0,1 N Salzsäure gewaschen wird. Die vereinigten Flüssigkeiten werden mit 0,1 N Salzsäure zu 25,00 ml aufgefüllt. Die Mischung wird durch ein trockenes Filterpapier der Sorte h von 11 cm Durchmesser filtriert. Die ersten 10,0 ml Filtrat werden verworfen. Die Extinktion (III, 5.0.) des Filtrates wird bei 300 nm ± 2 nm im Maximum und bei 262,5 nm gegen 0,1 N Salzsäure gemessen.
Vergleichsprobe I: 0,0195 bis 0,0205 g bei 105 °C bis zur Massekonstanz getrocknete Strychnin-Vergleichssubstanz werden in 0,1 N Salzsäure zu 100,00 ml gelöst. 10,00 ml der Lösung werden mit 0,1 N Salzsäure zu 100,00 ml aufgefüllt. Die Extinktion dieser Lösung wird bei 300 nm ± 2 nm im Maximum und bei 262,5 nm gegen 0,1 N Salzsäure gemessen.
Vergleichsprobe II: 0,0195 bis 0,0205 g bei 105 °C bis zur Massekonstanz getrocknete Bruzin-Vergleichssubstanz werden in 0,1 N Salzsäure zu 100,00 ml gelöst. 10,00 ml der Lösung werden mit 0,1 N Salzsäure zu 100,00 ml aufgefüllt. Die Extinktion dieser Lösung wird bei 300 nm ± 2 nm im Maximum und bei 262,5 nm gegen 0,1 N Salzsäure gemessen.

Berechnung:

% Strychnin und Bruzin, berechnet auf die bei 105 °C getrocknete Substanz $= \dfrac{100 \cdot E_1}{Ew \cdot (100 - a) \cdot (E_2 + E_3)}$

% Strychnin im Gemisch aus Strychnin und Bruzin $= 100 \cdot \dfrac{E_1 \cdot E_6 - \left(\dfrac{E_2 + E_3}{2} \cdot E_4\right)}{E_1 \cdot (E_6 - E_5)}$

E_1 = Extinktion des Filtrates bei 262,5 nm.
E_2 = Extinktion der Vergleichsprobe I bei 262,5 nm.
E_3 = Extinktion der Vergleichsprobe II bei 262,5 nm.

E_4 = Extinktion des Filtrates bei 300 nm.
E_5 = Extinktion der Vergleichsprobe I bei 300 nm.
E_6 = Extinktion der Vergleichsprobe II bei 300 nm.
Ew = Einwaage der Substanz in Gramm.
a = Trocknungsverlust der Substanz in Masseprozent.

Aufbewahrung

Vorsichtig!

Septikum-Antitoxin

Durch Aufschluß- und Fällungsverfahren gereinigtes und konzentriertes Antitoxin, das aus Serum von gesunden Pferden, Rindern oder Schafen gewonnen wird, die mit Toxoid aus Kulturen von Clostridium septicum immunisiert worden sind.
Die Substanz besitzt die spezifische Eigenschaft, die Wirkung des Toxins von Clostridium septicum aufzuheben. Die Substanz darf jeweils nur aus dem Serum einer Tierart bestehen.
Die Substanz muß mindestens die deklarierte Wirksamkeit von 1200 Internationalen Einheiten, zum Zeitpunkt der staatlichen Prüfung mindestens die Wirksamkeit von 1380 Internationalen Einheiten je Milliliter haben.
Eine Internationale Einheit ist die spezifische Wirksamkeit von 0,118 mg des Internationalen Standards.
Gehalt an Eiweiß höchstens 200,0 mg je Milliliter, entsprechend einem Gehalt an Stickstoff von höchstens 32,0 mg je Milliliter.
Die Substanz darf bei entsprechender Deklaration höchstens 5,0 mg Phenol oder höchstens 0,10 mg Thiomersal oder höchstens 2,5 mg Phenol und höchstens 0,10 mg Thiomersal je Milliliter enthalten.

Beschreibung

Klare, farblose oder gelbliche Flüssigkeit. Nach längerer Lagerung darf die Flüssigkeit eine schwache Trübung zeigen.
Geruch nicht wahrnehmbar oder nach Phenol.

Identitätsprüfung

[*a*] Die Substanz wird, wie unter „Bestimmung der Artspezifität des Eiweißes von Antitoxinen" (XVI, 5.0.) angegeben, behandelt. Es werden die präzipitierenden Seren „Anti-Schaf", „Anti-Rind" und „Anti-Pferd" verwendet.

Reinheitsprüfung

[*b*] *Gefrierpunktserniedrigung* (III, 4.0.): 0,55 bis 0,58 °C

[*c*] *Reaktion:* Die Substanz muß einen pH-Wert (III, 7.0.) im Bereich von 6,9 bis 7,4 zeigen.

Bestimmung der biologischen Wirksamkeit

[*d*] Die Bestimmung beruht auf der Eigenschaft des Septikum-Antitoxins, den Tod von mit Septikumtoxin vergifteten Mäusen zu verzögern bzw. die Wirkung des Septikumtoxins aufzuheben.

Von der Substanz werden mit isotonischer Natriumchlorid-Injektionslösung 2 Verdünnungen hergestellt, die beide auf eine Wirksamkeit von 0,5 I.E. je Milliliter berechnet sind, wobei für die erste Verdünnung (V_{I}) die deklarierte Wirksamkeit und für die zweite Verdünnung (V_{II}) 115% der deklarierten Wirksamkeit zugrunde zu legen ist.
Der Septikum-Antitoxin-Standard wird mit isotonischer Natriumchlorid-Injektionslösung so verdünnt, daß die Verdünnung (S) je Milliliter 0,5 I.E. enthält.
Das Testseptikumtoxin zur Antitoxinauswertung wird mit isotonischer Natriumchlorid-Injektionslösung so verdünnt, daß die Verdünnung (T) je Milliliter 4 $L_{†/10}$-Dosen$_{(50)}$ enthält.
1 $L_{†/10}$-Dosis$_{(50)}$ ist die Menge Septikumtoxin, die, gemischt mit 0,1 I.E. Septikum-Antitoxin, in einem Injektionsvolumen von 0,50 ml pro Tier nach einer Bindungszeit von 60 min 50% der verwendeten 16 bis 18 g schweren Mäuse innerhalb 72 h nach intravenöser Injektion tötet.
Aus S bzw. V_{I} bzw. V_{II}, T und isotonischer Natriumchlorid-Injektionslösung werden folgende 9 Mischungen hergestellt:

Mischung Nr.	1	2	3
Isotonische Natriumchlorid-Injektionslösung	—	0,50	1,00 ml
S bzw. V_I bzw. V_{II}	2,50	2,00	1,50 ml
T	2,50	2,50	2,50 ml

Die Bestimmung wird an 54 gesunden, 16 bis 18 g schweren Mäusen durchgeführt. Die Mäuse werden zufallsmäßig in 9 Gruppen zu je 6 Tieren aufgeteilt. Jeweils eine Mischung wird den 6 Mäusen einer Gruppe 60 min nach der Herstellung der letzten Mischung intravenös injiziert, wobei jede Maus 0,50 ml erhält.
Sterben innerhalb 72 h 50% der Mäuse, denen die S und T enthaltende Mischung Nr. 2 injiziert worden ist, so ist der Nachweis für die geforderte Wirksamkeit der Verdünnung T erbracht.
Entspricht bei der Prüfung die Summe der überlebenden Mäuse, denen die V_{I} und T enthaltenden Mischungen Nr. 1 bis 3 injiziert worden sind, der Summe der überlebenden Mäuse, denen die S und T enthaltenden Mischungen Nr. 1 bis 3 injiziert worden sind, oder ist sie größer als diese, so hat die Substanz die geforderte Wirksamkeit.
Entspricht bei der Prüfung die Summe der überlebenden Mäuse, denen die V_{I} und T enthaltenden Mischungen Nr. 1 bis 3 injiziert worden sind, und die Summe der überlebenden Mäuse, denen die V_{II} und T enthaltenden Mischungen Nr. 1 bis 3 injiziert worden sind, der Summe der überlebenden Mäuse, denen die S und T enthaltenden Mischungen Nr. 1 bis 3 injiziert worden sind, so hat die Substanz 115% der deklarierten Wirksamkeit.

Gehaltsbestimmung

[e] *Eiweiß:* 1,00 ml Substanz wird, wie unter „Bestimmung des Stickstoffes nach KJELDAHL" (VII, 5.0.) angegeben, behandelt.

1 ml 0,1 N Schwefelsäure ist 8,750 mg Eiweiß bzw. 1,401 mg Stickstoff äquivalent.

[f] *Phenol* (XVI, 3.0.): 5,00 ml Substanz werden, wie unter „Bestimmung von Phenol in Antitoxinen" angegeben, behandelt.

[g] *Thiomersal* (XVI, 4.0.): 1,00 ml Substanz wird, wie unter „Bestimmung von Thiomersal in Antitoxinen" angegeben, behandelt.

Sonstige Prüfungen

[h] *Sterilität* (X, 4.0.): Die Substanz muß den unter „Prüfung auf Sterilität" angegebenen Forderungen entsprechen. Zur Prüfung werden die Kulturmedien 2, 3, 4 und 5 (X, 7.0.) verwendet. Das feste Kulturmedium sowie je 10,0 ml der flüssigen Kulturmedien werden mit je 0,10 ml Substanz beimpft.

[i] *Verträglichkeit:* I. Die Prüfung wird an 5 gesunden, 18 bis 22 g schweren Mäusen durchgeführt. Jeder Maus werden 0,50 ml Substanz oberhalb des Schwanzansatzes subkutan injiziert.
Die Substanz ist als verträglich anzusehen, wenn die Mäuse innerhalb 24 h weder örtliche oder allgemeine Unverträglichkeitserscheinungen zeigen, ausgenommen vom Konservierungsmittel hervorgerufenes schwaches Zittern, noch sterben.
II. Die Prüfung wird an 5 gesunden, 280 bis 320 g schweren Meerschweinchen durchgeführt. Jedem Meerschweinchen werden 10,0 ml Substanz, verteilt auf je eine Impfstelle an jeder seitlichen Brustwand, subkutan injiziert.
Die Substanz ist als verträglich anzusehen, wenn die Meerschweinchen innerhalb 7 d weder örtliche oder allgemeine Unverträglichkeitserscheinungen zeigen noch sterben.

Aufbewahrung

Vor Licht geschützt.
Sehr kühl.
Höchstens 3 Jahre nach Abschluß der staatlichen Prüfung.

Silicium dioxydatum

Siliziumdioxid

SiO_2 (60,08)

Beschreibung

Weißes, sehr feines, lockeres, nichtkristallines Pulver.

Prüflösung: 2,000 g Substanz werden in einem 100-ml-Rundkolben mit 45,0 ml Wasser und 5,0 ml 6 N Salzsäure versetzt. Die Mischung wird unter Rückflußkühlung 60 s im Sieden gehalten und nach dem Abkühlen auf 20 °C filtriert. Das klare Filtrat wird als Prüflösung verwendet.

Identitätsprüfung

[*a*] *Reaktion:* 2,000 g Substanz werden mit 18,0 ml kohlendioxidfreiem Wasser versetzt. Die Mischung wird 15 s geschüttelt und 15 min stehengelassen. Diese Mischung zeigt einen pH-Wert (III, 7.0.) im Bereich von 5,5 bis 7,5.

[*b*] 0,250 g Substanz werden mit 3,00 ml 6 N Natronlauge und 7,0 ml Wasser versetzt. Die Mischung wird 5 min im Sieden gehalten und nach dem Abkühlen auf 20 °C mit Wasser zu 10,0 ml aufgefüllt. 2 Tropfen der Lösung werden mit 10 Tropfen Ammoniummolybdatlösung (10,0 g/100,0 ml) und 7 Tropfen 3 N Schwefelsäure versetzt. Die Lösung zeigt eine gelbe Färbung, die nach Zusatz der Mischung aus 2 Tropfen Zinn(II)-chlorid-Salzsäure-RL* und 5,0 ml 3 N Natronlauge in eine tiefblaue übergeht.

[*c*] 0,050 g Substanz werden in einem Bleitiegel mit 0,10 g Kalziumfluorid und 1,0 ml konzentrierter Schwefelsäure gemischt. Nachdem der Bleitiegel mit dem durchbohrten Bleideckel verschlossen und die Öffnung mit angefeuchtetem, schwarzem Papier bedeckt worden ist, wird er auf das Wasserbad gestellt. Innerhalb 10 min bildet sich auf dem Papier ein weißer Fleck.

Reinheitsprüfung

[*d*] *Arsen-Ionen* (VI, 5.0.): 5,0 ml Prüflösung werden nach Zusatz von 25,0 ml Wasser, wie unter „Prüfung auf Arsen-Ionen" angegeben, behandelt. Das Quecksilberbromidpapier darf keine stärkere Färbung als das der Vergleichsprobe zeigen (höchstens 0,0005% $As^{3\oplus}/As^{5\oplus}$).

[*e*] *Eisen-Ionen* (VI, 8.0.): 1,00 ml Prüflösung wird mit Wasser zu 10,0 ml aufgefüllt. 1,00 ml der Lösung darf nach Zusatz von 9,0 ml Wasser bei der „Prüfung auf Eisen-Ionen" keine stärkere Färbung als die Vergleichsprobe zeigen (höchstens 0,25% $Fe^{2\oplus}/Fe^{3\oplus}$).

[*f*] *Schwermetall-Ionen* (VI, 15.0.): 1,00 ml Prüflösung darf nach Zusatz von 0,50 ml 6 N Ammoniaklösung und 8,5 ml Wasser bei der „Prüfung auf Schwermetall-Ionen" nach Methode II keine stärkere Färbung als die Vergleichsprobe zeigen (höchstens 0,025%, berechnet als $Pb^{2\oplus}$).

[*g*] *Natriumsulfat:* 1,000 g Substanz wird in einem 250-ml-Becherglas mit 100 ml Wasser und 5,0 ml konzentrierter Salzsäure versetzt. Die Mischung wird 10 min im Sieden gehalten und danach filtriert. Der Rückstand wird mit 50 ml heißem Wasser gewaschen. Die vereinigten Filtrate werden zum Sieden erhitzt, mit 20,0 ml heißer Bariumchloridlösung (5,0 g/100,0 ml) versetzt, 60 s im Sieden gehalten und anschließend auf dem Wasserbad 60 min erhitzt. Nach dem Erkalten wird die Mischung durch einen mit 5,0 ml Wasser, 3 mal mit je 5,0 ml Äthanol sowie 3mal mit je 5,0 ml Äther gewaschen, über Silikagel 15 min aufbewahrten und gewogenen Glasfiltertiegel G 4 filtriert. Dabei wird zunächst die überstehende, klare Flüssigkeit dekantiert, dann der Niederschlag im Becherglas 2mal mit je 20,0 ml heißem Wasser digeriert, in dem Glasfiltertiegel gesammelt und mit 50 ml heißem Wasser gewaschen. Der Niederschlag wird 3mal mit je 5,0 ml Äthanol sowie 3mal mit je 5,0 ml Äther gewaschen, über Silikagel 30 min stehengelassen und gewogen. Es dürfen höchstens 0,0575 g Rückstand verbleiben (höchstens 3,5% Na_2SO_4).

[*h*] *Glührückstand* (VI, 17.0.): 1,0000 g Substanz wird, wie unter „Bestimmung des Glührückstandes" angegeben, behandelt. Die Substanz muß mindestens 85,0% Rückstand hinterlassen.

[*i*] *Trocknungsverlust* (VI, 19.0.): 0,2000 g Substanz werden, wie unter „Bestimmung des Trocknungsverlustes" angegeben, behandelt und bei 105 °C getrocknet. Die Substanz darf höchstens 9,0% Masse verlieren.

Sonstige Prüfungen

[*j*] *Schüttmasse:* Ein 100-ml-Meßzylinder, dessen Fußdurchmesser etwa 60 mm beträgt und der einen inneren Durchmesser von 26 bis 29 mm hat, wird an der 50-ml-Marke glatt abgesprengt. Der Zylinderteil mit Fuß wird gewogen und danach mit dem anderen Zylinderteil durch einen etwa 40 mm langen Schlauch verbunden.
In ein 250-ml-Becherglas von etwa 66 mm innerem Durchmesser und etwa 90 mm Höhe wird eine 20 mm hohe Schicht Seesand gegeben. Durch einen Trichter, dessen Hals 60 bis 70 mm lang ist und der einen inneren Durchmesser von höchstens 10 mm hat, wird mit Hilfe eines Drahtes oder Glasstabes Substanz in den vorbereiteten Meßzylinder bis zur 70-ml-Marke gegeben. Der Meßzylinder wird 5mal aus 3 cm Höhe auf die Sandschicht in dem Becherglas fallengelassen. Anschließend wird erneut Substanz in den Meßzylinder bis zur 70-ml-Marke gefüllt. Der Meßzylinder wird 5mal aus 3 cm

Höhe auf die Sandschicht fallengelassen. Danach wird der Meßzylinder aus dem Becherglas herausgenommen, der obere Zylinderteil mit dem Schlauch entfernt und die Substanz glattgestrichen. Der Zylinderteil mit der Substanz wird gewogen.

Berechnung:

$$\text{Schüttmasse in Gramm je Milliliter} = \frac{a}{50}$$

a = Masse der Substanz in Gramm.
Die Schüttmasse darf nicht weniger als 0,100 g und nicht mehr als 0,170 g je Milliliter betragen.

Aufbewahrung

Höchstens 10 Jahre.

Silicium dioxydatum dispersum

Hochdisperses Siliziumdioxid

SiO_2 (60,08)

Beschreibung

Weißes, sehr feines, lockeres, nichtkristallines Pulver.

Prüflösung I: 0,500 g Substanz werden in 6,0 ml 6 N Natronlauge und 14,0 ml Wasser unter Erhitzen zum Sieden gelöst.

Prüflösung II: 0,250 g Substanz werden mit 25,0 ml Wasser versetzt. Die Mischung wird 60 s im Sieden gehalten und nach dem Abkühlen auf 20 °C durch ein Filterpapier der Sorte h filtriert. Das klare Filtrat wird unter Waschen des Filters mit Wasser zu 25,0 ml aufgefüllt.

Identitätsprüfung

[*a*] 2 Tropfen Prüflösung I werden mit 10 Tropfen Ammoniummolybdatlösung (10,0 g/100,0 ml) und 7 Tropfen 3 N Schwefelsäure versetzt. Die Lösung zeigt eine gelbe Färbung, die nach Zusatz der Mischung aus 2 Tropfen Zinn(II)-chlorid-Salzsäure-RL* und 5,0 ml 3 N Natronlauge in eine tiefblaue übergeht.

[*b*] 0,050 g Substanz werden in einem Bleitiegel mit 0,10 g Kalziumfluorid und 1,0 ml konzentrierter Schwefelsäure gemischt. Nachdem der Bleitiegel mit dem durchbohrten Bleideckel verschlossen und die Öffnung mit angefeuchtetem, schwarzem Papier bedeckt worden ist, wird er auf das Wasserbad gestellt. Innerhalb 10 min bildet sich auf dem Papier ein weißer Fleck.

Reinheitsprüfung

[*c*] *Unlösliche Verunreinigungen, Farbe* (VI, 3.0.): 1,00 ml Prüflösung I darf nach Zusatz von 9,0 ml Wasser nicht stärker getrübt sein als die unter „Prüfung auf Sulfat-Ionen" (VI, 16.0.) angegebene Vergleichsprobe.
10,0 ml Prüflösung I müssen farblos sein.

[*d*] *Sauer reagierende Verunreinigungen:* 10,0 ml Prüflösung II müssen nach Zusatz von 3 Tropfen Bromphenolblau-I und 0,50 ml 0,01 N Kalilauge blauviolett gefärbt sein.

[*e*] *Eisen-Ionen* (VI, 8.0.): 0,500 g Substanz werden mit 20,0 ml 1 N Salzsäure versetzt. Die Mischung wird 60 s im Sieden gehalten und nach dem Abkühlen auf 20 °C durch ein Filterpapier der Sorte h filtriert. Das klare Filtrat wird unter Waschen des Rückstandes mit Wasser zu 20,0 ml aufgefüllt. 10,0 ml der Lösung dürfen bei der „Prüfung auf Eisen-Ionen" keine stärkere Färbung als die Vergleichsprobe zeigen (höchstens 0,004% $Fe^{2\oplus}/Fe^{3\oplus}$).

[*f*] *Schwermetall-Ionen* (VI, 15.0.): 10,0 ml Prüflösung II dürfen bei der „Prüfung auf Schwermetall-Ionen" nach Methode I keine stärkere Färbung und gegebenenfalls keine stärkere Trübung als die Vergleichsprobe zeigen (höchstens 0,01%, berechnet als $Pb^{2\oplus}$).

[*g*] *Chlorid-Ionen* (VI, 7.0.): 1,00 ml Prüflösung II darf nach Zusatz von 9,0 ml Wasser bei der „Prüfung auf Chlorid-Ionen" keine stärkere Trübung als die Vergleichsprobe zeigen (höchstens 0,1% $Cl^{\ominus}$).

[*h*] *Kristalline Verunreinigungen:* 0,50 g Substanz werden mit 10,0 g dickflüssigem Paraffin verrieben. Die Mischung wird in dünner Schicht auf einen Objektträger aufgetragen und mit einem Deckglas bedeckt. Das Präparat darf bei der Betrachtung unter dem Mikroskop bei 100facher Vergrößerung Luftblasen, aber keine Teilchen zeigen.

[*i*] *Glührückstand* (VI, 17.0.): 0,3000 g Substanz werden in einem mit Deckel verschlossenen Porzellantiegel, wie unter „Bestimmung des Glührückstandes" angegeben, behandelt. Die Substanz muß mindestens 94,0% Rückstand hinterlassen.

Sonstige Prüfungen

[*j*] *Schüttmasse:* Ein 100-ml-Meßzylinder, dessen Fußdurchmesser etwa 60 mm beträgt und der einen inneren Durchmesser von 26 bis 29 mm hat, wird an der 50-ml-Marke glatt abgesprengt. Der Zylinderteil mit Fuß wird gewogen und danach mit dem anderen Zylinderteil durch einen etwa 40 mm langen Schlauch verbunden.

In ein 250-ml-Becherglas von etwa 66 mm innerem Durchmesser und etwa 90 mm Höhe wird eine 20 mm hohe Schicht Seesand gegeben. Durch einen Trichter, dessen Hals 60 bis 70 mm lang ist und der einen inneren Durchmesser von höchstens 10 mm hat, wird mit Hilfe eines Drahtes oder Glasstabes Substanz in den vorbereiteten Meßzylinder bis zur 70-ml-Marke gegeben. Der Meßzylinder wird 5mal aus 6 cm Höhe senkrecht auf die Sandschicht in dem Becherglas fallengelassen. Anschließend wird erneut Substanz in den Meßzylinder bis zur 70-ml-Marke gefüllt. Der Meßzylinder wird 5mal aus 3 cm Höhe auf die Sandschicht fallengelassen. Danach wird der Meßzylinder aus dem Becherglas herausgenommen, der obere Zylinderteil mit dem Schlauch entfernt und die Substanz glattgestrichen. Der Zylinderteil mit der Substanz wird gewogen.

Berechnung:

$$\text{Schüttmasse in Gramm je Milliliter} = \frac{a}{50}$$

a = Masse der Substanz in Gramm.

Die Schüttmasse darf höchstens 0,1 g je Milliliter betragen.

Aufbewahrung

In sehr gut verschlossenen Gefäßen.
Höchstens 10 Jahre.

Sirupus Cerasi

Kirschsirup

Zusammensetzung:	Kirschfruchtrohsaft TGL 7660 Ausg. 1.63	350,0 g
	Saccharose	650,0 g

Herstellung: Aus dem nicht chemisch konservierten Kirschfruchtrohsaft und der Saccharose werden 1000,0 g Substanz, wie unter „Sirupe“ (XIV, 19.0.) angegeben, hergestellt.

Beschreibung

Klare, dunkelrote Flüssigkeit.
Geruch charakteristisch.
Geschmack charakteristisch.

Identitätsprüfung

[a] *Brechungsindex* (III, 1.0.): 1,455 bis 1,467

[b] 1 Tropfen Substanz wird mit 2,0 ml Fehling-RL versetzt. Die Lösung gibt beim Erhitzen zum Sieden einen roten oder rotbraunen Niederschlag.

Aufbewahrung

In dem Verbrauch angemessenen, vollständig gefüllten Gefäßen.
Kühl.
Höchstens 2 Jahre.

Sirupus Rubi idaei

Himbeersirup

Zusammensetzung:	Himbeerfruchtrohsaft TGL 7660 Ausg. 1. 63	350,0 g
	Saccharose	650,0 g

Herstellung: Aus dem nicht chemisch konservierten Himbeerfruchtrohsaft und der Saccharose werden 1000,0 g Substanz, wie unter „Sirupe“ (XIV, 19.0.) angegeben, hergestellt.

Beschreibung

Klare, rote Flüssigkeit.
Geruch charakteristisch.
Geschmack charakteristisch.

Identitätsprüfung

[*a*] *Brechungsindex* (III, 1.0.): 1,455 bis 1,467

[*b*] 1 Tropfen Substanz wird mit 2,0 ml Fehling-RL versetzt. Die Lösung gibt beim Erhitzen zum Sieden einen roten oder rotbraunen Niederschlag.

Aufbewahrung

In dem Verbrauch angemessenen, vollständig gefüllten Gefäßen.
Kühl.
Höchstens 2 Jahre.

3046/I
2. AB – DDR/679/75

Solutio Aluminii aceticotartarici

Aluminiumazetotartratlösung

Mit 3,5% Weinsäure versetzte wäßrige Lösung von 7,8 bis 9,6% Aluminiumhydroxid-azetat [$C_4H_7AlO_5$ (162,1)].

Gehalt an Aluminium-Ionen [$Al^{3\oplus}$ (26,98)] 1,30 bis 1,60%.

Beschreibung

Klare, farblose oder schwach gelbliche Flüssigkeit.
Geruch schwach nach Essigsäure.
Geschmack schwach sauer und zusammenziehend.

Prüflösung I: 0,200 ml Substanz werden mit Wasser zu 20,0 ml aufgefüllt.

Prüflösung II: 1,25 ml Substanz werden in einem Porzellantiegel zur Trockne eingedampft. Der Rückstand wird nach Zusatz von 1,0 ml konzentrierter Schwefelsäure geglüht, bis keine weißen Dämpfe mehr entweichen. Dieser Rückstand wird in der Mischung aus 4,0 ml Wasser und 1,0 ml 6 N Schwefelsäure unter Erhitzen gelöst, wobei Kohleanteile verbleiben dürfen. Die Lösung wird mit 3 N Natronlauge auf einen pH-Wert im Bereich von 4 bis 5 eingestellt, filtriert und anschließend mit Wasser zu 25,0 ml aufgefüllt.
Die Prüflösung II ist unverzüglich für die Prüfungen nach [*f*] und [*h*] zu verwenden.

Identitätsprüfung

[*a*] 1,0 ml Substanz gibt nach Zusatz von 4,0 ml Wasser, 1,0 ml Ammoniumchloridlösung (10,0 g/100,0 ml) und 1,0 ml 6 N Ammoniaklösung einen weißen, gelatinösen Niederschlag, der sich nach Zusatz von 2,0 ml 6 N Natronlauge löst.

[*b*] 1,0 ml Substanz wird nach Zusatz von 1,0 ml Äthanol und 1,0 ml konzentrierter Schwefelsäure zum Sieden erhitzt. Es ist der Geruch des Äthylazetates wahrnehmbar.

[*c*] 2,0 ml Substanz werden mit 0,20 g Resorzin versetzt. Die Lösung wird mit 5,0 ml konzentrierter Schwefelsäure unterschichtet und im Wasserbad 5 min erhitzt. Die Schwefelsäureschicht zeigt eine violettrote Färbung.

Reinheitsprüfung

[*d*] *Unlösliche Verunreinigungen, Farbe* (VI, 2.0./3.0.): 5,0 ml Substanz müssen klar und dürfen nicht stärker gefärbt sein als 5,0 ml Farb-VL B 1.

[*e*] *Sauer reagierende Verunreinigungen:* 5,0 ml Substanz dürfen nach Zusatz von 2 Tropfen Methylorange-I nicht rot gefärbt sein.

[*f*] *Eisen-Ionen* (VI, 8.0.): 10,0 ml Prüflösung II dürfen bei der „Prüfung auf Eisen-Ionen" keine stärkere Färbung als die Vergleichsprobe zeigen (höchstens 0,002% $Fe^{2\oplus}/Fe^{3\oplus}$).

[*g*] *Kalzium-, Magnesium-Ionen:* 2,50 ml Prüflösung I werden nach Zusatz von 3,5 ml Wasser, 2,0 ml 3 N Natronlauge und 2,0 ml Natriumkarbonatlösung (20,0 g/100,0 ml) 5 s geschüttelt und anschließend zum Sieden erhitzt. Die Lösung darf nach 5 min keine stärkere Trübung als die nachstehend beschriebene Vergleichsprobe zeigen (höchstens 0,6%, berechnet als $Ca^{2\oplus}$).

Vergleichsprobe: 0,150 ml konzentrierte Kalzium-VL (VI, 10.0.) werden nach Zusatz von 6,0 ml Wasser, wie vorstehend angegeben, mit den Reagenzien behandelt.

[*h*] *Schwermetall-Ionen* (VI, 15.0.): 10,0 ml Prüflösung II dürfen bei der „Prüfung auf Schwermetall-Ionen" nach Methode II keine stärkere Färbung als die Vergleichsprobe zeigen (höchstens 0,002%, berechnet als $Pb^{2\oplus}$).

[*i*] *Zink-Ionen:* 5,0 ml Prüflösung I dürfen nach Zusatz von 5,0 ml Wasser, 10 Tropfen 3 N Salzsäure und 5 Tropfen Kaliumhexazyanoferrat(II)-lösung (5,0 g/100,0 ml) keine Trübung zeigen.

[*j*] *Hexazyanoferrat*(II)-*Ionen:* 0,50 ml Substanz dürfen nach Zusatz von 5,0 ml Wasser, 1,0 ml 6 N Salzsäure und 2 Tropfen frisch bereiteter Eisen(III)-chloridlösung (0,50 g/ 100,0 ml) keine grüne oder blaue Färbung zeigen.

[*k*] *Sulfat-Ionen* (VI, 16.0.): 1,00 ml Prüflösung I darf nach Zusatz von 9,0 ml Wasser bei der „Prüfung auf Sulfat-Ionen" keine stärkere Trübung als die Vergleichsprobe zeigen (höchstens 0,5% $SO_4^{2\ominus}$).

Gehaltsbestimmung

[*l*] 1,0000 g Substanz wird mit 10,0 ml Wasser und 10,00 ml 0,1 M ÄDTA-Lösung versetzt. Die Lösung wird 60 s im Sieden gehalten. Nach dem Abkühlen auf 20 °C und Zusatz von 100 ml Wasser, 1,5 g Methenamin sowie 0,100 g Xylenolorange-I wird der Überschuß an 0,1 M ÄDTA-Lösung mit 0,1 M Zinksulfatlösung bis zum Farbumschlag nach Rot titriert (Feinbürette).

1 ml 0,1 M ÄDTA-Lösung ist 2,698 mg Aluminium-Ionen äquivalent.

Solutio Ammoniae concentrata

Konzentrierte Ammoniaklösung

Gehalt 24,0 bis 28,0% Ammoniak [NH_3 (17,03)].

Beschreibung

Klare, farblose Flüssigkeit.
Geruch charakteristisch.

Löslichkeit: Wasser, Äthanol . . . . mischbar
Prüflösung: 55,0 ml Substanz werden auf dem Wasserbad auf 5 bis 10 ml eingedampft und anschließend mit Wasser zu 50,0 ml aufgefüllt.

Identitätsprüfung

[*a*] 5,0 ml Substanz werden in eine Porzellanschale gegeben. An einem über die Substanz gehaltenen, mit konzentrierter Salzsäure befeuchteten Glasstab bildet sich dichter, weißer Nebel.

Reinheitsprüfung

[*b*] *Arsen-Ionen* (VI, 5.0.): 2,00 ml Prüflösung werden nach Zusatz von 28,0 ml Wasser, wie unter „Prüfung auf Arsen-Ionen“ angegeben, behandelt. Das Quecksilberbromidpapier darf keine stärkere Färbung als das der Vergleichsprobe zeigen (höchstens 0,00005% $As^{3\oplus}/As^{5\oplus}$).

[*c*] *Schwermetall-Ionen* (VI, 15.0.): 2,00 ml Prüflösung dürfen nach Zusatz von 8,0 ml Wasser bei der „Prüfung auf Schwermetall-Ionen“ nach Methode I keine stärkere Färbung und gegebenenfalls keine stärkere Trübung als die Vergleichsprobe zeigen (höchstens 0,0005%, berechnet als $Pb^{2\oplus}$).

[*d*] *Chlorid-Ionen* (VI, 7.0.): 2,00 ml Prüflösung dürfen nach Zusatz von 8,0 ml Wasser bei der „Prüfung auf Chlorid-Ionen“ keine stärkere Trübung als die Vergleichsprobe zeigen (höchstens 0,0005% $Cl^{\ominus}$).

[*e*] *Karbonat-Ionen*: 1,10 ml Substanz werden nach Zusatz von 10,0 ml Bariumhydroxid-RL in einem verschlossenen Reagenzglas 30 min stehengelassen. Die Mischung darf keine stärkere Trübung als die nachstehend beschriebene Vergleichsprobe zeigen (höchstens 0,01% $CO_3^{2\ominus}$).
Vergleichsprobe: 0,0354 g wasserfreies Natriumkarbonat werden in kohlendioxidfreiem Wasser zu 200,0 ml gelöst. 1,00 ml der Lösung wird, wie vorstehend angegeben, behandelt.

[*f*] *Sulfat-Ionen* (VI, 16.0.): 5,0 ml Prüflösung dürfen nach Zusatz von 5,0 ml Wasser bei der „Prüfung auf Sulfat-Ionen" keine stärkere Trübung als die Vergleichsprobe zeigen (höchstens 0,001 % $SO_4^{2\ominus}$).

[*g*] *Reduzierende Verunreinigungen:* 3,00 ml Substanz dürfen nach Zusatz von 7,0 ml 6 N Schwefelsäure und 1,00 ml 0,01 N Kaliumpermanganatlösung keine schwächere Färbung zeigen als die Mischung aus 0,50 ml 0,01 N Kaliumpermanganatlösung, 7,0 ml 6 N Schwefelsäure und 3,0 ml Wasser.

[*h*] *Teerartige Verunreinigungen:* 5,0 ml Substanz werden nach Zusatz von 5,0 ml Wasser und 5,5 g gepulverter Zitronensäure geschüttelt, bis eine klare Lösung entstanden ist. Die Lösung wird in eine Porzellanschale gegeben. Es darf kein teerartiger Geruch wahrnehmbar sein.

[*i*] *Verdampfungsrückstand* (VI, 20.0.): 110,0 ml Substanz werden, wie unter „Bestimmung des Verdampfungsrückstandes" angegeben, behandelt. Die Substanz darf höchstens 0,0050 g Rückstand hinterlassen.

Gehaltsbestimmung

[*j*] 2,0000 g Substanz werden zu 50,00 ml 1 N Salzsäure gegeben. Nach Zusatz von 10 Tropfen Methylrot-Methylthioniniumchlorid-I wird der Überschuß an 1 N Salzsäure mit 1 N Kalilauge bis zum Farbumschlag nach Grün titriert.

1 ml 1 N Salzsäure ist 17,03 mg Ammoniak äquivalent.

Aufbewahrung

Kühl.

Solutio Ammoniae diluta

Verdünnte Ammoniaklösung

Gehalt 9,5 bis 10,5% Ammoniak [NH_3 (17,03)].

Zusammensetzung:	konzentrierte Ammoniaklösung	439,0 ml
	Wasser	zu 1000,0 ml

Herstellung: Die konzentrierte Ammoniaklösung und das Wasser werden gemischt. Von der Lösung wird der Gehalt an Ammoniak nach [*b*] bestimmt. Gegebenenfalls wird die Lösung mit Wasser auf den vorgeschriebenen Gehalt an Ammoniak eingestellt.

Beschreibung

Klare, farblose Flüssigkeit.
Geruch charakteristisch.

Löslichkeit: Wasser, Äthanol . . . . mischbar

Identitätsprüfung

[*a*] 5,0 ml Substanz werden in eine Porzellanschale gegeben. An einem über die Substanz gehaltenen, mit konzentrierter Salzsäure befeuchteten Glasstab bildet sich dichter, weißer Nebel.

Gehaltsbestimmung

[*b*] 5,000 g Substanz werden zu 50,00 ml 1 N Salzsäure gegeben. Nach Zusatz von 10 Tropfen Methylrot-Methylthioniniumchlorid-I wird der Überschuß an 1 N Salzsäure mit 1 N Kalilauge bis zum Farbumschlag nach Grün titriert.

1 ml 1 N Salzsäure ist 17,03 mg Ammoniak äquivalent.

Solutio Ferri chlorati

Eisen(III)-chloridlösung

Gehalt an Eisen-Ionen [$Fe^{3\oplus}$ (55,85)] 9,5 bis 10,2%.

Beschreibung

Orangebraune oder rotbraune Flüssigkeit (seitliche Betrachtung gegen einen mattweißen Hintergrund).
Geruch schwach wahrnehmbar.
Geschmack stark zusammenziehend.

Löslichkeit: Wasser, Äthanol . . . . mischbar

Prüflösung: 1,000 g Substanz wird mit Wasser zu 10,0 ml aufgefüllt.

Identitätsprüfung

[*a*] 5 Tropfen Prüflösung werden mit 5,0 ml Wasser versetzt. Die Lösung gibt nach Zusatz von 5 Tropfen Kaliumhexazyanoferrat(II)-lösung (5,0 g/100,0 ml) einen kräftig blauen Niederschlag.

[*b*] 2 Tropfen Prüflösung werden mit 2,0 ml Wasser versetzt. Die Lösung gibt nach Zusatz von 2 Tropfen 5 N Salpetersäure und 1,0 ml 0,1 N Silbernitratlösung einen weißen Niederschlag, der nach dem Sammeln auf einem Filter und Waschen mit Wasser in 6 N Ammoniaklösung löslich ist.

Reinheitsprüfung

[*c*] *Unlösliche Verunreinigungen:* 1,00 ml Substanz muß nach Zusatz von 4,00 ml Wasser bei der Betrachtung im Gegenlicht klar sein.

[*d*] *Alkali-, Erdalkali-Ionen:* 10,0 ml des Filtrates von [*g*] werden in einem bis zur Massekonstanz geglühten Porzellantiegel zur Trockne eingedampft. Der Rückstand wird, wie unter „Bestimmung des Glührückstandes" (VI, 17.0.) angegeben, behandelt. Es dürfen höchstens 0,0020 g Rückstand verbleiben.

[*e*] *Arsen-Ionen* (VI, 5.0.): 1,00 ml Prüflösung wird nach Zusatz von 29,0 ml Wasser, wie unter „Prüfung auf Arsen-Ionen" angegeben, behandelt. Das Quecksilberbromidpapier darf keine stärkere Färbung als das der Vergleichsprobe zeigen (höchstens 0,001% $As^{3\oplus}/As^{5\oplus}$).

[*f*] *Eisen(II)-Ionen:* 1,00 g Substanz wird mit 30,0 ml Wasser und 1,00 ml konzentrierter Schwefelsäure versetzt. Die Lösung wird unter Schwenken tropfenweise mit 0,1 N

Kaliumpermanganatlösung versetzt, bis die Rosafärbung 5 s bestehenbleibt. Es dürfen höchstens 0,20 ml 0,1 N Kaliumpermanganatlösung verbraucht werden (höchstens 0,1% $Fe^{2\oplus}$).

[g] *Kupfer-Ionen:* 5,00 g Substanz werden nach Zusatz von 10,0 ml Wasser und 1,0 ml konzentrierter Salpetersäure im Wasserbad 5 min erhitzt. Die Lösung wird vorsichtig mit 5,0 ml konzentrierter Ammoniaklösung versetzt. Die Mischung wird mit heißem Wasser zu 25,0 ml aufgefüllt und unverzüglich filtriert. 10,0 ml des Filtrates dürfen keine blaue Färbung zeigen.
10,0 ml des Filtrates sind für die Prüfung nach [*d*] aufzubewahren.

[h] *Schwermetall-Ionen* (VI, 15.0.): 2,00 ml Prüflösung werden in einem 50-ml-Becherglas mit 3,0 ml konzentrierter Salzsäure sowie 0,50 ml konzentrierter Salpetersäure versetzt und 30 s im Sieden gehalten. Nach dem Abkühlen auf 20 °C wird die Lösung in einen Scheidetrichter gegeben und das Becherglas mit 2,0 ml Wasser gespült. Die Lösung wird 3mal mit je 20,0 ml Äther ausgeschüttelt. Die wäßrige Lösung wird auf dem Wasserbad 10 min erhitzt, mit 15 N Natronlauge auf einen pH-Wert im Bereich von 5 bis 6 eingestellt und nach dem Abkühlen auf 20 °C mit Wasser zu 20,0 ml aufgefüllt. 10,0 ml der Lösung werden gegebenenfalls durch tropfenweisen Zusatz von frisch bereiteter Askorbinsäurelösung (5,0 g/100,0 ml) entfärbt. Diese Lösung darf bei der „Prüfung auf Schwermetall-Ionen" nach Methode II keine stärkere Färbung und gegebenenfalls keine stärkere Trübung als die Vergleichsprobe zeigen (höchstens 0,02%, berechnet als $Pb^{2\oplus}$).

[i] *Chlor:* 5,0 ml Substanz werden in einem Reagenzglas, dessen Öffnung mit einem angefeuchteten Streifen Kaliumjodid-Stärke-Papier bedeckt ist, im Wasserbad 30 s erhitzt. Danach darf das Kaliumjodid-Stärke-Papier keine blaue Färbung zeigen.

Gehaltsbestimmung

[j] 1,0000 g Substanz wird mit 10,0 ml Wasser und 5,0 ml 6 N Salzsäure versetzt. Nach Zusatz von 1,00 g Natriumhydrogenkarbonat sowie 2,0 g Kaliumjodid wird die Lösung im verschlossenen Gefäß unter Lichtschutz 15 min stehengelassen und danach mit 25,0 ml Wasser versetzt. Anschließend wird das ausgeschiedene Jod mit 0,1 N Natriumthiosulfatlösung titriert. Sobald die Lösung nur noch schwach gelb gefärbt ist, werden 2,0 ml Stärke-I hinzugefügt.

1 ml 0,1 N Natriumthiosulfatlösung ist 5,585 mg Eisen-Ionen äquivalent.

Aufbewahrung

Vor Licht geschützt.

Solutio Formaldehydi

Formaldehydlösung

Formaldehydi solutio

Gehalt 29,0 bis 30,5% Formaldehyd [CH_2O (30,03)].
Gehalt an Methanol [CH_4O (32,04)] höchstens 5,0%.

Beschreibung

Klare, farblose Flüssigkeit. Bei der Aufbewahrung kann eine Trübung oder ein Bodensatz entstehen.
Geruch stechend.

Löslichkeit: Wasser, Äthanol . . . . mischbar

Identitätsprüfung

[*a*] 2 Tropfen Substanz werden mit 50,0 ml Wasser versetzt. 1,0 ml der Lösung, 2,0 ml Wasser und 1,0 ml Chromotropsäure-RL werden gemischt. Die Lösung wird mit 2,0 ml konzentrierter Schwefelsäure unterschichtet und anschließend gemischt. Diese Lösung zeigt sofort eine rotviolette Färbung, die innerhalb 10 min in eine blauviolette übergeht.

Reinheitsprüfung

[*b*] *Ameisensäure:* 2,00 ml Substanz müssen nach Zusatz von 1 Tropfen Phenolphthalein-I und 0,250 ml 0,1 N Kalilauge eine rote Färbung zeigen (höchstens 0,05% Ameisensäure).

[*c*] *Sulfatasche* (VI, 18.0.): 5,00 ml Substanz werden in einem bis zur Massekonstanz geglühten Porzellantiegel auf dem Wasserbad zur Trockne eingedampft. Der Rückstand wird, wie unter „Bestimmung der Sulfatasche" angegeben, behandelt. Die Substanz darf höchstens 0,0010 g Rückstand hinterlassen.

Gehaltsbestimmung

[*d*] *Formaldehyd:* 2,0000 g Substanz werden mit 50 ml Wasser und 50,0 ml frisch bereiteter Natriumsulfitlösung (24,0 g/100,0 ml) versetzt. Nach Zusatz von 10 Tropfen α-Naphtholphthalein-Phenolphthalein-I wird die Lösung mit 1 N Schwefelsäure bis zum Farbumschlag nach Hellblau titriert.
Unter den gleichen Bedingungen ist ein Blindversuch durchzuführen.

1 ml 1 N Schwefelsäure ist 30,03 mg Formaldehyd äquivalent.

[e] *Methanol:* 25,00 g Substanz werden in einem 250-ml-Rundkolben mit der Lösung von 33,0 g Natriumdisulfit in 60,0 ml Wasser versetzt und in dem verschlossenen Gefäß 60 min stehengelassen. Nach Zusatz von 0,005 bis 0,010 g Phenolphthalein wird die Lösung mit 15 N Natronlauge bis zur schwachen Rosafärbung versetzt. Diese Lösung wird nach Zusatz einiger Siedesteine unter Verwendung der zur Bestimmung des Äthanolgehaltes vorgeschriebenen Apparatur destilliert. Die Vorlage wird in Eiswasser gekühlt. Nachdem 40 bis 45 ml übergegangen sind, wird das Destillat auf 20,0 °C gebracht, mit Wasser der gleichen Temperatur zu 50,00 ml aufgefüllt und die Dichte (III, 2.0.) bestimmt.

Berechnung:

$$\% \text{ Methanol} = \frac{50a \cdot \varrho_{20}}{Ew}$$

a = anhand der Tabelle gegebenenfalls durch Interpolieren ermittelter Gehalt an Methanol in der Methanol-Wasser-Mischung in Masseprozent.
ϱ_{20} = Dichte der Methanol-Wasser-Mischung bei 20,0 °C.
Ew = Einwaage der Substanz in Gramm.

Dichte (ϱ_{20})	Methanol in Masseprozent (a)
0,9982	0,0
0,9965	1,0
0,9948	2,0
0,9931	3,0
0,9914	4,0
0,9896	5,0

Aufbewahrung

Vor Licht geschützt.
Bei Temperaturen zwischen 10 und 30 °C.

Solutio Hydrogenii peroxydati concentrata

Konzentrierte Wasserstoffperoxidlösung

Gehalt 33,0 bis 35,3% Wasserstoffperoxid [H_2O_2 (34,01)].
Die Substanz enthält höchstens 0,1% eines geeigneten Stabilisators.

Beschreibung

Klare, farblose Flüssigkeit.
Geruch wahrnehmbar.
Die Substanz zersetzt sich unter Sauerstoffentwicklung allmählich.

Identitätsprüfung

[*a*] 2 Tropfen Substanz werden mit 4,0 ml Wasser, 1,0 ml 3 N Schwefelsäure, 5,0 ml Äther und 5 Tropfen Kaliumdichromatlösung (5,0 g/100,0 ml) versetzt. Die Mischung wird geschüttelt. Nach dem Entmischen zeigt die Ätherschicht eine blaue Färbung.

Reinheitsprüfung

[*b*] *Sauer reagierende Verunreinigungen:* 1,00 ml Substanz muß nach Zusatz von 9,0 ml Wasser, 3 Tropfen Phenolphthalein-I und 0,400 ml 0,1 N Kalilauge rot gefärbt sein (höchstens 0,2 g/100 ml, berechnet als H_2SO_4).

[*c*] *Glührückstand* (VI, 17.0.): Der Rückstand von [*d*] wird, wie unter „Bestimmung des Glührückstandes" angegeben, behandelt. Es dürfen höchstens 0,0050 g Rückstand verbleiben.

[*d*] *Verdampfungsrückstand* (VI, 20.0.): 10,00 ml Substanz werden, wie unter „Bestimmung des Verdampfungsrückstandes" angegeben, behandelt. Die Substanz darf höchstens 0,030 g Rückstand hinterlassen.
Der Rückstand ist für die Prüfung nach [*c*] aufzubewahren.

Gehaltsbestimmung

[*e*] 1,0000 g Substanz wird mit Wasser zu 100,00 ml aufgefüllt. 10,00 ml der Lösung werden nach Zusatz von 50 ml Wasser und 1,0 ml konzentrierter Schwefelsäure mit 0,1 N Kaliumpermanganatlösung bis zur Rosafärbung titriert.

1 ml 0,1 N Kaliumpermanganatlösung ist 1,701 mg Wasserstoffperoxid äquivalent.

3046/I
2. AB – DDR/687/75

Aufbewahrung

Vorsichtig!

Mengen von 1 kg und mehr in Gefäßen, deren Stopfen mit einer Entlüftungsöffnung versehen ist.

Vor Licht geschützt.

Kühl.

Die Substanz ist mindestens in Abständen von 2 Jahren nach [*e*] zu prüfen.

Solutio Hydrogenii peroxydati diluta

Verdünnte Wasserstoffperoxidlösung

Gehalt 2,5 bis 3,5% Wasserstoffperoxid [H_2O_2 (34,01)].

Herstellung:	konzentrierte Wasserstoffperoxidlösung	100,0 g
	Phenazetin	0,1 g
	Wasser	900,0 g

Das gepulverte Phenazetin wird in 100 ml Wasser unter Erhitzen gelöst. Zu der heißen Lösung werden das restliche Wasser und nach dem Erkalten die konzentrierte Wasserstoffperoxidlösung gegeben.

Beschreibung

Klare, farblose Flüssigkeit.
Geruch nicht wahrnehmbar.
Die Substanz zersetzt sich unter Sauerstoffentwicklung allmählich.

Identitätsprüfung

[*a*] 1,0 ml Substanz wird mit 4,0 ml Wasser, 1,0 ml 3 N Schwefelsäure, 5,0 ml Äther und 5 Tropfen Kaliumdichromatlösung (5,0 g/100,0 ml) versetzt. Die Mischung wird geschüttelt. Nach dem Entmischen zeigt die Ätherschicht eine blaue Färbung.

Reinheitsprüfung

[*b*] *Sauer reagierende Verunreinigungen:* 10,0 ml Substanz müssen nach Zusatz von 3 Tropfen Phenolphthalein-I und 0,60 ml 0,1 N Kalilauge rot gefärbt sein.

[*c*] *Verdampfungsrückstand* (VI, 20.0.): 10,00 ml Substanz werden, wie unter „Bestimmung des Verdampfungsrückstandes" angegeben, behandelt. Die Substanz darf höchstens 0,010 g Rückstand hinterlassen.

Gehaltsbestimmung

[*d*] 1,0000 g Substanz wird nach Zusatz von 50 ml Wasser und 1,00 ml konzentrierter Schwefelsäure mit 0,1 N Kaliumpermanganatlösung bis zur Rosafärbung titriert.

1 ml 0,1 N Kaliumpermanganatlösung ist 1,701 mg Wasserstoffperoxid äquivalent.

Aufbewahrung

Vor Licht geschützt.
Die Substanz ist mindestens in Abständen von einem Jahr nach [*d*] zu prüfen.
Wird auf Grund eines besonderen Vermerks auf der ärztlichen Verschreibung verdünnte Wasserstoffperoxidlösung ohne Phenazetinzusatz hergestellt, so ist sie einen Monat nach der Herstellung von der Verwendung als Arzneimittel auszuschließen.

Solutio Methalkonii chlorati

Methalkoniumchloridlösung

Wäßrige Lösung von Dimethylbenzylaminoessigsäurealkylamidchloriden, bei denen es sich vorwiegend um Dimethylbenzylaminoessigsäuredodezylamidchlorid handelt.

Gehalt an Dimethylbenzylaminoessigsäurealkylamidchloriden, berechnet als Dimethylbenzylaminoessigsäuredodezylamidchlorid [$C_{23}H_{41}ClN_2O$ (397,0)], 58,0 bis 62,0%.

Beschreibung

Klare, gelbe oder braune, viskose Flüssigkeit.
Geruch wahrnehmbar.

Löslichkeit: Wasser, Äthanol . . . . mischbar

Prüflösung: 2,500 g Substanz werden mit kohlendioxidfreiem Wasser zu 25,00 ml aufgefüllt.

Identitätsprüfung

[*a*] *Brechungsindex:* 1,440 bis 1,448

[*b*] 10 Tropfen Prüflösung geben nach Zusatz von 5,0 ml Wasser und 5 Tropfen Diammoniumtetrathiozyanatokobaltat(II)-RL einen blauen Niederschlag. Die Mischung wird mit 5,0 ml Äther versetzt und kräftig geschüttelt. Nach dem Entmischen zeigt die Ätherschicht eine blaue Färbung.

[*c*] 3,00 ml Prüflösung werden in einer Porzellanschale auf dem Wasserbad nahezu zur Trockne eingedampft. Der Rückstand wird mit 1,50 ml konzentrierter Schwefelsäure versetzt und mit einem Glasstab gerührt. Innerhalb 5 min entsteht eine gelbe oder grünlichgelbe Lösung.

[*d*] 2,0 ml Prüflösung geben nach Zusatz von 2,0 ml Wasser und 1,0 ml 5 N Salpetersäure einen weißen Niederschlag. Die Mischung wird filtriert. Das Filtrat gibt nach Zusatz von 1,0 ml 0,1 N Silbernitratlösung einen weißen Niederschlag, der sich nach Zusatz von 2,0 ml 6 N Ammoniaklösung löst.

Reinheitsprüfung

[*e*] *Unlösliche Verunreinigungen, Farbe* (VI, 2.0./3.0.): 5,0 ml Prüflösung müssen klar und dürfen nicht stärker gefärbt sein als 5,0 ml Farb-VL Ge 4.

[*f*] *Benzylchlorid:* 5,0 g Substanz werden in kleinen Anteilen unter Schütteln mit 20,0 ml der frisch bereiteten, filtrierten Lösung von 0,500 g Natriumnitrit und 1,000 g Dinatriumhydrogenphosphat in 39,0 ml Wasser versetzt. Die Mischung darf nach 15 min

keine stärkere Trübung als die nachstehend beschriebene Vergleichsprobe zeigen. Vergleichsprobe: 1,00 ml konzentrierte Sulfat-VL (VI, 16.0.) wird mit Wasser zu 100,0 ml aufgefüllt. 10,0 ml der Lösung werden zu 1,50 ml Bariumchlorid-RL gegeben und geschüttelt.

Gehaltsbestimmung

[*g*] 0,6000 g Substanz werden in einer Porzellanschale auf dem Wasserbad nahezu zur Trockne eingedampft. Der Rückstand wird in 10,0 ml wasserfreier Essigsäure gelöst und die Lösung unter Waschen der Porzellanschale mit 2mal je 10,0 ml wasserfreier Essigsäure in einen 100-ml-Erlenmeyerkolben übergeführt. Nach Zusatz von 10,0 ml Quecksilber(II)-azetat-RL und 3 Tropfen Kristallviolett-I wird die Lösung mit 0,1 N Perchlorsäure bis zum Farbumschlag nach Blau titriert (Feinbürette).

1 ml 0,1 N Perchlorsäure ist 39,70 mg Dimethylbenzylaminoessigsäuredodezylamidchlorid äquivalent.

Aufbewahrung

Vor Licht geschützt.

Solutio Natrii jodati (^{131}J)

Natriumjodid(^{131}J)-Lösung

Natrii iodidi(^{131}I) solutio

Gehalt an Jod-131 90,0 bis 110,0% der deklarierten radioaktiven Konzentration, die 1,0 bis 50,0 mCi/ml beträgt.
Gehalt an Natriumjodid(^{131}J) [$Na^{131}J$ (154,0)] mindestens 95,0%.

Beschreibung

Klare, farblose Flüssigkeit.

Identitätsprüfung

[*a*] *Halbwertszeit* (XIII, 3.0.): Die Bestimmung wird, wie unter „Bestimmung der Halbwertszeit" angegeben, durchgeführt und an mindestens 5 Tagen die Impulsrate gemessen. Die ermittelte Halbwertszeit beträgt 7,5 bis 8,5 d.

Reinheitsprüfung

[*b*] *Reaktion:* Die Substanz muß einen pH-Wert (III, 7.0.) im Bereich von 8,0 bis 10,0 zeigen.

[*c*] *Radiationsreinheit:* Bei der „Prüfung auf radioisotope Verunreinigungen" nach Methode [*a*] (XIII, 4.0.) müssen mindestens 99,0% Jod-131 nachgewiesen werden.

Gehaltsbestimmung

[*d*] *Radioaktivität* (XIII, 5.0.): Der Gehalt an Jod-131 wird durch Vergleichsmessung gegen den Jod-131-Standard, wie unter „Bestimmung der Radioaktivität" angegeben, unter Verwendung der Ionisationskammer ermittelt.
Der Berechnung des Gehaltes wird eine Halbwertszeit von 8,1 d zugrunde gelegt.

[*e*] *Natriumjodid(^{131}J):* Die Prüfung wird, wie unter „Papierchromatografische Prüfung" (III, 13.0.) angegeben, nach dem aufsteigenden Verfahren durchgeführt.
Es sind 3 Chromatogramme anzufertigen.
Chromatografierpapier: Sorte D. Abmessung 30 cm $\times$ 3 cm
Aufzutragende Lösung: Die Lösung ist so herzustellen, daß je Milliliter eine Radioaktivität von $1 \cdot 10^6$ Impulsen je Minute erreicht wird. 20 µl dieser Lösung werden als Startfleck aufgetragen.
Laufmittel, Klimatisierungsmittel: n-Butanol—2 N Essigsäure (50+50).
Die Mischung wird kräftig geschüttelt. Nach dem Entmischen wird die untere Schicht zum Klimatisieren und die obere Schicht als Laufmittel verwendet.

Klimatisierungszeit: 60 min

Laufstrecke: 20 bis 25 cm

Trocknung: Der Papierstreifen wird an der Luft getrocknet.

Detektion: Der Papierstreifen wird schrittweise an einem Strahlendetektor vorbeigeführt und die Radioaktivität gemessen.

Auswertung: Die Summe der bei einem R_F-Wert im Bereich von 0,20 bis 0,30 gemessenen Impulse muß mindestens 95,0% der Summe aller an dem Papierstreifen gemessenen Impulse betragen.

Der Beurteilung ist der Mittelwert der Ergebnisse der 3 Chromatogramme zugrunde zu legen.

Aufbewahrung

Vorsichtig!

Nach den gesetzlichen Bestimmungen über den Verkehr mit radioaktiven Präparaten.

In Durchstichflaschen oder Ampullen, die zu einem angegebenen Meßdatum Mengen von 1, 2, 5, 10, 20, 50, 100 oder 200 mCi enthalten.

Höchstens einen Monat.

Solutio Natrii silicici

Natriumsilikatlösung

Wäßrige Lösung von Natriumsilikaten der allgemeinen Zusammensetzung $Na_2O \cdot n\,SiO_2 \cdot x\,H_2O$.

Beschreibung

Trübe, schwach gelbliche, sirupöse Flüssigkeit.
Geruch schwach wahrnehmbar.
Geschmack laugig.

Prüflösung: 2,500 g Substanz werden mit Wasser zu 50,0 ml aufgefüllt. Das Filtrat wird als Prüflösung verwendet.

Identitätsprüfung

[*a*] Die Substanz färbt beim Erhitzen am Platindraht die nichtleuchtende Flamme kräftig gelb.

[*b*] Die Mischung aus 2,0 ml Substanz und 3,0 ml Wasser wird unter Schütteln tropfenweise mit 1,0 ml 6 N Salzsäure versetzt. Es entsteht eine gallertartige Masse.

Reinheitsprüfung

[*c*] *Unlösliche Verunreinigungen* (VI, 2.0): 1,00 ml Substanz wird mit 19,0 ml Wasser versetzt. 10,0 ml der Lösung dürfen nicht stärker getrübt sein als die unter „Prüfung auf Sulfat-Ionen" (VI, 16.0.) angegebene Vergleichsprobe.

[*d*] *Alkalisch reagierende Verunreinigungen:* Die Mischung von [*h*] wird filtriert. 10,0 ml des Filtrates müssen nach Zusatz von 5 Tropfen Phenolphthalein-I und 0,50 ml 0,1 N Salzsäure farblos sein.

[*e*] *Schwermetall-Ionen:* 10,0 ml Prüflösung werden zu 3 Tropfen Natriumsulfid-RL gegeben und geschüttelt. Die Lösung darf nach 60 s keine stärkere Färbung und gegebenenfalls keine stärkere Trübung als die nachstehend beschriebene Vergleichsprobe zeigen (höchstens 0,002%, berechnet als $Pb^{2\oplus}$).
Vergleichsprobe: In 10,0 ml Blei-VL (VI, 15.0.) werden 0,50 g Ammoniumchlorid gelöst. Nach Zusatz von 1 Tropfen 6 N Ammoniaklösung wird diese Lösung zu 3 Tropfen Natriumsulfid-RL gegeben und geschüttelt.

[*f*] *Karbonat-Ionen:* 1,00 ml Substanz wird mit 4,0 ml Wasser versetzt. Die Mischung wird mit 2,0 ml Äther überschichtet. Nach Zusatz von 10 Tropfen 6 N Salzsäure dürfen innerhalb 30 s in der Ätherschicht keine Gasblasen sichtbar sein.

[*g*] *Sulfid-Ionen:* 10,0 ml Prüflösung werden in einem Reagenzglas mit 1,0 ml 6 N Salzsäure versetzt. Über die Öffnung des Reagenzglases wird ein Streifen angefeuchtetes Bleiazetatpapier gelegt. Die Lösung wird zum Sieden erhitzt. Danach darf das Bleiazetatpapier keine Veränderung zeigen.

[*h*] *Monosilikat-, Disilikat-Ionen:* 15,0 g Substanz werden in einem Porzellanmörser mit 15,0 g Äthanol verrieben. Die dabei abgeschiedene Masse muß körnig und darf weder breiig noch schmierig sein.
Die Mischung ist für die Prüfung nach [*d*] aufzubewahren.

Wertbestimmung

[*i*] *Dichte* (III, 2.0.): 1,340 bis 1,380 g/ml

Aufbewahrung

In mit Gummistopfen verschlossenen Gefäßen.

Solutio Saccharosi inversi

Invertzuckerlösung

Gehalt 66,5 bis 73,4 g Invertzucker je 100 ml.

Beschreibung

Klare, schwach gelbe, sirupöse Flüssigkeit.
Geruch nicht wahrnehmbar.
Geschmack süß.

Löslichkeit: Wasser, Äthanol . . . . mischbar
Prüflösung: 2,000 g Substanz werden mit Wasser zu 10,0 ml aufgefüllt.

Identitätsprüfung

[*a*] Die Prüfung wird, wie unter „Dünnschichtchromatografische Prüfung“ (III, 12.0.) angegeben, durchgeführt.
Zelluloseschicht: Zellulosepulver FND
Aufzutragende Lösungen: Lösung 1: 1,00 ml Substanz wird mit Wasser zu 40,0 ml aufgefüllt. 20,0 µl der Lösung werden als 20 mm langes Startband a aufgetragen.
Lösung 2: 2,00 ml Lösung 1 werden mit Wasser zu 25,0 ml aufgefüllt. 10,0 µl der Lösung werden als Startfleck b aufgetragen.
Lösung 3: 0,0300 g Glukose-Vergleichssubstanz und 0,0300 g Fruktose-Vergleichssubstanz werden in 4,00 ml der Lösung von 0,0250 g Saccharose in 100,0 ml Wasser gelöst. 20,0 µl dieser Lösung werden als 20 mm langes Startband c aufgetragen.
Aufzutragende Lösung der Testsubstanz: 2,00 ml Lösung 3 werden mit Wasser zu 25,0 ml aufgefüllt. 10,0 µl der Lösung werden als Startfleck d aufgetragen.
Die Startflecke b und d werden in der Mitte der Dünnschichtplatte zwischen den beiden Startbändern in einer Entfernung von 10 mm voneinander aufgetragen.
Beim Auftragen darf das Trocknen nicht durch einen Heißluftstrom beschleunigt werden.
Laufmittel: Äthylazetat—Pyridin—Wasser (61+23+16)
Es wird 3mal chromatografiert und die Dünnschichtplatte zwischendurch jeweils an der Luft 10 min aufbewahrt.
Trocknung: Die Dünnschichtplatte wird nach dem letzten Chromatografieren an der Luft aufbewahrt, bis das Laufmittel verdunstet ist.
Detektion: Reagenz: Anilin-RL*
Die Dünnschichtplatte wird nach dem Besprühen mit dem Reagenz bei 105 bis 115 °C 20 min erhitzt.

Auswertung: Das Chromatogramm zeigt über den Startpunkten b und d in gleicher Entfernung von den Startpunkten je zwei braune Flecke.

Das Chromatogramm ist für die Prüfung nach [*g*] aufzubewahren.

Reinheitsprüfung

[*b*] *Unlösliche Verunreinigungen, Farbe* (VI, 2.0./3.0.): 5,0 ml Substanz müssen klar und dürfen nicht stärker gefärbt sein als 5,0 ml Farb-VL Ge 3.

[*c*] *Reaktion:* Die Substanz muß einen pH-Wert (III, 7.0.) im Bereich von 4,2 bis 4,8 zeigen.

[*d*] *Schwermetall-Ionen* (VI, 15.0.): 5,0 ml Prüflösung dürfen nach Zusatz von 5,0 ml Wasser bei der „Prüfung auf Schwermetall-Ionen" nach Methode I keine stärkere Färbung und gegebenenfalls keine stärkere Trübung als die Vergleichsprobe zeigen (höchstens 0,001%, berechnet als $Pb^{2\oplus}$).

[*e*] *Chlorid-Ionen* (VI, 7.0.): 0,200 ml Prüflösung dürfen nach Zusatz von 9,8 ml Wasser bei der „Prüfung auf Chlorid-Ionen" keine stärkere Trübung als die Vergleichsprobe zeigen (höchstens 0,025% $Cl^{\ominus}$).

[*f*] *5-Hydroxymethylfurfural-(2):* 2,00 ml Prüflösung werden mit 5,0 ml Toluidin-RL und 1,00 ml Barbitursäure-RL versetzt. 3 min ± 10 s nach Zusatz der Barbitursäure-RL wird die Lichtabsorption (III, 5.0.) dieser Lösung bei 550 nm gegen die gleichzeitig hergestellte Mischung aus 2,00 ml Prüflösung, 5,0 ml Toluidin-RL und 1,00 ml Wasser gemessen. Die Extinktion darf höchstens 0,500 betragen.

[*g*] *Fremde Zucker:* Das Chromatogramm von [*a*] darf über der Startlinie a außer zwei braunen Flecken nur einen Fleck zeigen, der hinsichtlich Laufstrecke mit dem entsprechenden Fleck über der Startlinie c übereinstimmt und der nicht stärker gefärbt ist als dieser.

[*h*] *Sulfatasche* (VI, 18.0.): 1,000 g Substanz wird, wie unter „Bestimmung der Sulfatasche" angegeben, behandelt. Die Substanz darf höchstens 0,10% Rückstand hinterlassen.

Gehaltsbestimmung

[*i*] 10,00 ml Substanz werden mit Wasser zu 100,00 ml aufgefüllt. 10,00 ml der Lösung werden mit Wasser zu 500,0 ml aufgefüllt. 5,00 ml dieser Lösung werden in einem 50-ml-Enghalserlenmeyerkolben mit 5,00 ml Kupfer(II)-sulfat-Zitronensäure-RL und einigen Glasperlen versetzt. Der Erlenmeyerkolben wird in einen passenden, kreisförmigen Ausschnitt einer Asbestplatte von etwa 150 mm Seitenlänge gestellt, die sich auf einem Drahtnetz befindet. Die Mischung wird unter Rückflußkühlung so erhitzt, daß sie nach 120 s zu sieden beginnt. Anschließend wird sie 10 min im Sieden gehalten. Danach wird die Mischung unverzüglich unter fließendem Wasser auf 20 °C

abgekühlt. Nach Zusatz von 0,50 ml frisch bereiteter Kaliumjodidlösung (20,0 g/100,0 ml), 4,00 ml 6 N Salzsäure und 2,00 ml Kaliumthiozyanatlösung (20,0 g/100,0 ml) wird das ausgeschiedene Jod mit 0,1 N Natriumthiosulfatlösung titriert (Feinbürette). Sobald die Mischung nur noch schwach bräunlich gefärbt ist, wird 1,0 ml Stärke-I hinzugefügt.

Unter den gleichen Bedingungen ist ein Blindversuch durchzuführen.

Milliliter 0,1 N Natriumthiosulfatlösung	Gramm Invertzucker in 100 ml	Milliliter 0,1 N Natriumthiosulfatlösung	Gramm Invertzucker in 100 ml
2,62	66,5	2,75	70,0
2,63	66,8	2,76	70,3
2,64	67,1	2,77	70,6
2,65	67,4	2,78	70,9
2,66	67,6	2,79	71,1
2,67	67,9	2,80	71,4
2,68	68,2	2,81	71,7
2,69	68,4	2,82	72,0
2,70	68,7	2,83	72,2
2,71	69,0	2,84	72,5
2,72	69,2	2,85	72,8
2,73	69,5	2,86	73,1
2,74	69,8	2,87	73,4
		2,88	73,6

Sonstige Prüfungen

[j] *Pyrogene Verunreinigungen* (X, 3.0.): Die unter Verwendung von Wasser zur Injektion bereitete Lösung (8,0 ml/100,0 ml) muß den unter „Prüfung auf pyrogene Verunreinigungen" angegebenen Forderungen entsprechen.

[k] *Sterilität* (X, 4.0.): Die Substanz muß den unter „Prüfung auf Sterilität" angegebenen Forderungen entsprechen.

Aufbewahrung

In bakteriendicht verschlossenen Gefäßen und in Mengen, die zum einmaligen Gebrauch bestimmt sind.

Solutio Sorbitoli

Sorbitollösung

Gehalt an Polyalkoholen, berechnet als Sorbitol [$C_6H_{14}O_6$ (182,2)], 69,0 bis 71,0%.

Beschreibung

Nahezu farblose oder gelbliche, sirupöse Flüssigkeit.
Geruch nicht wahrnehmbar.
Geschmack süß.

Löslichkeit: Wasser . . . . mischbar
Äthanol . . . . mischbar im Verhältnis 1:1

Prüflösung: 14,20 g Substanz werden mit kohlendioxidfreiem Wasser zu 50,00 ml aufgefüllt.

Identitätsprüfung

[*a*] 10 Tropfen Substanz werden in einem 50-ml-Rundkolben mit 6,0 ml Essigsäureanhydrid und 10 Tropfen Pyridin versetzt. Die Mischung wird unter Rückflußkühlung 10 min im Sieden gehalten, mit 15,0 ml warmem Wasser versetzt und anschließend in einer Kältemischung aus Eis, Wasser und Natriumchlorid gekühlt. Beim Reiben der Gefäßwand mit einem Glasstab entsteht ein kristalliner Niederschlag. Der Niederschlag wird auf einem Filter gesammelt und 2mal mit je 5,0 ml Äthanol gewaschen. Die an der Luft 30 min getrockneten Kristalle schmelzen im Bereich von 96 bis 101 °C (III, 8.0.).

[*b*] Die Prüfung wird, wie unter „Dünnschichtchromatografische Prüfung" (III, 12.0.) angegeben, durchgeführt.

Adsorptionsschicht: Kieselgel G. Zur Herstellung der Adsorbenssuspension wird statt Wasser 0,1 M Borsäurelösung verwendet.

Aufzutragende Lösung: 1,00 ml Prüflösung wird mit Wasser zu 100,0 ml aufgefüllt. 10,0 ml der Lösung werden mit 50,0 ml Wasser versetzt. 5,0 µl dieser Lösung werden als Startfleck a aufgetragen.

Aufzutragende Lösung der Testsubstanz: 0,0150 g Sorbitol-Standard werden in 50,0 ml Wasser gelöst. 5,0 µl der Lösung werden als Startfleck b aufgetragen.

Beim Auftragen darf das Trocknen nicht durch einen Heißluftstrom beschleunigt werden.

Laufmittel: Wasser—iso-Propanol—Äthylazetat (54+34+12)

Trocknung: Die Dünnschichtplatte wird an der Luft aufbewahrt, bis das Laufmittel verdunstet ist.

Detektion: Reagenz I: frisch bereitete Natriumtetraoxojodatlösung (0,100 g/100,0 ml)
Reagenz II: Benzidin-RL*
Die Dünnschichtplatte wird mit dem Reagenz I und nach 5 min mit dem Reagenz II besprüht.

Auswertung: Der R_F-Wert des weißen Testsubstanzfleckes auf blauem Grund muß im Bereich von 0,25 bis 0,45 liegen.
Das Chromatogramm zeigt über dem Startpunkt a einen weißen Fleck auf blauem Grund mit dem R_F-Wert des Fleckes der Testsubstanz.

Reinheitsprüfung

[*c*] *Unlösliche Verunreinigungen, Farbe* (VI, 2.0./3.0.): 5,0 ml Prüflösung müssen nach Zusatz von 5,0 ml Wasser klar und farblos sein.

[*d*] *Alkalisch oder sauer reagierende Verunreinigungen:* 2,50 ml Prüflösung müssen nach Zusatz von 7,5 ml kohlendioxidfreiem Wasser sowie 2 Tropfen Phenolphthalein-I farblos und nach darauffolgendem Zusatz von 0,200 ml 0,01 N Kalilauge rot gefärbt sein.

[*e*] *Schwermetall-Ionen* (VI, 15.0.): 3,00 ml Prüflösung dürfen nach Zusatz von 7,0 ml Wasser bei der Prüfung auf „Schwermetall-Ionen" nach Methode I keine stärkere Färbung und gegebenenfalls keine stärkere Trübung als die Vergleichsprobe zeigen (höchstens 0,001%, berechnet als $Pb^{2\oplus}$).

[*f*] *Chlorid-Ionen* (VI, 7.0.): 0,50 ml Prüflösung dürfen nach Zusatz von 9,5 ml Wasser bei der „Prüfung auf Chlorid-Ionen" keine stärkere Trübung als die Vergleichsprobe zeigen (höchstens 0,007% $Cl^{\ominus}$).

[*g*] *Sulfat-Ionen* (VI, 16.0.): 1,20 ml Prüflösung dürfen nach Zusatz von 8,8 ml Wasser bei der „Prüfung auf Sulfat-Ionen" keine stärkere Trübung als die Vergleichsprobe zeigen (höchstens 0,015% $SO_4^{2\ominus}$).

[*h*] *Stärke, Dextrin:* 2,50 ml Prüflösung werden nach Zusatz von 7,5 ml Wasser zum Sieden erhitzt. Nach dem Erkalten und Zusatz von 1 Tropfen 0,1 N Jodlösung darf die Lösung keine andere Färbung zeigen als die Mischung aus 1 Tropfen 0,1 N Jodlösung und 10,0 ml Wasser.

[*i*] *Reduzierende Zucker:* 20,00 ml Prüflösung werden in einem 200-ml-Erlenmeyerkolben nach Zusatz von 10,0 ml Wasser und 20,00 ml Fehling-RL innerhalb 3 min zum Sieden gebracht und 120 s im Sieden gehalten, wobei in den Erlenmeyerkolben ein Trichter einzuhängen ist.
Anschließend wird die Mischung schnell unter fließendem Wasser auf 20 °C abgekühlt. Nach Zusatz von 3,0 g Kaliumjodid und 10,0 ml 6 N Schwefelsäure wird das ausgeschiedene Jod mit 0,1 N Natriumthiosulfatlösung titriert. Sobald die Lösung nur noch schwach gelb gefärbt ist, werden 10,0 ml Stärke-I hinzugefügt.
Unter den gleichen Bedingungen ist ein Blindversuch durchzuführen.

Es dürfen höchstens 6,0 ml 0,1 N Natriumthiosulfatlösung verbraucht werden (höchstens 0,35%, berechnet als Glukose).

[j] *Sulfatasche* (VI, 18.0.): 1,000 g Substanz wird, wie unter „Bestimmung der Sulfatasche" angegeben, behandelt. Die Substanz darf höchstens 0,20% Rückstand hinterlassen.

Gehaltsbestimmung

[k] 0,3000 g Substanz werden mit Wasser zu 100,00 ml aufgefüllt. 10,00 ml der Lösung werden in einem 100-ml-Erlenmeyerkolben nach Zusatz von 20,00 ml 0,1 N Natriumtetraoxojodatlösung im Wasserbad 10 min erhitzt. Anschließend wird die Lösung unter fließendem Wasser auf 20 °C abgekühlt, mit 0,50 g Kaliumhydrogenkarbonat, 25,00 ml 0,1 N Natriumarsenitlösung sowie 0,25 g Kaliumjodid versetzt und in dem verschlossenen Gefäß 15 min stehengelassen. Nach Zusatz von 2,0 ml Stärke-I wird die Lösung mit 0,1 N Jodlösung bis zur Blaufärbung titriert.
Unter den gleichen Bedingungen ist ein Blindversuch durchzuführen.

1 ml 0,1 N Jodlösung ist 1,822 mg Sorbitol äquivalent.

Somatotropinum

Somatotropin

Aus dem Hypophysenvorderlappen von Menschen gewonnenes Hormon. Es ist ein Peptid mit einer relativen Molekülmasse von 29755. Das Hormon besitzt eine stimulierende Wirkung auf das Körperwachstum.
0,001 g der Substanz hat die Wirksamkeit von mindestens 1 Internationalen Einheit.
Eine Internationale Einheit ist die spezifische Wirksamkeit von 1,0 mg des Internationalen Standards.

Beschreibung

Weißes, nahezu weißes oder schwach rosafarbenes, lockeres Pulver.
Geruch wahrnehmbar.
Geschmack wahrnehmbar.
Die Substanz ist hygroskopisch.

Löslichkeit: Wasser . . . . leicht löslich

Reinheitsprüfung

[*a*] *Unlösliche Verunreinigungen, Farbe* (VI, 2.0./3.0.): 0,0250 g Substanz müssen sich in 5,0 ml kohlendioxidfreiem Wasser lösen. Beim Lösen ist eine Schaumbildung zu vermeiden. Die Lösung muß klar und darf nicht stärker gefärbt sein als 5,0 ml Farb-VL Gr 4.
Die Lösung ist für die Prüfung nach [*b*] aufzubewahren.

[*b*] *Reaktion der Lösung:* Die Lösung von [*a*] muß einen pH-Wert (III, 7.0.) im Bereich von 5,5 bis 7,5 zeigen.

[*c*] *Trocknungsverlust* (VI, 19.0.): 0,0300 mg Substanz werden, wie unter „Bestimmung des Trocknungsverlustes" angegeben, behandelt und bei 60 °C und höchstens 5 Torr 3 h getrocknet. Die Substanz darf höchstens 7% Masse verlieren.

Biologische Wertbestimmung

[*d*] Die Bestimmung erfolgt an hypophysektomierten, infantilen weiblichen Ratten durch Ermittlung der durch die Substanz bewirkten Vergrößerung des Tibiaepiphysenfugenspaltes.

3046/I
2. AB – DDR/694/75

Versuchstiere

Die Wertbestimmung ist an gesunden, 35 bis 45 g schweren weiblichen Ratten vorzunehmen. Die Tiere werden 12 bis 14 d vor der ersten Injektion gewogen, hypophysektomiert und unter gleichbleibenden Bedingungen bei 23 bis 26 °C gehalten. Sie erhalten vor dem Versuch und während des Versuches Futter gleichbleibender Zusammensetzung. In den ersten 3 d nach der Hypophysektomie wird den Ratten eine Trinklösung, die je 100,0 ml Wasser 5,0 g Glukose und 0,90 g Natriumchlorid enthält, und danach Wasser gereicht.

Ausführung

Als Lösungsmittel zur Herstellung der Standard- und Prüflösungen dient isotonische Natriumchlorid-Injektionslösung. Die Standardlösungen S_{I} und S_{II} werden so hergestellt, daß sie 0,12 und 0,60 I.E. Somatotropin-Standard je Milliliter enthalten. Die Prüflösungen P_{I} und P_{II} müssen annähernd die gleiche Wirksamkeit wie die Standardlösungen S_{I} und S_{II} aufweisen.

Die hypophysektomierten Ratten werden 18 bis 24 h vor der ersten Injektion erneut gewogen und zufallsmäßig in 4 Gruppen zu je 12 Tieren aufgeteilt. Jeweils allen Ratten einer Gruppe werden täglich 0,250 ml der Standardlösung S_{I}, S_{II}, der Prüflösung P_{I} bzw. P_{II} an 4 aufeinanderfolgenden Tagen intraperitoneal verabreicht. 24 h nach der letzten Injektion werden die Ratten gewogen und getötet. Jedem Tier wird eine Tibia entnommen. Die Tibiae werden von anhängendem Gewebe freipräpariert und in der Mischung aus 1 Volumenteil Formaldehydlösung und 9 Volumenteilen Wasser fixiert. Nach 4 h werden die Knochen etwa 30 min unter fließendem Wasser gespült und anschließend vom proximalen Ende her längs in lateral-sagittaler Ebene gespalten sowie kurz mit Wasser gespült. Dann werden die Tibiae 60 min in Azeton gelegt und unter fließendem Wasser 30 min aufbewahrt.

Die Knochenhälften werden danach unter Lichtschutz 120 s in frisch bereitete Silbernitratlösung (2,00 g/100,0 ml) gelegt und anschließend unter direkter Lichteinwirkung etwa 15 min bis zur Dunkelfärbung der kalzifizierten Knochenanteile der Tibiae gewässert. Danach werden die Tibiahälften 90 s in Natriumthiosulfatlösung (10,0 g/100,0 ml) gelegt und unter fließendem Wasser 5 min aufbewahrt. Anschließend wird die Breite der Tibiaepiphysenfugenspalte an 10 verschiedenen Stellen gemessen. Erfolgt diese Messung nicht unmittelbar nach der Färbung, werden die Tibiahälften unter Lichtschutz in Äthanol (80 Vol.-%) oder n-Propanol (80 Vol.-%) aufbewahrt.

Auswertung

Aus den 20 für jede Tibia von jedem Tier ermittelten Meßwerten wird ein Mittelwert gebildet, der als Einzelwert für die statistische Auswertung dient. Die Auswertung erfolgt nach dem unter „Statistische Auswertung biologischer Prüfungen" (X, 8.0.) angegebenen (2+2)-Dosen-Verfahren der Varianzanalyse.

Das Ergebnis der Wertbestimmung muß innerhalb der Vertrauensgrenzen von mindestens 75% und höchstens 135% liegen.

Aufbewahrung

Vorsichtig!
In sehr gut verschlossenen Gefäßen.
Vor Licht geschützt.
Kühl.
Höchstens 2 Jahre.

Dosierung

Einzelmaximaldosis: im. 10 I.E. Tagesmaximaldosis: im. 10 I.E.

3046/I
2. AB – DDR/694/75

Sorbimacrogolum oleinicum 80

Sorbimakrogololeat 80

Aus äquimolaren Mengen Ölsäure und Sorbitol bzw. Sorbitolanhydriden gewonnener Ester, der durchschnittlich im molaren Verhältnis von 1:20 mit Äthylenoxid veräthert ist.

Beschreibung

Klare, gelbe, ölige Flüssigkeit.
Geruch schwach wahrnehmbar.
Geschmack schwach bitter.

Löslichkeit: Wasser . . . . leicht löslich
Äthanol . . . . mischbar

Prüflösung: 1,00 g Substanz wird in 20,0 ml kohlendioxidfreiem Wasser von 50 °C gelöst.

Kennzahlen

[*a*] *Hydroxylzahl* (IV, 3.0.): 65 bis 80

[*b*] *Jodzahl* (IV, 4.0.): 19 bis 24

[*c*] *Säurezahl* (IV, 6.0.): höchstens 2

[*d*] *Verseifungszahl* (IV, 7.0.): 45 bis 60

Identitätsprüfung

[*e*] *Viskosität* (III, 11.0.): 540 bis 665 cP

[*f*] 2,0 ml Substanz werden in einem 25-ml-Erlenmeyerkolben mit 3 Tropfen konzentrierter Schwefelsäure versetzt. Der Erlenmeyerkolben wird mit einem Stopfen verschlossen, durch den ein 2mal rechtwinklig gebogenes Glasrohr von 5 mm Durchmesser geführt wird. Der zweite Schenkel des Glasrohres wird in ein Reagenzglas eingeführt, in dem sich 2,0 ml Quecksilber(II)-chloridlösung (5,0 g/100,0 ml) befinden, und in diese eingetaucht. Die Mischung wird unter Schütteln erhitzt. Die entweichenden Dämpfe geben in der Quecksilber(II)-chloridlösung einen weißen, kristallinen Niederschlag.

Reinheitsprüfung

[*g*] *Farbe* (VI, 3.0.): 5,0 ml Substanz dürfen nicht stärker gefärbt sein als 5,0 ml Farb-VL Ge 7.

[*h*] *Reaktion:* Die Prüflösung muß einen pH-Wert (III, 7.0.) im Bereich von 5,0 bis 8,0 zeigen.

[*i*] *Schwermetall-Ionen* (VI, 15.0.): Der Rückstand von [*j*] wird mit 2,0 ml konzentrierter Salzsäure versetzt. Die Mischung wird auf dem Wasserbad zur Trockne eingedampft und der Rückstand in 20,0 ml Wasser gelöst. 10,0 ml der Lösung dürfen bei der ,,Prüfung auf Schwermetall-Ionen" nach Methode I keine stärkere Färbung und gegebenenfalls keine stärkere Trübung als die Vergleichsprobe zeigen (höchstens 0,002%, berechnet als $Pb^{2\oplus}$).

[*j*] *Sulfatasche* (VI, 18.0.): 1,000 g Substanz wird, wie unter ,,Bestimmung der Sulfatasche" angegeben, behandelt. Die Substanz darf höchstens 0,15% Rückstand hinterlassen.
Der Rückstand ist für die Prüfung nach [*i*] aufzubewahren.

[*k*] *Trocknungsverlust* (VI, 19.0.): 0,2000 g Substanz werden, wie unter ,,Bestimmung des Trocknungsverlustes" angegeben, behandelt und bei 105 °C 120 min getrocknet. Die Substanz darf höchstens 3,0% Masse verlieren.

Sorbitolum depuratum

Besonders gereinigtes Sorbitol

D-Glukohexit

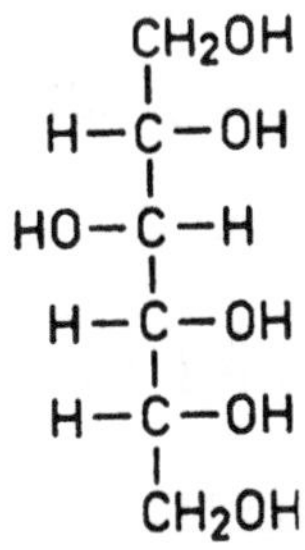

$C_6H_{14}O_6$ (182,2)

Gehalt 98,0 bis 101,0% Polyalkohole, berechnet als Sorbitol und auf die bei 60 °C und höchstens 5 Torr über Phosphor(V)-oxid getrocknete Substanz.

Beschreibung

Weißes, kristallines Pulver oder weißes Granulat.
Geruch nicht wahrnehmbar.
Geschmack süß.

Löslichkeit: Wasser . . . . sehr leicht löslich
Äthanol . . . . schwer löslich

Prüflösung: 4,000 g Substanz werden in kohlendioxidfreiem Wasser zu 20,0 ml gelöst.

Identitätsprüfung

[*a*] 0,50 g Substanz werden in einem 50-ml-Rundkolben mit 5,0 ml Essigsäureanhydrid und 10 Tropfen Pyridin versetzt. Die Mischung wird unter Rückflußkühlung 10 min im Sieden gehalten, mit 15,0 ml warmem Wasser versetzt und anschließend in einer Kältemischung aus Eis, Wasser und Natriumchlorid gekühlt. Beim Reiben der Gefäßwand mit einem Glasstab entsteht ein kristalliner Niederschlag. Der Niederschlag wird auf einem Filter gesammelt und 2mal mit je 5,0 ml Äthanol gewaschen. Die an der Luft 30 min getrockneten Kristalle schmelzen im Bereich von 96 bis 101 °C (III, 8.0.).

[*b*] Die Prüfung wird, wie unter „Dünnschichtchromatografische Prüfung“ (III, 12.0.) angegeben, durchgeführt.
Adsorptionsschicht: Kieselgel G. Zur Herstellung der Adsorbenssuspension wird statt Wasser 0,1 M Borsäurelösung verwendet.

Aufzutragende Lösung: 0,0300 g Substanz werden in 100,0 ml Wasser gelöst. 15,0 µl der Lösung werden als Startfleck a und 5,0 µl als Startfleck b aufgetragen.

Aufzutragende Lösung der Testsubstanz: 0,0300 g Sorbitol-Standard werden in 100,0 ml Wasser gelöst. 15,0 µl der Lösung werden als Startfleck c und 5,0 µl als Startfleck d aufgetragen.

Beim Auftragen darf das Trocknen nicht durch einen Heißluftstrom beschleunigt werden.

Laufmittel: Wasser—iso-Propanol—Äthylazetat (54+34+12)

Trocknung: Die Dünnschichtplatte wird an der Luft aufbewahrt, bis das Laufmittel verdunstet ist.

Detektion: Reagenz I: frisch bereitete Natriumtetraoxojodatlösung (0,100 g/100,0 ml)
Reagenz II: Benzidin-RL*

Die Dünnschichtplatte wird mit dem Reagenz I und nach 5 min mit dem Reagenz II besprüht.

Auswertung: Der R_F-Wert des weißen Testsubstanzfleckes auf blauem Grund über dem Startpunkt d muß im Bereich von 0,25 bis 0,45 liegen.

Das Chromatogramm zeigt über dem Startpunkt b einen weißen Fleck auf blauem Grund mit dem R_F-Wert des Fleckes der Testsubstanz.

Das Chromatogramm ist für die Prüfung nach [*h*] aufzubewahren.

Reinheitsprüfung

[*c*] *Unlösliche Verunreinigungen, Farbe* (VI, 2.0./3.0.): 5,0 ml Prüflösung müssen nach Zusatz von 5,0 ml Wasser klar und farblos sein.

[*d*] *Alkalisch oder sauer reagierende Verunreinigungen:* 2,50 ml Prüflösung müssen nach Zusatz von 7,5 ml kohlendioxidfreiem Wasser sowie 2 Tropfen Phenolphthalein-I farblos und nach darauffolgendem Zusatz von 0,200 ml 0,01 N Kalilauge rot gefärbt sein.

[*e*] *Schwermetall-Ionen* (VI, 15.0.): 5,0 ml Prüflösung dürfen nach Zusatz von 5,0 ml Wasser bei der „Prüfung auf Schwermetall-Ionen" nach Methode I keine stärkere Färbung und gegebenenfalls keine stärkere Trübung als die Vergleichsprobe zeigen (höchstens 0,001%, berechnet als $Pb^{2\oplus}$).

[*f*] *Chlorid-Ionen* (VI, 7.0.): 1,00 ml Prüflösung darf nach Zusatz von 9,0 ml Wasser bei der „Prüfung auf Chlorid-Ionen" keine stärkere Trübung als die Vergleichsprobe zeigen (höchstens 0,005% $Cl^{\ominus}$).

[*g*] *Sulfat-Ionen* (VI, 16.0.): 2,50 ml Prüflösung dürfen nach Zusatz von 7,5 ml Wasser bei der „Prüfung auf Sulfat-Ionen" keine stärkere Trübung als die Vergleichsprobe zeigen (höchstens 0,01% $SO_4^{2\ominus}$).

[*h*] *Mannitol:* Das Chromatogramm von [*b*] darf über dem Startpunkt a außer einem weißen Fleck auf blauem Grund nur einen Fleck zeigen, der hinsichtlich R_F-Wert mit

dem entsprechenden Fleck über dem Startpunkt c übereinstimmt und der nicht größer ist als dieser.

[i] *Stärke, Dextrin:* 2,50 ml Prüflösung werden nach Zusatz von 7,5 ml Wasser zum Sieden erhitzt. Nach dem Erkalten und Zusatz von 1 Tropfen 0,1 N Jodlösung darf die Lösung keine andere Färbung zeigen als die Mischung aus 1 Tropfen 0,1 N Jodlösung und 10,0 ml Wasser.

[j] *Reduzierende Zucker:* 10,00 g Substanz werden in einem 200-ml-Erlenmeyerkolben in 25,0 ml Wasser gelöst. Die Lösung wird nach Zusatz von 20,00 ml Fehling-RL innerhalb 3 min zum Sieden gebracht und 120 s im Sieden gehalten, wobei in den Erlenmeyerkolben ein Trichter einzuhängen ist. Anschließend wird die Mischung schnell unter fließendem Wasser auf 20 °C abgekühlt. Nach Zusatz von 3,0 g Kaliumjodid und 10,0 ml 6 N Schwefelsäure wird das ausgeschiedene Jod mit 0,1 N Natriumthiosulfatlösung titriert. Sobald die Lösung nur noch schwach gelb gefärbt ist, werden 10,0 ml Stärke-I hinzugefügt.
Unter den gleichen Bedingungen ist ein Blindversuch durchzuführen.
Es dürfen höchstens 6,0 ml 0,1 N Natriumthiosulfatlösung verbraucht werden (höchstens 0,2%, berechnet als Glukose).

[k] *Sulfatasche* (VI, 18.0.): 1,000 g Substanz wird, wie unter „Bestimmung der Sulfatasche" angegeben, behandelt. Die Substanz darf höchstens 0,10% Rückstand hinterlassen.

[l] *Trocknungsverlust:* 0,2500 g Substanz werden in einem bis zur Massekonstanz getrockneten Wägeglas in flacher Schicht ausgebreitet und in einem Vakuumtrockenschrank oder einer Trockenpistole bei 60 °C und höchstens 5 Torr über Phosphor(V)-oxid bis zur Massekonstanz getrocknet. Die Trocknungszeit zwischen den einzelnen Wägungen muß mindestens 8 h betragen. Zur Belüftung des Vakuumtrockenschrankes bzw. der Trockenpistole wird Luft verwendet, die durch eine Mischung aus Phosphor(V)-oxid und einem geeigneten Trägermaterial geleitet worden ist. Die Substanz darf höchstens 5,0% Masse verlieren.

Gehaltsbestimmung

[m] 0,2000 g Substanz werden in Wasser zu 100,00 ml gelöst. 10,00 ml der Lösung werden in einem 200-ml-Erlenmeyerkolben nach Zusatz von 20,00 ml 0,1 N Natriumtetraoxojodatlösung im Wasserbad 10 min erhitzt. Anschließend wird die Lösung unter fließendem Wasser auf 20 °C abgekühlt, mit 0,50 g Kaliumhydrogenkarbonat, 25,00 ml 0,1 N Natriumarsenitlösung sowie 0,25 g Kaliumjodid versetzt und in dem verschlossenen Gefäß 15 min stehengelassen. Nach Zusatz von 2,0 ml Stärke-I wird die Lösung mit 0,1 N Jodlösung bis zur Blaufärbung titriert.
Unter den gleichen Bedingungen ist ein Blindversuch durchzuführen.

1 ml 0,1 N Jodlösung ist 1,822 mg Sorbitol äquivalent.

Der Gehalt wird auf die bei 60 °C und höchstens 5 Torr über Phosphor(V)-oxid getrocknete Substanz berechnet.

Sonstige Prüfungen

[n] *Pyrogene Verunreinigungen* (X, 3.0.): Die unter Verwendung von Wasser zur Injektion bereitete Lösung (5,00 g/100,0 ml) muß den unter „Prüfung auf pyrogene Verunreinigungen" angegebenen Forderungen entsprechen.

Aufbewahrung

In dem Verbrauch angemessenen Gefäßen.

Sparteinum sulfuricum

Sparteinsulfat

Sparteini sulfas

Dodekahydro-7.14-methano-2H.6H-dipyrido-[1.2 : a-1'.2': e]-1.5-diazozinsulfat

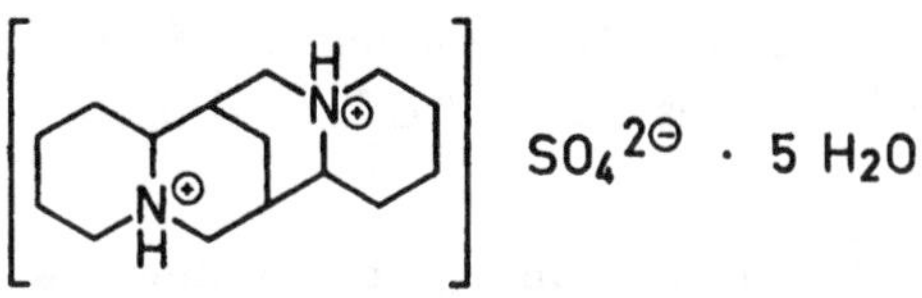

$(C_{15}H_{26}N_2)H_2SO_4 \cdot 5\ H_2O$ (422,5)

Gehalt 98,0 bis 101,5% wasserfreies Sparteinsulfat [$(C_{15}H_{26}N_2)H_2SO_4$ (332,5)], berechnet auf die bei 105 °C getrocknete Substanz.

Beschreibung

Farblose Kristalle oder weißes, kristallines Pulver.
Geruch nicht wahrnehmbar.
Geschmack salzig und bitter.
Die Substanz ist schwach hygroskopisch.

Löslichkeit: Wasser . . . . leicht löslich
Äthanol . . . . leicht löslich

Prüflösung: 1,2500 g Substanz werden in kohlendioxidfreiem Wasser zu 25,00 ml gelöst.

Identitätsprüfung

[*a*] *Optische Drehung* (III, 6.0.): $[\alpha]_D^{20} = -21{,}0$ bis $-23{,}0°$. Zur Bestimmung werden die Prüflösung und ein Beobachtungsrohr von 20 cm Länge verwendet.
Die Prüflösung ist für die weiteren Prüfungen aufzubewahren.

[*b*] 5,0 ml Prüflösung werden mit 1,0 ml 3 N Natronlauge versetzt. Es entsteht eine weiße, ölige Abscheidung, die nach Zusatz von 3,0 ml Äther beim Schütteln wieder verschwindet. Die ätherische Lösung wird mit einer Pipette vorsichtig entnommen, in ein Reagenzglas gegeben und nach Zusatz von 0,020 g gereinigtem Schwefel 5 s geschüttelt. Nach dem Einleiten von Schwefelwasserstoff zeigt die Mischung eine rote Färbung, die nach Zusatz von 2,0 ml Wasser verschwindet.

[*c*] 1,0 ml Prüflösung gibt nach Zusatz von 4,0 ml Wasser, 10 Tropfen 3 N Salzsäure und 10 Tropfen Bariumchloridlösung (5,0 g/100,0 ml) einen weißen, kristallinen Niederschlag.

3046/I
2. AB – DDR/697/75

Reinheitsprüfung

[*d*] *Unlösliche Verunreinigungen, Farbe* (VI, 2.0./3.0.): 5,0 ml Prüflösung müssen klar und farblos sein.

[*e*] *Alkalisch oder sauer reagierende Verunreinigungen:* 2,00 ml Prüflösung müssen nach Zusatz von 2 Tropfen Bromphenolblau-I grün oder blau und nach darauffolgendem Zusatz von 1,00 ml 0,01 N Kalilauge blauviolett gefärbt sein.

[*f*] *Chlorid-Ionen* (VI, 7.0.): 2,00 ml Prüflösung dürfen nach Zusatz von 8,0 ml Wasser bei der „Prüfung auf Chlorid-Ionen" keine stärkere Trübung als die Vergleichsprobe zeigen (höchstens 0,01% $Cl^{\ominus}$).

[*g*] *Sulfatasche* (VI, 18.0.): 1,000 g Substanz wird, wie unter „Bestimmung der Sulfatasche" angegeben, behandelt. Die Substanz darf höchstens 0,10% Rückstand hinterlassen.

[*h*] *Trocknungsverlust* (VI, 19.0.): 0,4000 g Substanz werden, wie unter „Bestimmung des Trocknungsverlustes" angegeben, behandelt und bei 105 °C 5 h getrocknet. Die Substanz darf nicht weniger als 19,5% und nicht mehr als 21,5% Masse verlieren.

Gehaltsbestimmung

[*i*] 0,3000 g Substanz werden in 20,0 ml Wasser gelöst. Nach Zusatz von 3 Tropfen Phenolphthalein-I wird die Lösung mit 0,1 N Natronlauge bis zur Rosafärbung titriert (Feinbürette).

1 ml 0,1 N Natronlauge ist 33,25 mg wasserfreiem Sparteinsulfat äquivalent.
Der Gehalt wird auf die bei 105 °C getrocknete Substanz berechnet.

Aufbewahrung
Vorsichtig!
Vor Licht geschützt.

Dosierung

Einzelmaximaldosis:		Tagesmaximaldosis:	
oral	0,3 g	oral	1,0 g
im.	0,25 g	im.	0,6 g
iv.	0,25 g	iv.	0,6 g

Spiritus Glyceroli trinitrici

Glyzeroltrinitratspiritus

Lösung von Glyzeroltrinitrat in Äthanol (90 Vol.-%).

Gehalt an Glyzeroltrinitrat [$C_3H_5N_3O_9$ (227,1)] 0,98 bis 1,02%.

Beschreibung

Klare, farblose oder nahezu farblose Flüssigkeit.
Geruch nach Äthanol.

Löslichkeit: Äthanol . . . . mischbar

Identitätsprüfung

[*a*] 0,50 ml Substanz werden mit 5,0 ml Kaliumdichromatlösung (5,0 g/100,0 ml) und unter wiederholtem Schütteln anteilweise mit 1,5 ml konzentrierter Schwefelsäure versetzt. In die entweichenden Dämpfe wird ein mit der unmittelbar vor der Verwendung bereiteten Mischung aus 9,5 ml frisch bereiteter Dinatriumpentazyanonitrosylferratlösung (1,00 g/100,0 ml) und 0,50 ml Piperidin angefeuchtetes Stück Filterpapier gehalten. Dieses zeigt eine kräftig blaue Färbung.

[*b*] 2,0 ml Substanz werden in einer kleinen Schale auf dem Wasserbad eingedampft. Es verbleiben ölige Tröpfchen, die nach dem Einsaugen in eine feine Kapillare beim Einbringen in eine Flamme verpuffen.

Reinheitsprüfung

[*c*] *Alkalisch oder sauer reagierende Verunreinigungen:* 5,0 ml Substanz müssen nach Zusatz von 2 Tropfen Methylrot-I rot oder orange und nach darauffolgendem Zusatz von 0,100 ml 0,01 N Kalilauge gelb gefärbt sein.

Gehaltsbestimmung

[*d*] 1,000 g Substanz wird mit 20,0 ml 0,1 N Natronlauge versetzt. Die Mischung wird unter Rückflußkühlung 20 min im Sieden gehalten. Anschließend werden 50 ml Wasser durch den Kühler zu der Mischung gegeben. Nach dem Abkühlen auf 20 °C wird die Lösung mit Wasser zu 250,0 ml aufgefüllt. 1,00 ml dieser Lösung wird mit 1,00 ml Sulfanilsäurelösung (0,50 g/100,0 ml), 20,0 ml 0,1 N Salzsäure sowie 1,00 ml α-Naphthylamin-RL* versetzt und mit Wasser zu 25,00 ml aufgefüllt. Die Extinktion (III, 5.0.) der Lösung wird 25, 30, 35 und 40 min nach dem Auffüllen bei 530 nm ± 2 nm

im Maximum gegen die nachstehend beschriebene Blindprobe gemessen. Die dabei ermittelte höchste Extinktion wird der Berechnung zugrunde gelegt.
Blindprobe: 1,00 ml Sulfanilsäurelösung (0,50 g/100,0 ml), 20,0 ml 0,1 N Salzsäure sowie 1,00 ml α-Naphthylamin-RL* werden gemischt und mit Wasser zu 25,00 ml aufgefüllt.
Vergleichsprobe: 0,3000 g bei 100 °C 3 h getrocknetes Natriumnitrit werden in Wasser zu 500,0 ml gelöst. 10,00 ml der Lösung werden mit Wasser zu 250,0 ml aufgefüllt. 1,00 ml dieser Lösung wird, wie vorstehend angegeben, weiterbehandelt.

Berechnung:

$$\% \text{ Glyzeroltrinitrat} = \frac{3{,}291 \cdot E_1 \cdot Ew_2}{E_2 \cdot Ew_1}$$

E_1 = Extinktion der Lösung.
E_2 = Extinktion der Vergleichsprobe.
Ew_1 = Einwaage der Substanz in Gramm.
Ew_2 = Einwaage des getrockneten Natriumnitrits in Gramm.

Aufbewahrung

Sehr vorsichtig!
Vor Licht geschützt.

Dosierung

Einzelmaximaldosis: oral 0,1 g — Tagesmaximaldosis: oral 0,4 g

Spiritus Picis Lithanthracis

Steinkohlenteerspiritus

Gehalt an Äthanol, berechnet als C_2H_5OH, 74,0 bis 82,0 Vol.-%.

Zusammensetzung:		
	Steinkohlenteer	200,0 g
	Sorbimakrogololeat 80	50,0 g
	kampfervergälltes Äthanol	nach Bedarf

Herstellung: Der Steinkohlenteer wird mit 750,0 g Seesand z. A. verrieben. Die Mischung wird mit dem Sorbimakrogololeat 80 sowie mit 600,0 g kampfervergälltem Äthanol versetzt und unter wiederholtem Schütteln 7 d stehengelassen. Danach wird die Mischung filtriert. Das Filtrat wird unter Waschen des Rückstandes mit kampfervergälltem Äthanol zu 1 000,0 g ergänzt.

Beschreibung

Klare, braunschwarze Flüssigkeit.
Geruch nach Steinkohlenteer und Äthanol.

Löslichkeit: Äthanol . . . . mischbar

Identitätsprüfung

[*a*] 1 Tropfen Substanz wird mit 10,0 ml Äthanol versetzt. Die Mischung zeigt eine blaugrüne Fluoreszenz.

[*b*] 20,0 ml Substanz werden auf dem Wasserbad eingedampft, bis ein dickflüssiger Rückstand entstanden ist. Der Rückstand wird in einem 25-ml-Erlenmeyerkolben mit 1,00 ml konzentrierter Schwefelsäure versetzt. Der Erlenmeyerkolben wird mit einem Stopfen verschlossen, durch den ein 2mal rechtwinklig gebogenes Glasrohr von 5 mm Durchmesser geführt wird. Der zweite Schenkel des Glasrohres wird in ein Reagenzglas eingeführt, in dem sich 2,0 ml Quecksilber(II)-chloridlösung (5,0 g/100,0 ml) befinden, und in diese eingetaucht. Die Mischung wird unter Schütteln erhitzt. Die entweichenden Dämpfe geben in der Quecksilber(II)-chloridlösung einen weißen, kristallinen Niederschlag.

[*c*] 10 Tropfen Substanz werden mit 5,0 ml Kaliumdichromatlösung (5,0 g/100,0 ml) und 3,0 ml konzentrierter Schwefelsäure versetzt. In die entweichenden Dämpfe wird ein mit der unmittelbar vor der Verwendung bereiteten Mischung aus 9,5 ml frisch bereiteter Dinatriumpentazyanonitrosylferratlösung (1,00 g/100,0 ml) und 0,50 ml Piperidin angefeuchtetes Stück Filterpapier gehalten. Dieses zeigt eine kräftig blaue Färbung.

Reinheitsprüfung

[*d*] *Alkalisch oder sauer reagierende Verunreinigungen:* 1,00 ml Substanz wird nach Zusatz von 10,0 ml kohlendioxidfreiem Wasser 120 s geschüttelt und filtriert. Das Filtrat darf rotes Lackmuspapier nicht blau und blaues Lackmuspapier nicht rot färben.

[*e*] *Verdampfungsrückstand* (VI, 20.0.): 5,000 g Substanz werden, wie unter „Bestimmung des Verdampfungsrückstandes" angegeben, behandelt, wobei der Rückstand 6 h getrocknet wird. Die Substanz muß mindestens 8,0% Rückstand hinterlassen.

Gehaltsbestimmung

[*f*] *Äthanol* (VII, 2.0.): 25,00 ml Substanz werden in einem 250-ml-Rundkolben mit 50 ml Wasser und einigen Siedesteinen versetzt. Die Mischung wird destilliert, bis 50 ml Destillat übergegangen sind. Das Destillat wird in einem 250-ml-Scheidetrichter mit 22,0 g grob gepulvertem Natriumchlorid versetzt und unter wiederholtem Schütteln 20 min stehengelassen. Die Mischung wird mit 20,0 ml Petroläther versetzt, geschüttelt und 20 min stehengelassen. Die wäßrige Schicht wird in einen 250-ml-Rundkolben gegeben. Die Petrolätherlösung wird 2mal mit je 15,0 ml Natriumchlorid-RL ausgeschüttelt, wobei jeweils nach 20 min die wäßrige Schicht abgetrennt und in den Rundkolben gegeben wird. Die vereinigten wäßrigen Flüssigkeiten werden, wie unter „Bestimmung des Äthanolgehaltes" angegeben, behandelt.

Spiritus saponatus

Seifenspiritus

Durch Verseifen von Rapsöl mit Kalilauge gewonnene, äthanolhaltige Mischung.

Gehalt an Fettsäuren 8,5 bis 10,0% und an Äthanol, berechnet als C_2H_5OH, 51,0 bis 56,0 Vol.-%.

Beschreibung

Klare, hellgelbe oder gelbe Flüssigkeit.
Geruch charakteristisch.
Beim Schütteln schäumt die Substanz.

Löslichkeit: Wasser, Äthanol . . . . mischbar

Identitätsprüfung

[*a*] Die Mischung von [*b*] wird durch ein angefeuchtetes Filterpapier filtriert. 5,0 ml des Filtrates geben nach Zusatz von 10 Tropfen 6 N Perchlorsäure einen weißen, kristallinen Niederschlag.

[*b*] 5,0 ml Substanz und 5,0 ml Wasser werden gemischt. Nach Zusatz von 1,0 ml 3 N Salzsäure entsteht ein weißer Niederschlag. Die Mischung wird im Wasserbad 10 min erhitzt. Innerhalb dieser Zeit scheidet sich auf der Oberfläche der wäßrigen Flüssigkeit eine gelbliche, ölige Schicht ab.
Die Mischung ist für die Prüfung nach [*a*] aufzubewahren.

[*c*] 1,0 ml Substanz wird mit 5,0 ml Kaliumdichromatlösung (5,0 g/100,0 ml) und 3,0 ml konzentrierter Schwefelsäure versetzt. In die entweichenden Dämpfe wird ein mit der unmittelbar vor der Verwendung bereiteten Mischung aus 9,5 ml frisch bereiteter Dinatriumpentazyanonitrosylferratlösung (1,00 g/100,0 ml) und 0,50 ml Piperidin angefeuchtetes Stück Filterpapier gehalten. Dieses zeigt eine kräftig blaue Färbung.

Reinheitsprüfung

[*d*] *Unlösliche Verunreinigungen* (VI, 2.0.): 1,00 ml Substanz wird mit 10,0 ml Wasser versetzt. Die Lösung muß klar sein.

[*e*] *Alkalisch reagierende Verunreinigungen:* 5,0 ml Substanz dürfen nach Zusatz von 3 Tropfen Phenolphthalein-I und 0,300 ml 0,1 N Salzsäure nicht rot gefärbt sein.

Gehaltsbestimmung

[*f*] *Fettsäuren:* 10,00 g Substanz werden in einem 100-ml-Erlenmeyerkolben mit 50,0 ml Wasser versetzt. Nach Zusatz von 7,0 ml 3 N Schwefelsäure wird die Mischung auf dem Wasserbad erwärmt, bis die ausgeschiedenen Fettsäuren eine klare Schicht auf der Oberfläche der Flüssigkeit bilden. Nach dem Erkalten werden 10,0 ml Petroläther zugesetzt und unter vorsichtigem Schwenken die Fettsäuren gelöst. Der Inhalt des Erlenmeyerkolbens wird in einen Scheidetrichter gegeben und der Erlenmeyerkolben mit 10,0 ml sowie 5,0 ml Petroläther gewaschen. Die vereinigten Flüssigkeiten werden kräftig geschüttelt. Nach dem Entmischen wird die wäßrige Schicht möglichst vollständig abgetrennt. Die Petrolätherlösung wird mit 25,0 ml Wasser gewaschen, mit 1,0 g wasserfreiem Natriumsulfat versetzt, kräftig geschüttelt und 30 min stehengelassen. Anschließend wird die Petrolätherlösung in einen bei 75 °C bis zur Massekonstanz getrockneten 50-ml-Erlenmeyerkolben filtriert. Scheidetrichter und Filter werden 2mal mit je 5,0 ml Petroläther gewaschen. Die vereinigten Filtrate werden in einem Wasserbad von höchstens 60 °C destilliert. Der Rückstand wird bei 70 bis 75 °C bis zur Massekonstanz getrocknet.

1 g Rückstand entspricht 1 g Fettsäure.

[*g*] *Äthanol* (VII, 2.0.): 15,00 ml Substanz werden nach Zusatz von 10,0 ml 3 N Schwefelsäure, wie unter „Bestimmung des Äthanolgehaltes“ angegeben, behandelt.

Spirochäten-Antigen für die Komplementbindungsreaktion

Aufschwemmung von mit Ultraschall zerstörten Keimen von Treponema (Spirochaeta) forans.
Die Substanz dient als Proteinantigen dem spezifischen serologischen Nachweis von Luesantikörpern mit der Komplementbindungsreaktion.
Die Substanz enthält Phenol als Konservierungsmittel.
Die Substanz ist unmittelbar vor jeder Prüfung und Entnahme mindestens 30 s zu schütteln.

Beschreibung

Weißgraue Suspension.
Geruch nach Phenol.

Bestimmung der spezifischen Wirksamkeit

Die Substanz wird mit mindestens fünf verschiedenen Seren, die bei den serologischen Methoden der Luesdiagnostik positiv reagieren und von Menschen mit erwiesener luetischer Erkrankung gewonnen worden sind, und mindestens fünf verschiedenen Seren, die unter den gleichen Bedingungen negativ reagieren und von Menschen ohne luetische Erkrankung gewonnen worden sind, in Gegenwart von hämolytischem System und verdünntem Meerschweinchenkomplement auf ihre spezifische serologische Wirksamkeit geprüft.
Die Substanz wird der Deklaration entsprechend verdünnt. Die Verdünnung ist frisch zu bereiten.
Alle Prüfungen werden in Reagenzgläsern durchgeführt.

Hämolytisches System: Gleiche Volumen Schafblutkörperchenaufschwemmung und verdünntes Hämolysin werden gemischt. Die Mischung wird 10 min stehengelassen, anschließend nochmals sorgfältig gemischt und unmittelbar danach verwendet.

Verdünntes Hämolysin: Von „Hämolysin gegen Schaferythrozyten" zur bakteriologischen Diagnostik werden mit Barbital-Puffer Nr. 1 2 Verdünnungsreihen, ausgehend von den Verdünnungen 1:500 bzw. 1:750 bis zu den Verdünnungen 1:8000 bzw. 1:12000, in der Weise hergestellt, daß jede Verdünnung doppelt so hoch ist wie die vorangehende. 0,50 ml jeder Verdünnung werden jeweils mit 0,50 ml Schafblutkörperchenaufschwemmung versetzt. Als Kontrollmischung werden 0,50 ml Schafblutkörperchenaufschwemmung mit 0,50 ml Barbital-Puffer Nr. 1 versetzt.
Nach 10 min werden alle Mischungen jeweils mit 0,50 ml der frisch bereiteten Verdünnung von Meerschweinchenkomplement mit Barbital-Puffer Nr. 1 1:15 sowie mit

1,00 ml Barbital-Puffer Nr. 1 versetzt und anschließend in einem Wasserbad von 37 °C ± 1 °C 45 min aufbewahrt.
Nach 15 min und 45 min wird jeweils diejenige Mischung ermittelt, die bei der höchsten Verdünnung des Hämolysins noch vollkommene Hämolyse zeigt. Die Kontrollmischung darf keine Hämolyse zeigen.
„Hämolysin gegen Schaferythrozyten“ zur bakteriologischen Diagnostik wird mit Barbital-Puffer Nr. 1 so verdünnt, daß die Verdünnung ein Fünftel der nach 45 min hämolysierenden höchsten Verdünnung des Hämolysins beträgt, aber nicht niedriger ist als die nach 15 min hämolysierende höchste Verdünnung des Hämolysins.
Diese Mischung wird als verdünntes Hämolysin verwendet und ist frisch zu bereiten.

Verdünntes Meerschweinchenkomplement: Von Meerschweinchenkomplement wird mit Barbital-Puffer Nr. 1 eine Verdünnungsreihe nach der geometrischen Reihe $1{,}25^n$, ausgehend von der Verdünnung 1:12,2 bis zu der Verdünnung 1:142,0 angelegt.
0,50 ml jeder Verdünnung werden jeweils mit 0,50 ml Barbital-Puffer Nr. 1 sowie 0,50 ml Verdünnung der Substanz versetzt. Als Kontrollmischung wird 1,00 ml Barbital-Puffer Nr. 1 mit 0,50 ml der Verdünnung der Substanz versetzt.
Alle Mischungen werden in einem Wasserbad von 37 °C ± 1 °C 30 min aufbewahrt. Dann werden alle Mischungen jeweils mit 1,00 ml hämolytischem System versetzt und in dem gleichen Wasserbad 45 min aufbewahrt.
Anschließend wird diejenige Mischung ermittelt, die bei der höchsten Verdünnung des Meerschweinchenkomplements noch vollkommene Hämolyse zeigt. Die Kontrollmischung darf keine Hämolyse zeigen.
Meerschweinchenkomplement wird mit Barbital-Puffer Nr. 1 so verdünnt, daß die Verdünnung zwei Siebentel der ermittelten höchsten Verdünnung beträgt.
Diese Mischung wird als verdünntes Meerschweinchenkomplement verwendet und ist frisch zu bereiten.

Ausführung

Je 1,00 ml aller Seren wird in einem Wasserbad von 56 °C ± 1 °C 30 min aufbewahrt. Nach dem Erkalten werden von jedem Serum mit Barbital-Puffer Nr. 1 2 Verdünnungsreihen nach der geometrischen Reihe 2^n, ausgehend von der Verdünnung 1:4 bis zu der Verdünnung 1:512, hergestellt.
0,250 ml jeder Verdünnung einer Reihe werden jeweils mit 0,250 ml der Verdünnung der Substanz versetzt. 0,250 ml jeder Verdünnung der Parallelreihe des gleichen Serums werden jeweils mit 0,250 ml Spirochäten-Antigen-Standard versetzt. Als Kontrollmischungen werden 0,250 ml der Verdünnung 1:4 eines jeden Serums mit 0,250 ml Barbital-Puffer Nr. 1 versetzt.
Alle Mischungen werden mit 0,250 ml verdünntem Meerschweinchenkomplement versetzt, danach bei 4 °C ± 1 °C 16 bis 18 h und anschließend in einem Wasserbad von 37 °C ± 1 °C 30 min aufbewahrt. Nach Zusatz von 0,50 ml hämolytischem System werden alle Mischungen in dem gleichen Wasserbad 45 min aufbewahrt.

Danach müssen die Kontrollmischungen sowie alle Mischungen mit den Verdünnungen der negativ reagierenden Seren Hämolyse zeigen.
In den Verdünnungsreihen der positiv reagierenden Seren wird jeweils diejenige Mischung ermittelt, die bei der höchsten Serumverdünnung noch keine Hämolyse zeigt. Dabei dürfen sich in den 2 Parallelreihen, die von einem Serum hergestellt worden sind, die ermittelten Mischungen nur um eine Verdünnungsstufe des jeweils gleichen Serums unterscheiden.

Aufbewahrung

In sehr gut verschlossenen Gefäßen.
Vor Licht geschützt.
Kühl.
Höchstens ein Jahr nach Abschluß der staatlichen Prüfung.

Stannum

Zinn

Sn (118,7)

Gehalt 97,5 bis 100,0% Zinn.

Beschreibung

Graues Pulver.
Geruch nicht wahrnehmbar.
Geschmack nicht wahrnehmbar.

Identitätsprüfung

[*a*] 0,100 g Substanz wird mit 10,0 ml 6 N Salzsäure versetzt. Die Mischung wird 5 min im Sieden gehalten und nach dem Erkalten filtriert. 3,0 ml des Filtrates geben nach Zusatz von 5,0 ml Wasser, 1,0 ml Quecksilber(II)-chloridlösung (5,0 g/100,0 ml) und 2,0 ml 6 N Ammoniaklösung einen grauschwarzen Niederschlag.

Reinheitsprüfung

[*b*] *Arsen* (VI, 5.0.): 0,0400 g Substanz werden mit 1,00 ml konzentrierter Salpetersäure versetzt. Die Mischung wird unter wiederholtem Schwenken 15 min stehengelassen und danach mit 3 N Salzsäure zu 20,0 ml aufgefüllt. 2,00 ml der Lösung werden nach Zusatz von 28,0 ml Wasser, wie unter „Prüfung auf Arsen-Ionen" angegeben, behandelt. Das Quecksilberbromidpapier darf keine stärkere Färbung als das der nachstehend beschriebenen Vergleichsprobe zeigen (höchstens 0,025% As).
Vergleichsprobe: 10,0 ml Arsen-VL werden nach Zusatz von 17,0 ml Wasser und 2,00 ml der Mischung aus 1,00 ml konzentrierter Salpetersäure und 19,0 ml 3 N Salzsäure, wie unter „Prüfung auf Arsen-Ionen" angegeben, behandelt.

[*c*] *Blei, Wismut:* Die Prüfung wird, wie unter „Dünnschichtchromatografische Prüfung" (III, 12.0.) angegeben, durchgeführt.
Adsorptionsschicht: Kieselgel G
Aufzutragende Lösungen: Lösung 1: 0,250 g Substanz werden mit 1,50 ml konzentrierter Salpetersäure versetzt und unter wiederholtem Schwenken 15 min stehengelassen. Danach wird die Mischung mit 6 N Salzsäure zu 5,0 ml aufgefüllt. 10,0 µl der Lösung werden als Startfleck a aufgetragen.
Lösung 2: 5,0 µl konzentrierte Blei-VL (VI, 15.0.) werden als Startfleck b aufgetragen.

Laufmittel: n-Butanol—3 N Salzsäure—Wasser—Azetylazeton (100+10+10+2)
Trocknung: Die Dünnschichtplatte wird bei 120 °C 10 min getrocknet.
Detektion: Reagenz: 4,0 ml Ammoniumsulfidlösung werden vor der Verwendung mit Wasser zu 100,0 ml aufgefüllt. Die Dünnschichtplatte wird nach dem Erkalten mit dem Reagenz besprüht.
Auswertung: Das Chromatogramm darf über dem Startpunkt a nur einen braunen Fleck zeigen, der hinsichtlich R_F-Wert mit dem Fleck über dem Startpunkt b übereinstimmt und der weder größer noch stärker gefärbt ist als dieser (höchstens 0,1% $Pb^{2\oplus}$).

Gehaltsbestimmung

[*d*] 1,0000 g Substanz wird in einem Becherglas mit 10,0 ml rauchender Salpetersäure und nach 120 s mit 5,0 ml Wasser versetzt. Das Becherglas wird mit einem Uhrglas bedeckt und die Mischung auf dem Wasserbad 60 min erhitzt. Anschließend wird die Mischung zum Sieden erhitzt und nach Zusatz von 50,0 ml heißem Wasser durch ein Filterpapier der Sorte h filtriert. Der Niederschlag wird 3mal mit je 10,0 ml heißem Wasser gewaschen. Filter und Niederschlag werden in einem bis zur Massekonstanz geglühten Porzellantiegel nach Zusatz von 2,0 ml Ammoniumnitratlösung (10,0 g/100,0 ml), wie unter „Bestimmung des Glührückstandes" (VI, 17.0.) angegeben, behandelt.

1 g Zinndioxid ist 787,6 mg Zinn äquivalent.

Aufbewahrung

Höchstens 10 Jahre.

Stannum chloratum

Zinn(II)-chlorid

$SnCl_2 \cdot x\,H_2O$

Gehalt 99,0 bis 119,0%, berechnet als Zinn(II)-chlorid-2-hydrat [$SnCl_2 \cdot 2H_2O$ (225,6)].

Beschreibung

Farblose Kristalle oder weißes, kristallines Pulver.
Geruch wahrnehmbar.
Geschmack brennend, sauer und stark zusammenziehend.

Löslichkeit: Äthanol . . . . sehr leicht löslich

Prüflösung I: 0,800 g Substanz werden nach Zusatz von 1,50 ml 3 N Salzsäure in Wasser zu 40,0 ml gelöst.

Prüflösung II: 1,000 g Substanz wird in der Mischung aus 10,0 ml 6 N Salzsäure und 20,0 ml Wasser gelöst. Nach dem Erhitzen wird in die Lösung 45 min Schwefelwasserstoff eingeleitet. Danach wird die Mischung 15 min stehengelassen. 5,0 ml dieser Mischung werden filtriert. In das Filtrat wird 3 min Schwefelwasserstoff eingeleitet. Entsteht ein brauner Niederschlag, wird die Mischung filtriert und das Filtrat zu der Hauptmenge der Mischung gegeben. In diese Mischung wird 15 min Schwefelwasserstoff eingeleitet. Dieser Vorgang wird so oft wiederholt, bis in dem Filtrat von 5,0 ml der Mischung beim Einleiten von Schwefelwasserstoff kein Niederschlag mehr entsteht. Die gesamte Mischung wird filtriert und der Niederschlag mit 10,0 ml Wasser gewaschen. Das Filtrat wird erhitzt, bis der Geruch des Schwefelwasserstoffes nicht mehr wahrnehmbar ist, und nach dem Erkalten mit Wasser zu 50,0 ml aufgefüllt.

Identitätsprüfung

[*a*] 1,0 ml Prüflösung I gibt nach Zusatz von 5,0 ml Wasser und 1 Tropfen Quecksilber(II)-chloridlösung (5,0 g/100,0 ml) einen grauschwarzen Niederschlag.

[*b*] 0,10 g Substanz wird in 5,0 ml Wasser unter Zusatz von 2 Tropfen 5 N Salpetersäure gelöst. Die Lösung gibt nach Zusatz von 1,0 ml 0,1 N Silbernitratlösung einen weißen Niederschlag, der nach Zusatz von 2,0 ml 6 N Ammoniaklösung in einen schwarzen übergeht.

3046/I
2. AB – DDR/705/75

Reinheitsprüfung

[c] *Unlösliche Verunreinigungen, Farbe* (VI, 2.0./3.0.): 5,0 ml Prüflösung I müssen klar und farblos sein.

[d] *Arsen-Ionen* (VI, 5.0.): 25,0 ml Prüflösung I werden nach Zusatz von 5,0 ml Wasser, wie unter „Prüfung auf Arsen-Ionen" angegeben, behandelt. Das Quecksilberbromidpapier darf keine stärkere Färbung als das der Vergleichsprobe zeigen (höchstens 0,0002% $As^{3\oplus}/As^{5\oplus}$).

[e] *Eisen-Ionen* (VI, 8.0.): 5,0 ml Prüflösung II dürfen nach Zusatz von 5,0 ml Wasser bei der „Prüfung auf Eisen-Ionen" keine stärkere Färbung als die Vergleichsprobe zeigen (höchstens 0,01% $Fe^{2\oplus}/Fe^{3\oplus}$).

[f] *Schwermetall-Ionen* (VI, 15.0.): 0,100 g Substanz wird in einem Porzellantiegel in 10 Tropfen Wasser gelöst. Die Lösung wird tropfenweise mit 1,0 ml konzentrierter Wasserstoffperoxidlösung versetzt und auf dem Wasserbad zur Trockne eingedampft. Der Rückstand wird nach Zusatz von 0,50 g Ammoniumnitrat erhitzt, bis keine weißen Dämpfe mehr entstehen. Nach dem Erkalten wird der Rückstand mit 0,70 ml 5 N Salpetersäure und 8,0 ml Wasser versetzt. Die Mischung wird zum Sieden erhitzt und nach dem Erkalten filtriert. Das Filtrat wird unter Waschen des Filters mit Wasser zu 10,0 ml aufgefüllt. 5,0 ml der Lösung werden nach Zusatz von 10 Tropfen 3 N Natronlauge mit Wasser zu 10,0 ml aufgefüllt. Diese Lösung darf bei der „Prüfung auf Schwermetall-Ionen" nach Methode II keine stärkere Färbung und gegebenenfalls keine stärkere Trübung als die nachstehend angegebene Vergleichsprobe zeigen (höchstens 0,02%, berechnet als $Pb^{2\oplus}$).
Vergleichsprobe: 0,200 ml konzentrierte Blei-VL werden, wie vorstehend angegeben, behandelt.

[g] *Sulfat-Ionen* (VI, 16.0.): 5,0 ml Prüflösung I dürfen nach Zusatz von 5,0 ml Wasser bei der „Prüfung auf Sulfat-Ionen" keine stärkere Trübung als die Vergleichsprobe zeigen (höchstens 0,05% $SO_4^{2\ominus}$).

[h] *Sulfatasche* (VI, 18.0.): 30,0 ml Prüflösung II werden in einem bis zur Massekonstanz geglühten Porzellan- oder Platintiegel zur Trockne eingedampft. Der Rückstand wird, wie unter „Bestimmung der Sulfatasche" angegeben, behandelt. Es dürfen höchstens 0,0015 g Rückstand verbleiben.

Gehaltsbestimmung

[i] 0,2000 g Substanz werden in 10,0 ml 3 N Salzsäure gelöst. Nach Zusatz von 25,00 ml 0,1 N Jodlösung wird die Lösung im verschlossenen Gefäß 15 min stehengelassen. Anschließend wird der Überschuß an 0,1 N Jodlösung mit 0,1 N Natriumthiosulfat-

lösung titriert. Sobald die Lösung nur noch schwach gelb gefärbt ist, werden 2,0 ml Stärke-I hinzugefügt.

1 ml 0,1 N Jodlösung ist 11,28 mg Zinn(II)-chlorid-2-hydrat äquivalent.

Aufbewahrung

Vorsichtig!
Höchstens 10 Jahre.

Dosierung

Einzelmaximaldosis: oral 0,1 g Tagesmaximaldosis: oral 0,3 g
Bei einem Gehalt von mehr als 103,0% ist zur Durchführung der Prüfungen und bei der Verwendung die Menge an vorliegender Substanz anzuwenden, die einer hundertprozentigen Substanz entspricht.

Stannum dioxydatum

Zinn(IV)-oxid

SnO_2 (150,7)

Beschreibung

Weißes oder bräunlichweißes Pulver.
Geruch nicht wahrnehmbar.
Geschmack sauer.

Identitätsprüfung

[*a*] 0,050 g Substanz werden in einem Porzellantiegel mit 0,150 g sublimiertem Schwefel und 0,150 g wasserfreiem Natriumkarbonat versetzt. Der Porzellantiegel wird mit dem Deckel verschlossen. Die Mischung wird über einer kleinen Flamme 15 min erhitzt, wobei sie schmelzen muß. Nach dem Erkalten wird der Rückstand mit 10,0 ml heißem Wasser versetzt. Die Mischung wird filtriert und das Filtrat nach Zusatz von 10 Tropfen 3 N Salzsäure zentrifugiert. Die überstehende Flüssigkeit wird abgegossen, der Rückstand mit 5,0 ml konzentrierter Salzsäure versetzt und geschüttelt. Nach Zusatz von 10,0 ml Wasser sowie 0,20 g Eisenpulver wird die Mischung 5 min im Sieden gehalten und danach filtriert. Das erkaltete Filtrat gibt nach Zusatz von 10 Tropfen Quecksilber(II)-chloridlösung (5,0 g/100,0 ml) und 2,0 ml 6 N Ammoniaklösung einen grauschwarzen Niederschlag.

Reinheitsprüfung

[*b*] *Arsen-Ionen* (VI, 5.0.): 0,0100 g Substanz wird mit 30,0 ml Wasser versetzt. Die Mischung wird, wie unter „Prüfung auf Arsen-Ionen" angegeben, behandelt. Das Quecksilberbromidpapier darf keine stärkere Färbung als das der Vergleichsprobe zeigen (höchstens 0,01% $As^{3\oplus}/As^{5\oplus}$).

[*c*] *Blei-, Wismut-Ionen:* Die Prüfung wird, wie unter „Dünnschichtchromatografische Prüfung" (III, 12.0.) angegeben, durchgeführt.
Adsorptionsschicht: Kieselgel G
Aufzutragende Lösungen: Lösung 1: 0,850 g Substanz werden in einem 50-ml-Rundkolben mit 5,0 ml 6 N Salzsäure versetzt. Die Mischung wird unter Rückflußkühlung 5 min im Sieden gehalten. Nach dem Abkühlen auf 20 °C wird die Mischung durch ein Filterpapier der Sorte h filtriert. 15,0 µl des klaren Filtrates werden als Startfleck a aufgetragen.
Lösung 2: 5,0 µl konzentrierte Blei-VL (VI, 15.0.) werden als Startfleck b aufgetragen.
Laufmittel: n-Butanol—3 N Salzsäure—Wasser—Azetylazeton (100+10+10+2)

Trocknung: Die Dünnschichtplatte wird bei 120 °C 10 min getrocknet.

Detektion: Reagenz: 4,0 ml Ammoniumsulfidlösung werden vor der Verwendung mit Wasser zu 100,0 ml aufgefüllt. Die Dünnschichtplatte wird nach dem Erkalten mit dem Reagenz besprüht.

Auswertung: Das Chromatogramm darf über dem Startpunkt a nur einen braunen Fleck zeigen, der hinsichtlich R_F-Wert mit dem Fleck über dem Startpunkt b übereinstimmt und der weder größer noch stärker gefärbt ist als dieser (höchstens 0,02% $Pb^{2\oplus}$).

[*d*] *Eisen-Ionen:* 0,200 g Substanz werden mit 20,0 ml 1 N Salzsäure versetzt. Die Mischung wird zum Sieden erhitzt und nach dem Erkalten zentrifugiert. 10,0 ml der überstehenden Lösung werden mit 2 Tropfen Brom-RL versetzt und geschüttelt. Nach 120 s wird die Lösung mit 3,0 ml Ammoniumthiozyanatlösung (15,0 g/100,0 ml) versetzt und geschüttelt. Diese Lösung darf nach 120 s keine stärkere Färbung als die nachstehend beschriebene Vergleichsprobe zeigen (höchstens 0,01% $Fe^{2\oplus}$/$Fe^{3\oplus}$).

Vergleichsprobe: 1,00 ml Eisen-VL (VI, 8.0.) wird mit 9,0 ml 1 N Salzsäure sowie 2 Tropfen Brom-RL versetzt und geschüttelt. Nach 120 s wird die Lösung mit 3,0 ml Ammoniumthiozyanatlösung (15,0 g/100,0 ml) versetzt und geschüttelt.

[*e*] *Nitrat-Ionen:* 0,0240 g Substanz werden nach Zusatz von 30,0 ml Wasser 5 min geschüttelt. Die Mischung wird zentrifugiert. 10,0 ml der überstehenden Lösung werden in einen 250-ml-Langhalsrundkolben gegeben. Nach Zusatz von 100 ml Wasser, 20,0 ml 6 N Natronlauge und 1,00 g Devarda-Legierung wird der Langhalsrundkolben sofort an eine Destillationsapparatur angeschlossen, die aus einem Destillationsrohr nach Stutzer, einem absteigenden Schlangenkühler und einem als Vorlage dienenden 50-ml-Meßzylinder besteht. Der Meßzylinder enthält die Mischung aus 2,50 ml 0,1 N Schwefelsäure und 7,5 ml Wasser. Das gegebenenfalls durch ein Glasrohr verlängerte Ablaufrohr des Kühlers muß 10 mm tief in die vorgelegte Flüssigkeit tauchen. Nach 30 min wird aus dem Langhalsrundkolben in die Vorlage destilliert. Nachdem 18 bis 22 ml Flüssigkeit übergegangen sind, wird die Vorlage so weit gesenkt, daß das Ablaufrohr des Kühlers nicht mehr in die Flüssigkeit taucht. Das Ablaufrohr wird mit Wasser abgespült und die Destillation nach 60 s beendet. Die in der Vorlage befindliche Flüssigkeit wird mit Wasser zu 35,0 ml aufgefüllt. 5,0 ml der Lösung werden mit 1,0 ml 6 N Natronlauge und 1,0 ml Kaliumdijododibromomerkurat(II)-RL versetzt. Die Mischung darf nach 10 min keine stärkere Färbung als die nachstehend beschriebene Vergleichsprobe zeigen (höchstens 2,5% $NO_3^{\ominus}$).

Vergleichsprobe: 0,0685 g Natriumnitrat werden in Wasser zu 250,0 ml gelöst. 10,00 ml der Lösung werden mit Wasser zu 100,00 ml aufgefüllt. 10,0 ml dieser Lösung werden in einen 250-ml-Langhalsrundkolben gegeben und, wie vorstehend angegeben, behandelt.

[f] *Glührückstand* (VI, 17.0.): 1,0000 g Substanz wird, wie unter „Bestimmung des Glührückstandes" angegeben, behandelt. Die Substanz muß mindestens 99,0% Rückstand hinterlassen.

Aufbewahrung

Höchstens 10 Jahre.

Streptolysin O

Antigen wirkendes, sauerstoffempfindliches Exotoxin von Streptokokken der serologischen Gruppen A, C (human) und G, die β-Hämolyse hervorrufen.
Die Streptolysin O enthaltenden Kulturmedien geeigneter Streptokokkenstämme werden nach Entfernung der Bakterien mit Natriumpyrosulfit behandelt, anschließend lyophilisiert und unmittelbar vor der Verwendung der Deklaration entsprechend gelöst.
Die Substanz besitzt die spezifische Wirksamkeit, Erythrozyten aufzulösen.
Die Substanz dient der Bestimmung des Antistreptolysins im Serum von Menschen nach einer Infektion mit Streptokokken der serologischen Gruppen A, C (human) und G und speziell der Abgrenzung von streptokokkenbedingtem akutem oder sekundär-chronischem Rheumatismus gegenüber anderen Formen.
Die Mindesthämolysedosis der Substanz darf für 0,5 ml Schafblutkörperchenaufschwemmung** höchstens 0,032 ml betragen.
Die spezifische Wirksamkeit von höchstens 0,4 ml der der Deklaration entsprechend verdünnten Substanz wird von 1 Internationalen Einheit Antistreptolysin-O-Standard so weit aufgehoben, daß 0,5 ml Schafblutkörperchenaufschwemmung** Teilhämolyse zeigen.

Beschreibung

Klare, schwach gelbliche Flüssigkeit.
Geruch charakteristisch.

Bestimmung der biologischen Wirksamkeit

[a] *Bestimmung der Mindesthämolysedosis:* Von der Substanz werden mit Natriumchloridlösung (0,90 g/100,0 ml) die Verdünnungen 1:10 und 1:100 hergestellt. In Reagenzgläsern werden aus der Substanz mit Natriumchloridlösung (0,90 g/100,0 ml) die Mischungen 1 bis 4, aus der Verdünnung der Substanz 1:10 mit Natriumchloridlösung (0,90 g/100,0 ml) die Mischungen 5 bis 8 und aus der Verdünnung der Substanz 1:100 mit Natriumchloridlösung (0,90 g/100,0 ml) die Mischungen 9 bis 12, wie in der folgenden Tabelle angegeben, hergestellt.
Jeder Mischung werden 0,50 ml Schafblutkörperchenaufschwemmung** zugesetzt. Diese Mischungen werden in einem Wasserbad von 37°C ± 1°C 45 min und anschließend bei 20°C 120 min aufbewahrt. Danach wird diejenige Mischung ermittelt, die bei der höchsten Verdünnung der Substanz noch Teilhämolyse zeigt. Diese Mischung darf höchstens 0,032 ml Substanz enthalten.

Nummer	Milliliter Substanz bzw. Verdünnung der Substanz	Milliliter Natriumchloridlösung (0,90 g/100,0 ml)	Milliliter Substanz in der Mischung
	Substanz		
1	1,00	1,00	1,0
2	0,50	1,50	0,5
3	0,250	1,750	0,25
4	0,125	1,875	0,125
	Verdünnung der Substanz 1:10		
5	0,630	1,370	0,063
6	0,320	1,680	0,032
7	0,160	1,840	0,016
8	0,080	1,920	0,008
	Verdünnung der Substanz 1:100		
9	0,400	1,600	0,004
10	0,200	1,800	0,002
11	0,100	1,900	0,001
12	0,050	1,950	0,0005

[b] *Antistreptolysin-O-Bindungsvermögen:* Antistreptolysin-O-Standard wird mit Natriumchloridlösung (0,90 g/100,0 ml) so verdünnt, daß die Verdünnung je Milliliter 1 I.E. enthält (Verdünnung *S*). Die Substanz wird der Deklaration entsprechend verdünnt (Verdünnung *V*). Aus der Verdünnung *V* und Natriumchloridlösung (0,90 g/100,0 ml) werden in Reagenzgläsern die in der folgenden Tabelle angegebenen 6 Mischungen hergestellt.

Nummer	1	2	3	4	5	6
Milliliter Verdünnung *V*	0,100	0,120	0,140	0,160	0,180	0,200
Milliliter Natriumchloridlösung (0,90 g/100,0 ml)	1,400	1,380	1,360	1,340	1,320	1,300

Jeder Mischung werden 0,50 ml der Verdünnung *S* zugesetzt. Die Mischungen werden in einem Wasserbad von 37 °C ± 1 °C 25 min aufbewahrt. Anschließend werden allen Mischungen 0,50 ml Schafblutkörperchenaufschwemmung** zugesetzt. Diese Mischungen werden in dem gleichen Wasserbad 45 min und anschließend bei 20 °C 120 min aufbewahrt. Danach wird diejenige Mischung ermittelt, die Teilhämolyse zeigt. Diese Mischung darf höchstens 0,200 ml der Verdünnung *V* enthalten.

Aufbewahrung

In evakuierten oder mit Stickstoff gefüllten Ampullen.
Vor Licht geschützt.
Sehr kühl.
Höchstens ein Jahr nach Abschluß der staatlichen Prüfung.

Streptomycinum sulfuricum

Streptomyzinsulfat

Streptomycini sulfas

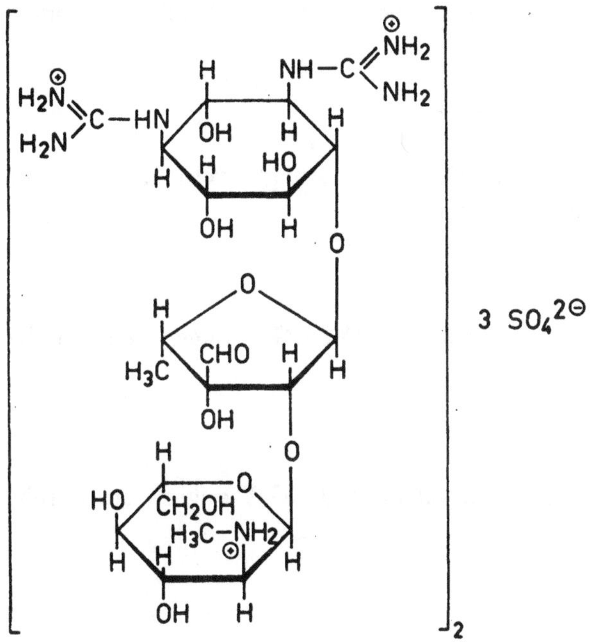

$(C_{21}H_{39}N_7O_{12})_2\ 3\,H_2SO_4$ (1457,4)

Sulfat des aus Kulturen von Streptomyces griseus oder auf andere Weise gewonnenen Antibiotikums.
0,001 g Substanz hat die Wirksamkeit von mindestens 700 Internationalen Einheiten, berechnet auf die bei 60 °C und höchstens 5 Torr getrocknete Substanz.
Eine Internationale Einheit entspricht der spezifischen Wirksamkeit von 0,001 282 mg des Internationalen Streptomyzinsulfat-Standards.

Beschreibung

Weißes oder nahezu weißes Pulver.
Geruch nicht oder schwach wahrnehmbar.
Die Substanz ist hygroskopisch.

Löslichkeit: Wasser . . . . leicht löslich
Äthanol . . . . fast unlöslich

Identitätsprüfung

[a] 0,100 g Substanz wird in 10,0 ml Wasser gelöst.
5,0 ml der Lösung sind für die Prüfung nach [b] aufzubewahren.
2,0 ml der Lösung werden nach Zusatz von 3,0 ml Wasser und 10 Tropfen 1 N Kalilauge im Wasserbad 5 min erhitzt. Nach dem Erkalten und Zusatz von 15 Tropfen der Mischung aus 5,0 ml 1 N Salzsäure und 10 Tropfen Eisen(III)-chloridlösung (10,0 g/100,0 ml) zeigt die Lösung eine kräftig violettrote Färbung.

[b] 5,0 ml der Lösung von [a] geben nach Zusatz von 10 Tropfen 3 N Salzsäure und 10 Tropfen Bariumchloridlösung (5,0 g/100,0 ml) einen weißen, kristallinen Niederschlag.

Reinheitsprüfung

Alle Prüfungen und die Bestimmung der „Reaktion der Lösung" werden, wie unter „Streptomycini sulfas"/CM-RGW angegeben, durchgeführt.

Biologische Wertbestimmung

Die Bestimmung wird, wie unter „Streptomycini sulfas"/CM-RGW angegeben, durchgeführt.

Sonstige Prüfungen

Alle Prüfungen werden, wie unter „Streptomycini sulfas"/CM-RGW angegeben, durchgeführt.

Aufbewahrung

Vorsichtig!
In sehr gut verschlossenen Gefäßen.
In Gefäßen, die eine Kontamination mit Mikroorganismen ausschließen, falls die Substanz zur Weiterverarbeitung zu Injektionszubereitungen bestimmt ist.

Dosierung

Einzelmaximaldosis: im. 1000000 I.E. Tagesmaximaldosis: im. 2000000 I.E.

g-Strophanthinum

g-Strophanthin

Ouabainum

1β.3β.5.11α.14.19-Hexahydroxy-5β-kard-20(22)-enolid-3-L-rhamnosid

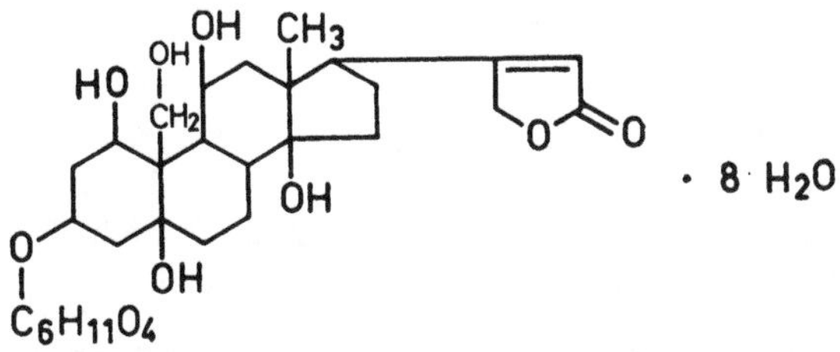

$C_{29}H_{44}O_{12} \cdot 8\,H_2O$ (728,8)

Gehalt 95,0 bis 105,0% Gesamtglykoside, berechnet als g-Strophanthin und auf die bei 105 °C getrocknete Substanz.
Gehalt mindestens 85,0% g-Strophanthin, berechnet auf die bei 105 °C getrocknete Substanz.

Beschreibung

Farblose, glänzende Kristalle oder weißes, kristallines Pulver.
Geruch nicht wahrnehmbar.
Geschmack bitter.

Löslichkeit: Wasser . . . . mäßig löslich
Äthanol . . . . mäßig löslich

Identitätsprüfung

[*a*] *Optische Drehung* (III, 6.0.): $[\alpha]_D^{20} = -29{,}3$ bis $-32{,}9°$. Zur Bestimmung werden 0,2500 g Substanz in Wasser zu 25,00 ml gelöst. Die Berechnung wird auf die bei 105 °C getrocknete Substanz bezogen.

[*b*] Die Prüfung wird, wie unter „Dünnschichtchromatografische Prüfung" (III, 12.0.) angegeben, durchgeführt.
Adsorptionsschicht: Kieselgel G
Aufzutragende Lösung: 1,00 ml der Substanzlösung von [*f*] wird mit Äthanol zu 10,0 ml aufgefüllt. 10,0 µl der Lösung werden als Startfleck a aufgetragen.
Aufzutragende Lösung der Testsubstanz: 1,00 ml der g-Strophanthin-Standardlösung von [*f*] wird mit Äthanol zu 10,0 ml aufgefüllt. 10,0 µl der Lösung werden als Startfleck b aufgetragen.

3046/I
2. AB – DDR/709/75

Laufmittel: Chloroform—Äthanol—Wasser (45+45+6)
Laufstrecke: 15 cm
Trocknung: Die Dünnschichtplatte wird bei 105 °C 10 min getrocknet.
Detektion: Reagenz: 1 Volumenteil konzentrierte Phosphorsäure und 3 Volumenteile Äthanol werden unmittelbar vor der Verwendung gemischt.
Die Dünnschichtplatte wird nach dem Besprühen mit dem Reagenz bei 105 °C 10 min erhitzt und anschließend im ultravioletten Licht betrachtet.
Auswertung: Der R_F-Wert des gelben Testsubstanzfleckes muß im Bereich von 0,30 bis 0,60 liegen.
Das Chromatogramm zeigt über dem Startpunkt a einen gelben Fleck mit dem R_F-Wert des Fleckes der Testsubstanz.

Reinheitsprüfung

[c] *Unlösliche Verunreinigungen, Farbe* (VI, 2.0./3.0.): 0,100 g Substanz muß sich in 10,0 ml Wasser lösen. Die Lösung muß klar und farblos sein.

[d] *Trocknungsverlust* (VI, 19.0.): 0,4000 g Substanz werden, wie unter „Bestimmung des Trocknungsverlustes“ angegeben, behandelt und bei 105 °C getrocknet. Die Substanz darf nicht weniger als 18,0% und nicht mehr als 21,7% Masse verlieren.

Gehaltsbestimmung

[e] *Gesamtglykoside:* 1,00 ml der Substanzlösung von [*f*] wird mit Wasser zu 100,00 ml aufgefüllt. 2,50 ml der Lösung werden in einem Reagenzglas mit 2,50 ml Wasser, 3,00 ml Natriumpikrat-RL sowie 2,00 ml Äthanol versetzt und geschüttelt. 15 min nach dem Zusatz der Natriumpikrat-RL wird die Extinktion (III, 5.0.) dieser Lösung bei 491 nm gegen die nachstehend beschriebene Blindprobe gemessen.
Blindprobe: 5,00 ml Wasser werden mit 3,00 ml Natriumpikrat-RL und 2,00 ml Äthanol versetzt.
Vergleichsprobe: 1,00 ml der g-Strophanthin-Standardlösung von [*f*] wird mit Wasser zu 100,00 ml aufgefüllt. 2,50 ml der Lösung werden, wie vorstehend angegeben, behandelt.

Berechnung:

% Gesamtglykoside, berechnet als g-Strophanthin
und auf die bei 105 °C getrocknete Substanz $= \dfrac{100 \cdot E_1 \cdot Ew_2(100 - b)}{E_2 \cdot Ew_1(100 - a)}$

E_1 = Extinktion der Lösung.
E_2 = Extinktion der Vergleichsprobe.
Ew_1 = Einwaage der Substanz in Gramm bei der Prüfung nach [*f*].

Ew_2 = Einwaage des g-Strophanthin-Standards in Gramm bei der Prüfung nach [*f*].
a = Trocknungsverlust der Substanz in Masseprozent.
b = deklarierter Trocknungsverlust des g-Strophanthin-Standards in Masseprozent.

[*f*] *g-Strophanthin:* Die Bestimmung wird spektrofotometrisch nach dünnschichtchromatografischer Abtrennung des g-Strophanthins durchgeführt.

Die Abtrennung des g-Strophanthins wird, wie unter „Dünnschichtchromatografische Prüfung" (III, 12.0.) angegeben, durchgeführt.

Adsorptionsschicht: Es werden 2 Glasplatten der Abmessung 20 cm × 20 cm verwendet. Jede Glasplatte wird mit der Adsorbenssuspension aus 4,00 g Kieselgel GF_{254} und 10,0 ml Wasser beschichtet, wobei die Schichtdicke des Streichgerätes auf 375 μm eingestellt wird.

Aufzutragende Lösungen: Lösung 1: 0,1000 g Substanz wird in Äthanol zu 10,00 ml gelöst. Je 50,0 μl der Lösung werden jeweils als 30 mm langes Startband 3mal auf die Dünnschichtplatte 1 aufgetragen.

Der Rest der Substanzlösung ist für die Prüfungen nach [*b*] und [*e*] aufzubewahren.

Lösung 2: 0,1000 g g-Strophanthin-Standard wird in Äthanol zu 10,00 ml gelöst. Je 50,0 μl der Lösung werden jeweils als 30 mm langes Startband 3mal auf die Dünnschichtplatte 2 aufgetragen.

Der Rest der g-Strophanthin-Standardlösung ist für die Prüfungen nach [*b*] und [*e*] aufzubewahren.

Die Startbänder werden so auf den Dünnschichtplatten angeordnet, daß jeweils ein Viertel der Plattenbreite für die Blindprobe frei bleibt.

Die Lösungen werden mit einer Mikro-Kolbenbürette aufgetragen.

Laufmittel: n-Butanol—Essigsäure—Wasser (40+10+50). Die Mischung wird geschüttelt. Nach 30 min wird die obere Schicht verwendet.

Laufstrecke: 15 cm

Trocknung: Die Dünnschichtplatten werden bei 105 °C getrocknet, bis der Geruch der Essigsäure nicht mehr wahrnehmbar ist.

Detektion: Die Dünnschichtplatte wird im ultravioletten Licht der Wellenlänge von 254 nm betrachtet.

Zur Isolierung des g-Strophanthins werden unmittelbar nach der Detektion auf jeder Dünnschichtplatte 3 gleich große rechteckige Flächen markiert, die die Flecke einschließen und weitgehend von diesen ausgefüllt werden. Neben diesen Flächen wird außerdem auf jeder Dünnschichtplatte für die Blindprobe eine rechteckige Fläche markiert, die die gleiche Größe hat wie die zu einem g-Strophanthin-Fleck gehörende Fläche. Die Adsorptionsschicht jeder Fläche wird einzeln abgeschabt und jeweils in ein Reagenzglas gegeben.

Zur spektrofotometrischen Auswertung werden in die 4 Reagenzgläser mit den Adsorptionsschichten der Dünnschichtplatte 1 je 5,0 ml Äthanol gegeben. Die Mischungen werden in den verschlossenen Gefäßen in einem Wasserbad von 75 °C unter wieder-

holtem Schütteln 15 min erhitzt. Anschließend werden die Mischungen auf 20,0 °C abgekühlt, 5 min stehengelassen und danach mit 7,50 ml Natriumpikrat-RL sowie 5,0 ml Wasser versetzt. Nach 5 min werden die Mischungen jeweils durch einen Glasfiltertiegel G 4 in einen 25-ml-Meßkolben filtriert. Der Rückstand wird jeweils mit 5,0 ml Wasser gewaschen. Die vereinigten Filtrate werden jeweils mit Wasser zu 25,00 ml aufgefüllt. 15 min nach dem Zusatz der Natriumpikrat-RL wird die Extinktion (III, 5.0.) bei 491 nm gegen die Blindprobe gemessen.
Vergleichsprobe: In die 4 Reagenzgläser mit den Adsorptionsschichten der Dünnschichtplatte 2 werden je 5,0 ml Äthanol gegeben. Die Mischungen werden, wie vorstehend angegeben, behandelt.

Berechnung:

% g-Strophanthin, berechnet auf die

$$\text{bei } 105\,°\text{C getrocknete Substanz} = \frac{100 \cdot E_1 \cdot Ew_2(100 - b)}{E_2 \cdot Ew_1(100 - a)}$$

E_1 = Mittelwert der Extinktionen der 3 vom isolierten g-Strophanthin erhaltenen Lösungen.

E_2 = Mittelwert der Extinktionen der 3 vom isolierten g-Strophanthin-Standard erhaltenen Lösungen bei der Vergleichsprobe.

Ew_1 = Einwaage der Substanz in Gramm.

Ew_2 = Einwaage des g-Strophanthin-Standards in Gramm.

a = Trocknungsverlust der Substanz in Masseprozent.

b = deklarierter Trocknungsverlust des g-Strophanthin-Standards in Masseprozent.

Aufbewahrung

Sehr vorsichtig!

Dosierung

Einzelmaximaldosis: iv. 0,000 25 g — Tagesmaximaldosis: iv. 0,001 g
Sättigungsdosis: iv. 0,000 6 g
Erhaltungsdosis: iv. 0,000 2 g

Strychninum nitricum

Strychninnitrat

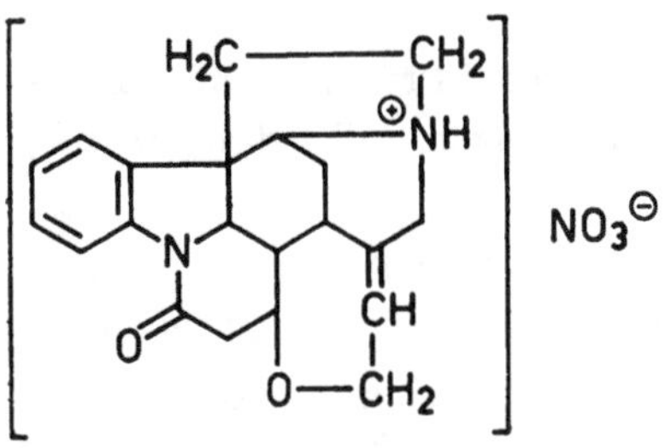

$(C_{21}H_{22}N_2O_2)HNO_3$ (397,4)

Gehalt 98,5 bis 101,0% Strychninnitrat, berechnet auf die bei 105 °C getrocknete Substanz.

Beschreibung

Farblose Kristalle oder weißes, kristallines Pulver.
Geruch nicht wahrnehmbar.
Geschmack sehr stark bitter.

Löslichkeit: Wasser . . . . schwer löslich
Wasser (100 °C). . . . . leicht löslich
Äthanol . . . . sehr schwer löslich

Prüflösung: 0,5000 g Substanz werden in kohlendioxidfreiem Wasser zu 50,0 ml gelöst.

Identitätsprüfung

[*a*] *Optische Drehung* (III, 6.0.): $[\alpha]_D^{20} = -25{,}0$ bis $-33{,}0°$. Zur Bestimmung werden die Prüflösung und ein Beobachtungsrohr von 20 cm Länge verwendet.
Die Prüflösung ist für die weiteren Prüfungen aufzubewahren.

[*b*] 10 Tropfen Prüflösung werden mit 1 Tropfen konzentrierter Salzsäure und 1 Tropfen Kaliumdichromatlösung (5,0 g/100,0 ml) versetzt. Die Lösung zeigt beim Erhitzen im Wasserbad innerhalb 60 s eine dunkelrote Färbung.

[*c*] 1,0 ml Prüflösung wird mit 5,0 ml Sulfanilsäure-Naphthylamin-RL und 0,020 g Zinkstaub versetzt. Die Mischung zeigt innerhalb 30 s eine rotviolette Färbung.

Reinheitsprüfung

[*d*] *Unlösliche Verunreinigungen, Farbe* (VI, 2.0./3.0.): 5,0 ml Prüflösung müssen klar und farblos sein.

[*e*] *Alkalisch oder sauer reagierende Verunreinigungen:* 10,0 ml Prüflösung müssen nach Zusatz von 1 Tropfen Methylrot-I rot oder orange und nach darauffolgendem Zusatz von 0,50 ml 0,01 N Natronlauge gelb gefärbt sein.

[*f*] *Chlorid-Ionen* (VI, 7.0.): 10,0 ml Prüflösung dürfen bei der „Prüfung auf Chlorid-Ionen" keine stärkere Trübung als die Vergleichsprobe zeigen (höchstens 0,01% $Cl^{\ominus}$).

[*g*] *Sulfat-Ionen* (VI, 16.0.): 10,0 ml Prüflösung dürfen bei der „Prüfung auf Sulfat-Ionen" keine stärkere Trübung als die Vergleichsprobe zeigen (höchstens 0,05% $SO_4^{2\ominus}$).

[*h*] *Bruzin:* 0,100 g Substanz wird ohne Schütteln zu 1,0 ml 5 N Salpetersäure gegeben. Es dürfen weder die Kristalle noch die Salpetersäure eine rotorange Färbung zeigen.

[*i*] *Sulfatasche* (VI, 18.0.): 0,2500 g Substanz werden, wie unter „Bestimmung der Sulfatasche" angegeben, behandelt. Die Substanz darf höchstens 0,40% Rückstand hinterlassen.

[*j*] *Trocknungsverlust* (VI, 19.0.): 0,4000 g Substanz werden, wie unter „Bestimmung des Trocknungsverlustes" angegeben, behandelt und bei 105 °C 120 min getrocknet. Die Substanz darf höchstens 1,0% Masse verlieren.

Gehaltsbestimmung

[*k*] 0,3500 g Substanz werden in 3,0 ml Wasser unter Erwärmen gelöst. Die Lösung wird mit der Mischung aus 30,0 ml Äthanol und 10,0 ml Chloroform versetzt. Nach Zusatz von 5 Tropfen Phenolphthalein-I wird die Mischung mit 0,1 N Kalilauge unter kräftigem Schütteln bis zur Rosafärbung titriert (Feinbürette).

1 ml 0,1 N Kalilauge ist 39,74 mg Strychninnitrat äquivalent.
Der Gehalt wird auf die bei 105 °C getrocknete Substanz berechnet.

Aufbewahrung

Sehr vorsichtig!
Höchstens 10 Jahre.

Dosierung

Einzelmaximaldosis:	oral 0,005 g	Tagesmaximaldosis:	oral 0,01 g
	im. 0,005 g		im. 0,01 g
	sk. 0,005 g		sk. 0,01 g

Succamethonium bromatum

Sukzamethoniumbromid

Suxamethonii bromidum

Bernsteinsäure-bis-[β-trimethylammonioäthylester]-dibromid

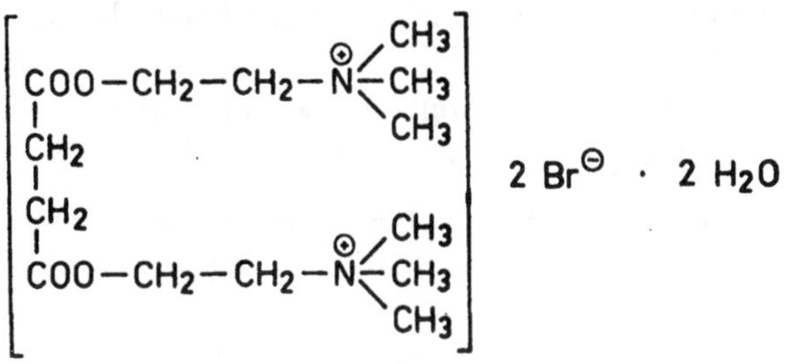

$C_{14}H_{30}Br_2N_2O_4 \cdot 2\,H_2O$ (486,3)

Gehalt 99,0 bis 101,0% wasserfreies Sukzamethoniumbromid [$C_{14}H_{30}Br_2N_2O_4$ (450,2)], berechnet auf die wasserfreie Substanz.

Beschreibung

Weißes, kristallines oder mikrokristallines Pulver.
Geruch höchstens schwach nach Trimethylamin.
Geschmack schwach salzig.

Löslichkeit: Wasser . . . . leicht löslich
Äthanol . . . . fast unlöslich

Prüflösung: 0,500 g Substanz werden in Wasser zu 10,0 ml gelöst.

Identitätsprüfung

[*a*] *Schmelzbereich* (III, 8.0.): 218 bis 228 °C unter Zersetzung

[*b*] 10 Tropfen Prüflösung geben nach Zusatz von 1,0 ml Wasser, 2 Tropfen Kobalt(II)-chloridlösung (1,00 g/100,0 ml) und 2 Tropfen Kaliumhexazyanoferrat(II)-lösung (5,0 g/100,0 ml) einen kräftig grünen Niederschlag.

[*c*] 1,0 ml Prüflösung wird nach Zusatz von 5 Tropfen 3 N Schwefelsäure, 3,0 ml Chloroform und 10 Tropfen frisch bereiteter Tosylchloramid-Natrium-Lösung (5,0 g/100,0 ml) geschüttelt. Nach dem Entmischen zeigt die Chloroformschicht eine rotbraune Färbung.

Reinheitsprüfung

[*d*] *Unlösliche Verunreinigungen, Farbe* (VI, 2.0./3.0.): 5,0 ml Prüflösung müssen klar und farblos sein.

[*e*] *Reaktion:* 2,00 ml Prüflösung werden mit 8,0 ml Wasser versetzt. Die Lösung muß einen pH-Wert (III, 7.0.) im Bereich von 4,0 bis 6,5 zeigen.

[*f*] *Ammonium, flüchtige Amine:* 1,00 ml Prüflösung wird mit Wasser zu 25,0 ml aufgefüllt. 5,0 ml der Lösung werden in einen 25-ml-Erlenmeyerkolben gegeben. Nach Zusatz von 5,0 ml Natriumkarbonatlösung (20,0 g/100,0 ml) wird die Lösung, wie unter „Prüfung auf Ammonium", Methode I (VI, 4.0.) angegeben, weiterbehandelt. Das Lackmuspapier darf im Vergleich zu dem der nachstehend beschriebenen Blindprobe keine blaue Färbung zeigen.
Blindprobe: 5,0 ml Wasser werden mit 5,0 ml 3 N Natronlauge versetzt und, wie unter „Prüfung auf Ammonium", Methode I angegeben, weiterbehandelt.

[*g*] *Sulfatasche* (VI, 18.0.): 1,000 g Substanz wird, wie unter „Bestimmung der Sulfatasche" angegeben, behandelt. Die Substanz darf höchstens 0,10% Rückstand hinterlassen.

[*h*] *Wassergehalt* (VII, 6.0.): 0,1500 bis 0,2000 g Substanz werden, wie unter „Bestimmung des Wassergehaltes", Methode I angegeben, behandelt. Die Substanz darf nicht weniger als 6,0% und nicht mehr als 8,0% Wasser enthalten.

Gehaltsbestimmung

[*i*] 0,2000 g Substanz werden in 10,0 ml Quecksilber(II)-azetat-RL gelöst. Nach Zusatz von 3 Tropfen Kristallviolett-I wird die Lösung mit 0,1 N Perchlorsäure bis zum Farbumschlag nach Blau titriert (Feinbürette).

1 ml 0,1 N Perchlorsäure ist 22,51 mg wasserfreiem Sukzamethoniumbromid äquivalent.
Der Gehalt wird auf die wasserfreie Substanz berechnet.

Aufbewahrung

Vorsichtig!
Vor Licht geschützt.

Dosierung

Bei parenteraler Anwendung (iv.) ist die Dosierung von der Infusionsgeschwindigkeit abhängig.

Succamethonium chloratum

Sukzamethoniumchlorid

Suxamethonii chloridum

Bernsteinsäure-bis-[β-trimethylammonioäthylester]-dichlorid

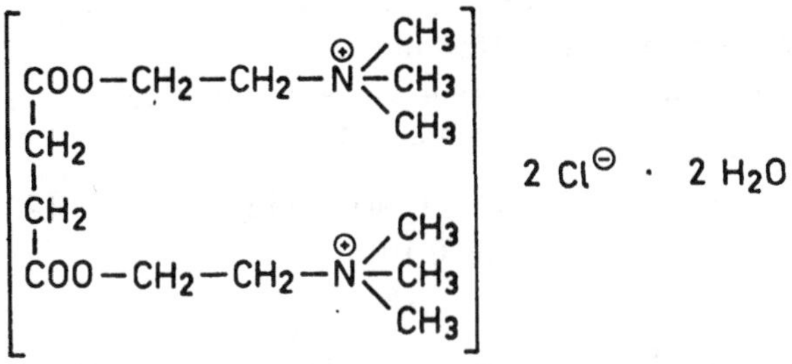

$C_{14}H_{30}Cl_2N_2O_4 \cdot 2\,H_2O$ (397,3)

Gehalt 99,0 bis 101,0% wasserfreies Sukzamethoniumchlorid [$C_{14}H_{30}Cl_2N_2O_4$ (361,3)], berechnet auf die wasserfreie Substanz.

Beschreibung

Weißes, kristallines Pulver.
Geruch nicht wahrnehmbar.
Geschmack schwach salzig.

Löslichkeit: Wasser . . . . sehr leicht löslich
Äthanol . . . . schwer löslich

Prüflösung: 0,500 g Substanz werden in kohlendioxidfreiem Wasser zu 10,00 ml gelöst.

Identitätsprüfung

[*a*] *Schmelzbereich* (III, 8.0.): 158 bis 166 °C. Die Bestimmung ist unter Verwendung der Einschlußküvette nach Fischer durchzuführen.

[*b*] 10 Tropfen Prüflösung geben nach Zusatz von 1,0 ml Wasser, 2 Tropfen Kobalt(II)-chloridlösung (1,00 g/100,0 ml) und 2 Tropfen Kaliumhexazyanoferrat(II)-lösung (5,0 g/100,0 ml) einen kräftig grünen Niederschlag.

[*c*] 10 Tropfen Prüflösung geben nach Zusatz von 2,0 ml Wasser, 10 Tropfen 5 N Salpetersäure und 1,0 ml 0,1 N Silbernitratlösung einen weißen Niederschlag, der sich nach Zusatz von 2,0 ml 6 N Ammoniaklösung löst.

3046/I
2. AB – DDR/712/75

Reinheitsprüfung

[*d*] *Unlösliche Verunreinigungen, Farbe* (VI, 2.0./3.0.): 5,0 ml Prüflösung müssen klar und farblos sein.
Die Prüflösung ist für die Prüfung nach [*f*] aufzubewahren.

[*e*] *Reaktion:* 2,00 ml Prüflösung werden mit Wasser zu 10,0 ml aufgefüllt. Diese Lösung muß einen pH-Wert (III, 7.0.) im Bereich von 3,0 bis 5,5 zeigen.

[*f*] *Ammonium, flüchtige Amine:* 2,50 ml Prüflösung werden in einem 25-ml-Erlenmeyerkolben mit 2,5 ml Wasser versetzt. Nach Zusatz von 5,0 ml Natriumkarbonatlösung (20,0 g/100,0 ml) wird die Lösung, wie unter „Prüfung auf Ammonium", Methode I (VI, 4.0.) angegeben, weiterbehandelt. Das Lackmuspapier darf im Vergleich zu dem der nachstehend beschriebenen Blindprobe keine blaue Färbung zeigen.
Blindprobe: 5,0 ml Wasser werden mit 5,0 ml 3 N Natronlauge versetzt und, wie unter „Prüfung auf Ammonium", Methode I angegeben, weiterbehandelt.

[*g*] *Sulfatasche* (VI, 18.0.): 1,000 g Substanz wird, wie unter „Bestimmung der Sulfatasche" angegeben, behandelt. Die Substanz darf höchstens 0,10% Rückstand hinterlassen.

[*h*] *Wassergehalt* (VII, 6.0.): 0,1500 bis 0,2000 g Substanz werden, wie unter „Bestimmung des Wassergehaltes", Methode I angegeben, behandelt. Die Substanz darf nicht weniger als 8,0% und nicht mehr als 10,0% Wasser enthalten.

Gehaltsbestimmung

[*i*] 0,1800 g Substanz werden in 10,0 ml Quecksilber(II)-azetat-RL gelöst. Nach Zusatz von 3 Tropfen Kristallviolett-I wird die Lösung mit 0,1 N Perchlorsäure bis zum Farbumschlag nach Blau titriert (Feinbürette).

1 ml 0,1 N Perchlorsäure ist 18,07 mg wasserfreiem Sukzamethoniumchlorid äquivalent.
Der Gehalt wird auf die wasserfreie Substanz berechnet.

Aufbewahrung

Vorsichtig!
Vor Licht geschützt.

Dosierung

Bei parenteraler Anwendung (iv.) ist die Dosierung von der Infusionsgeschwindigkeit abhängig.

Sulbentinum

Sulbentin

Sulbentinum

3.5-Dibenzylperhydro-1.3.5-thiadiazinthion-(2)

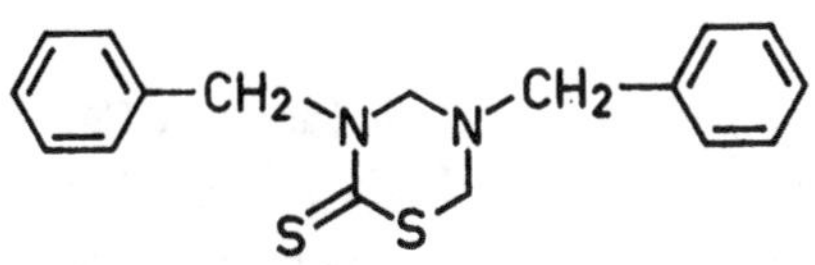

$C_{17}H_{18}N_2S_2$ (314,5)

Gehalt 95,5 bis 100,5% Sulbentin, berechnet auf die wasserfreie Substanz.

Beschreibung

Weißes, kristallines Pulver.
Geruch höchstens schwach wahrnehmbar.
Geschmack nicht wahrnehmbar.

Löslichkeit: Wasser . . . . fast unlöslich
Äthanol . . . . sehr schwer löslich

Identitätsprüfung

[a] *Lichtabsorption* (III, 5.0.): 0,0400 g Substanz werden in Methylenchlorid zu 100,00 ml gelöst. 2,00 ml der Lösung werden mit Methylenchlorid zu 50,00 ml aufgefüllt. Diese Lösung zeigt bei 250 nm ± 1 nm sowie 295 nm ± 1 nm je ein Absorptionsmaximum und bei 270 nm ± 1 nm ein Absorptionsminimum.
Extinktion: 0,400 bis 0,450 bei 250 nm ± 1 nm im Maximum
0,200 bis 0,250 bei 270 nm ± 1 nm im Minimum
0,570 bis 0,620 bei 295 nm ± 1 nm im Maximum

[b] *Schmelzbereich* (III, 8.0.): 98,5 bis 102 °C

[c] 0,100 g Substanz wird in einem Glühröhrchen mit 0,10 bis 0,15 g Natrium versetzt und 30 s geglüht. Das Glühröhrchen wird sofort vorsichtig in ein Reagenzglas, das 10,0 ml Wasser enthält, gebracht, wobei es zerspringt. Der Inhalt des Reagenzglases wird filtriert. 2,0 ml des Filtrates werden nach Zusatz von 0,010 g Eisen(II)-sulfat im Wasserbad 5 min und nach Zusatz von 1 Tropfen Eisen(III)-chloridlösung (5,0 g/100,0 ml) weitere 5 min erhitzt. Nach dem Ansäuern mit 6 N Salzsäure zeigt die Lösung eine blaugrüne oder blaue Färbung oder einen blauen Niederschlag.

Reinheitsprüfung

[*d*] *Arsen-Ionen* (VI, 5.0.): 0,200 g Substanz werden mit 30,0 ml Wasser versetzt. Die Mischung wird, wie unter „Prüfung auf Arsen-Ionen" angegeben, behandelt. Das Quecksilberbromidpapier darf keine stärkere Färbung als das der Vergleichsprobe zeigen (höchstens 0,0005% $As^{3\oplus}/As^{5\oplus}$).

[*e*] *Eisen-Ionen* (VI, 8.0.): 0,600 g Substanz werden mit 10,0 ml Wasser versetzt. Die Mischung wird zum Sieden erhitzt und nach dem Erkalten filtriert. Das Filtrat wird unter Waschen des Rückstandes mit Wasser zu 10,0 ml aufgefüllt. Die Lösung darf bei der „Prüfung auf Eisen-Ionen" keine stärkere Färbung als die Vergleichsprobe zeigen (höchstens 0,002% $Fe^{2\oplus}/Fe^{3\oplus}$).

[*f*] *Schwermetall-Ionen* (VI, 15.0.): Der Rückstand von [*h*] wird in 3,0 ml heißer 5 N Salpetersäure gelöst. Die erkaltete Lösung wird nach Zusatz von 4,0 ml 6 N Ammoniaklösung mit Wasser zu 20,0 ml aufgefüllt. 10,0 ml dieser Lösung dürfen bei der „Prüfung auf Schwermetall-Ionen" nach Methode I keine stärkere Färbung und gegebenenfalls keine stärkere Trübung als die Vergleichsprobe zeigen (höchstens 0,002%, berechnet als $Pb^{2\oplus}$).

[*g*] *Wassergehalt* (VII, 6.0.): 1,0000 bis 1,2000 g Substanz werden, wie unter „Bestimmung des Wassergehaltes", Methode I angegeben, behandelt. Die Substanz darf höchstens 0,40% Wasser enthalten.

[*h*] *Sulfatasche* (VI, 18.0.): 1,000 g Substanz wird, wie unter „Bestimmung der Sulfatasche" angegeben, behandelt. Die Substanz darf höchstens 0,10% Rückstand hinterlassen.
Der Rückstand ist für die Prüfung nach [*f*] aufzubewahren.

Gehaltsbestimmung

[*i*] 0,2000 g Substanz werden in einem 250-ml-Rundkolben in 30,0 ml Äthanol unter Erwärmen gelöst. Die Lösung wird mit 10,0 ml konzentrierter Ammoniaklösung und 30,0 ml Silberdiamminchlorid-RL versetzt. Die Mischung wird im Wasserbad unter Rückflußkühlung und wiederholtem Schwenken 30 min erhitzt. Nach dem Abkühlen auf 20 °C wird die Mischung filtriert und der Rückstand 3mal mit je 10,0 ml Wasser gewaschen. Die vereinigten Filtrate werden vorsichtig unter Kühlen mit 25,0 ml konzentrierter Salpetersäure versetzt. Die Mischung wird nach Zusatz von 50,00 ml 0,1 N Silbernitratlösung geschüttelt, filtriert und der Rückstand 3mal mit je 10,0 ml Wasser gewaschen. Die vereinigten Filtrate werden mit 8,0 ml Eisen(III)-ammoniumsulfat-I versetzt. Der Überschuß an 0,1 N Silbernitratlösung wird mit 0,1 N Ammoniumthiozyanatlösung bis zur rötlichgelben Färbung titriert.
Unter den gleichen Bedingungen ist ein Blindversuch durchzuführen.

Berechnung:

$$\% \text{ Sulbentin, berechnet auf die wasserfreie Substanz} = \frac{78{,}61(b - a)}{Ew(100 - c)}$$

a = Anzahl Milliliter verbrauchter 0,1 N Ammoniumthiozyanatlösung.
b = Anzahl Milliliter verbrauchter 0,1 N Ammoniumthiozyanatlösung im Blindversuch.
c = Wassergehalt in Masseprozent.
Ew = Einwaage der Substanz in Gramm.

Sulfacarbamidum Calcium

Sulfakarbamid-Kalzium

Sulfacarbamidum Calcicum

Kalziumsalz des N-[4-Aminobenzolsulfonyl]-harnstoffs

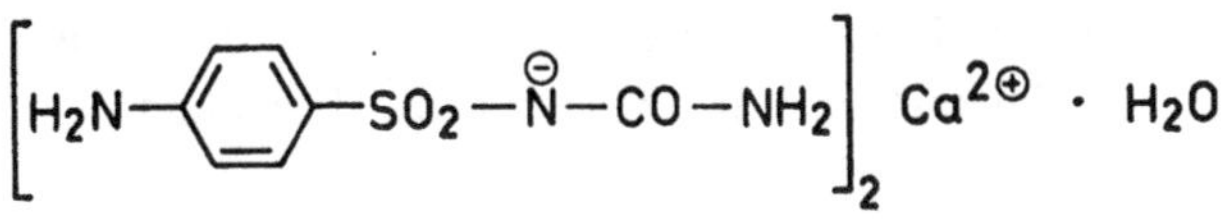

$C_{14}H_{16}CaN_6O_6S_2 \cdot H_2O$ (486,5)

Gehalt 96,0 bis 100,0% Sulfakarbamid-Kalzium, berechnet auf die bei 105 °C getrocknete Substanz.

Beschreibung

Weißes oder gelbstichiges, kristallines Pulver.
Geruch nicht wahrnehmbar.
Geschmack nicht wahrnehmbar.

Löslichkeit: Wasser . . . . mäßig löslich
Äthanol . . . . schwer löslich

Identitätsprüfung

[*a*] Die Prüfung wird, wie unter „Dünnschichtchromatografische Prüfung“ (III, 12.0.) angegeben, durchgeführt.
Zelluloseschicht: Zellulosepulver FND
Aufzutragende Lösungen: Lösung 1: 0,0050 g Substanz werden in 5,0 ml Wasser gelöst. Die Lösung wird mit Azeton zu 50,0 ml aufgefüllt. 10,0 µl dieser Lösung werden als Startfleck a aufgetragen.
Lösung 2: 0,0200 g Substanz werden in 5,0 ml Wasser gelöst. Die Lösung wird mit Azeton zu 20,0 ml aufgefüllt. 10,0 µl dieser Lösung werden als Startfleck b aufgetragen.
Lösung 3: 0,0050 g Sulfanilamid werden in 100,0 ml Azeton gelöst. 10,0 µl der Lösung werden als Startfleck c aufgetragen.
Aufzutragende Lösung der Testsubstanz: 0,0100 g Sulfamerazin-Vergleichssubstanz wird in 50,0 ml Azeton gelöst. 10,0 µl der Lösung werden als Startfleck d aufgetragen.
Laufmittel: n-Butanol—n-Propanol—Wasser—Diäthylamin (40+25+25+10)
Trocknung: Die Dünnschichtplatte wird an der Luft aufbewahrt, bis das Laufmittel verdunstet ist.

Detektion: Reagenz: Dimethylaminobenzaldehyd-RL

Die Dünnschichtplatte wird nach dem Besprühen mit dem Reagenz in einem Gefäß, in dem sich eine mit konzentrierter Salzsäure gefüllte Schale befindet, 30 s stehengelassen.

Auswertung: Der R_F-Wert des gelben Testsubstanzfleckes muß im Bereich von 0,50 bis 0,70 liegen.

Das Chromatogramm zeigt über dem Startpunkt a einen gelben Fleck mit einem R_X-Wert im Bereich von 0,50 bis 0,70.

Das Chromatogramm ist für die Prüfung nach [*h*] aufzubewahren.

[*b*] 1,000 g Substanz wird in der Mischung aus 20,0 ml Wasser und 2,00 ml Essigsäure unter Erhitzen gelöst, Nach dem Abkühlen auf 20 °C entsteht ein Niederschlag. Die Mischung wird durch einen Glasfiltertiegel filtriert und das Filtrat unter Waschen des Rückstandes mit Wasser zu 20,0 ml aufgefüllt.
10,0 ml der Lösung sind für die Prüfung nach [*d*] aufzubewahren.
2,0 ml der Lösung geben nach Zusatz von 3,0 ml Wasser und 10 Tropfen Ammoniumoxalatlösung (4,00 g/100,0 ml) einen weißen Niederschlag, der sich nach Zusatz von 2,0 ml 6 N Salzsäure löst.

Reinheitsprüfung

[*c*] *Säureunlösliche Verunreinigungen, Farbe* (VI, 2.0./3.0.): 1,00 g Substanz wird mit 35,0 ml Wasser versetzt. Die Mischung wird zum Sieden erhitzt, mit 5,0 ml Essigsäure versetzt und erneut zum Sieden erhitzt. Nach allmählichem Abkühlen auf 30 °C wird die Lösung mit Wasser von 25 bis 30 °C zu 50,0 ml aufgefüllt. 10,0 ml dieser Lösung müssen klar und dürfen nicht stärker gefärbt sein als 5,0 ml Farb-VL Ge 2.
Der Rest der 25 bis 30 °C warmen Lösung ist unverzüglich für die Prüfungen nach [*e*] und [*f*] zu verwenden.

[*d*] *Schwermetall-Ionen:* 10,0 ml der Lösung von [*b*] werden zu 2,0 ml Schwefelwasserstoff-RL gegeben und geschüttelt. Die Lösung darf nach 10 min keine stärkere Färbung und gegebenenfalls keine stärkere Trübung als die nachstehend beschriebene Vergleichsprobe zeigen (höchstens 0,002%, berechnet als $Pb^{2\oplus}$).
Vergleichsprobe: 10,0 ml Blei-VL (VI, 15.0.) werden nach Zusatz von 1,00 ml 5 N Essigsäure zu 2,0 ml Schwefelwasserstoff-RL gegeben und geschüttelt.

[*e*] *Chlorid-Ionen* (VI, 7.0.): 5,0 ml der Lösung von [*c*] werden mit Wasser zu 100,0 ml aufgefüllt. 10,0 ml dieser Lösung dürfen bei der „Pürfung auf Chlorid-Ionen" keine stärkere Trübung als die Vergleichsprobe zeigen (höchstens 0,1% $Cl^{\ominus}$).

[*f*] *Sulfat-Ionen* (VI, 16.0.): 5,0 ml der Lösung von [*c*] dürfen nach Zusatz von 5,0 ml Wasser bei der „Prüfung auf Sulfat-Ionen" keine stärkere Trübung als die Vergleichsprobe zeigen (höchstens 0,05% $SO_4^{2\ominus}$).

[*g*] *Kalziumkarbonat:* 0,100 g Substanz wird nach Zusatz von 20,0 ml Wasser 120 s geschüttelt. Die Mischung wird filtriert. Der Rückstand wird mit 30,0 ml Wasser gewaschen und anschließend in 12,0 ml 5 N Essigsäure gelöst. 1,00 ml der Lösung darf nach Zusatz von 9,0 ml Wasser bei der „Prüfung auf Kalzium-Ionen“ (VI, 10.0.) keine stärkere Trübung als die Vergleichsprobe zeigen (höchstens 1,5% $CaCO_3$).

[*h*] *Sulfanilamid:* Das Chromatogramm von [*a*] darf über dem Startpunkt b außer dem gelben Fleck der Substanz nur einen weiteren gelben Fleck zeigen, der hinsichtlich R_F-Wert mit dem über dem Startpunkt c übereinstimmt und der nicht stärker gefärbt ist als dieser (höchstens 2% Sulfanilamid).

[*i*] *Trocknungsverlust* (VI, 19.0.): 0,4000 g Substanz werden, wie unter „Bestimmung des Trocknungsverlustes“ angegeben, behandelt und bei 105 °C 3 h getrocknet. Die Substanz darf höchstens 0,50% Masse verlieren.

Gehaltsbestimmung

[*j*] 0,1800 bis 0,2000 g Substanz werden in der Mischung aus 5,0 ml 6 N Salzsäure und 25,0 ml Wasser gelöst. Die Lösung wird nach Zusatz von 1,0 g Kaliumbromid und 2 Tropfen Tropäolin-00-I* mit 0,1 N Natriumnitritlösung unter Rühren mit einem Magnetrührwerk bis zur schwachen Gelbfärbung oder Entfärbung titriert (Feinbürette).

1 ml 0,1 N Natriumnitritlösung ist 24,33 mg Sulfakarbamid-Kalzium äquivalent.
Der Gehalt wird auf die bei 105 °C getrocknete Substanz berechnet.

Aufbewahrung

Vorsichtig!
Vor Licht geschützt.
Die Substanz ist nur zur Anwendung an der unversehrten Haut bestimmt.

Sulfacetamidum Natrium

Sulfazetamid-Natrium

Sulfacetamidum Natricum

Natriumsalz des N-[4-Aminobenzolsulfonyl]-azetamids

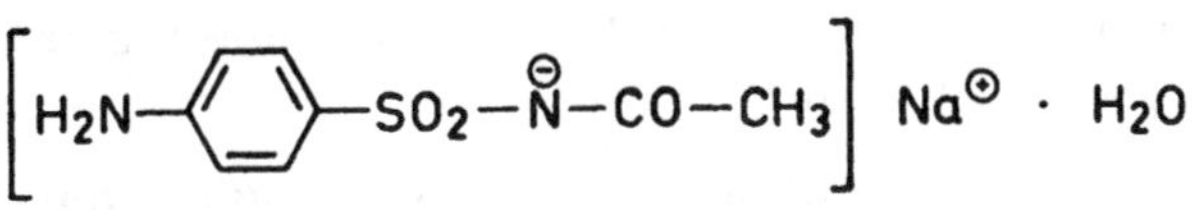

$C_8H_9N_2NaO_3S \cdot H_2O$ (254,2)

Gehalt 98,0 bis 101,0% wasserfreies Sulfazetamid-Natrium [$C_8H_9N_2NaO_3S$ (236,2)], berechnet auf die bei 150 °C getrocknete Substanz.

Beschreibung

Weißes oder nahezu weißes, kristallines Pulver.
Geruch nicht wahrnehmbar.

Löslichkeit: Wasser . . . . leicht löslich
Äthanol . . . . schwer löslich

Prüflösung: 2,000 g Substanz werden in Wasser zu 20,0 ml gelöst.

Identitätsprüfung

[*a*] *Reaktion:* 1,00 ml Prüflösung wird mit 4,0 ml Wasser versetzt. Die Lösung zeigt einen pH-Wert im Bereich von 8 bis 10. Zur Prüfung ist Universalindikatorpapier „Unitest" zu verwenden.

[*b*] Die mit konzentrierter Salzsäure befeuchtete Substanz färbt beim Erhitzen am Platindraht die nichtleuchtende Flamme kräftig und anhaltend gelb.

[*c*] Die Prüfung wird, wie unter „Dünnschichtchromatografische Prüfung" (III, 12.0.) angegeben, durchgeführt.
Zelluloseschicht: Zellulosepulver FND
Aufzutragende Lösung: 0,0100 g Substanz wird in 2,0 ml Wasser gelöst und die Lösung mit Azeton zu 50,0 ml aufgefüllt. 10,0 µl dieser Lösung werden als Startfleck a aufgetragen.
Aufzutragende Lösung der Testsubstanz: 0,0100 g Sulfamerazin-Vergleichssubstanz wird in 50,0 ml Azeton gelöst. 10,0 µl der Lösung werden als Startfleck b aufgetragen.
Laufmittel: n-Butanol—n-Propanol—Wasser—Diäthylamin (40+25+25+10)
Trocknung: Die Dünnschichtplatte wird an der Luft aufbewahrt, bis das Laufmittel verdunstet ist.

Detektion: Reagenz: Dimethylaminobenzaldehyd-RL

Die Dünnschichtplatte wird nach dem Besprühen mit dem Reagenz in einem Gefäß, in dem sich eine mit konzentrierter Salzsäure gefüllte Schale befindet, 30 s stehengelassen.

Auswertung: Der R_F-Wert des gelben Testsubstanzfleckes muß im Bereich von 0,50 bis 0,70 liegen.

Das Chromatogramm zeigt über dem Startpunkt a einen gelben Fleck mit einem R_X-Wert im Bereich von 0,80 bis 0,95.

Reinheitsprüfung

[*d*] *Unlösliche Verunreinigungen, Farbe* (VI, 2.0./3.0.): 5,0 ml Prüflösung müssen klar und dürfen nicht stärker gefärbt sein als 5,0 ml Farb-VL Ge 1.

[*e*] *Alkalisch reagierende Verunreinigungen:* 5,0 ml Prüflösung müssen nach Zusatz von 3 Tropfen Phenolphthalein-I und 1,50 ml 0,01 N Salzsäure farblos sein.

[*f*] *Schwermetall-Ionen:* 5,0 ml Prüflösung werden mit 5,0 ml Wasser und 1,00 ml Essigsäure versetzt und geschüttelt. Die Gefäßwand wird gegebenenfalls mit einem Glasstab gerieben, bis sich Kristalle abscheiden. Die Mischung wird filtriert. Das unter Waschen des Rückstandes mit Wasser zu 11,0 ml aufgefüllte Filtrat wird zu 2,0 ml Schwefelwasserstoff-RL gegeben und geschüttelt. Die Lösung darf nach 10 min keine stärkere Färbung und gegebenenfalls keine stärkere Trübung als die nachstehend beschriebene Vergleichsprobe zeigen (höchstens 0,002%, berechnet als $Pb^{2\oplus}$).

Vergleichsprobe: 10,0 ml Blei-VL (VI, 15.0.) werden nach Zusatz von 1,00 ml 5 N Essigsäure zu 2,0 ml Schwefelwasserstoff-RL gegeben und geschüttelt.

[*g*] *Chlorid-Ionen* (VI, 7.0.): 1,00 ml Prüflösung darf nach Zusatz von 9,0 ml Wasser bei der „Prüfung auf Chlorid-Ionen“ keine stärkere Trübung als die Vergleichsprobe zeigen (höchstens 0,01% $Cl^{\ominus}$).

[*h*] *Sulfat-Ionen* (VI, 16.0.): 1,00 ml Prüflösung darf nach Zusatz von 9,0 ml Wasser bei der „Prüfung auf Sulfat-Ionen“ keine stärkere Trübung als die Vergleichsprobe zeigen (höchstens 0,05% $SO_4^{2\ominus}$).

[*i*] *Trocknungsverlust* (VI, 19.0.): 0,4000 g Substanz werden, wie unter „Bestimmung des Trocknungsverlustes“ angegeben, behandelt und bei 150 °C 3 h getrocknet. Die Substanz darf nicht weniger als 6,0% und nicht mehr als 8,0% Masse verlieren.

Gehaltsbestimmung

[*j*] 0,1800 bis 0,2100 g Substanz werden in der Mischung aus 5,0 ml 6 N Salzsäure und 25,0 ml Wasser gelöst. Die Lösung wird nach Zusatz von 1,0 g Kaliumbromid und 2 Tropfen Tropäolin-00-I* mit 0,1 N Natriumnitritlösung unter Rühren mit einem Magnetrührwerk bis zur schwachen Gelbfärbung oder Entfärbung titriert (Feinbürette).

1 ml 0,1 N Natriumnitritlösung ist 23,62 mg wasserfreiem Sulfazetamid-Natrium äquivalent.
Der Gehalt wird auf die bei 150 °C getrocknete Substanz berechnet.

Aufbewahrung

Vorsichtig!
Vor Licht geschützt.

Dosierung

Einzelmaximaldosis: oral 5 g

Tagesmaximaldosis: oral 15 g

Sulfaclomidum

Sulfaklomid

Sulfaclomidum

6-[4-Aminobenzolsulfonamido]-5-chlor-2.4-dimethylpyrimidin

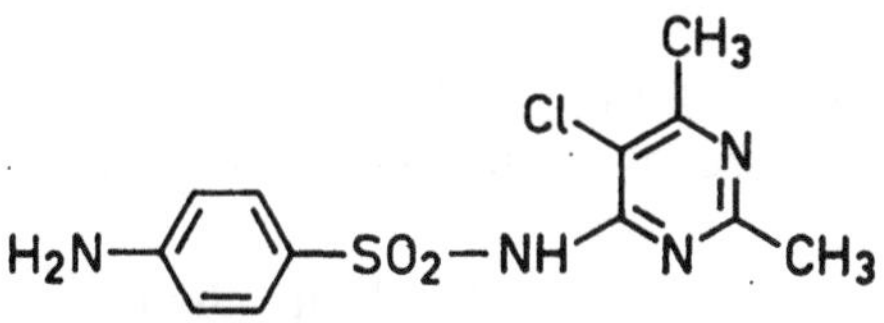

$C_{12}H_{13}ClN_4O_2S$ (312,8)

Gehalt 98,0 bis 101,0%, berechnet auf die bei 105 °C getrocknete Substanz.

Beschreibung

Weißes oder schwach gelbliches, kristallines Pulver.
Geruch schwach wahrnehmbar.
Geschmack schwach bitter.

Löslichkeit: Wasser . . . . sehr schwer löslich
Äthanol . . . . sehr schwer löslich

Identitätsprüfung

[a] *Reaktion:* 0,100 g Substanz wird nach Zusatz von 10,0 ml kohlendioxidfreiem Wasser 120 s geschüttelt. Die Mischung zeigt einen pH-Wert im Bereich von 5 bis 7. Zur Prüfung ist Universalindikatorpapier „Unitest" zu verwenden.

[b] Die Prüfung wird, wie unter „Dünnschichtchromatografische Prüfung" (III, 12.0.) angegeben, durchgeführt.
Adsorptionsschicht: Kieselgel G
Aufzutragende Lösung: 0,0050 g Substanz werden in 50,0 ml Azeton gelöst. 10,0 µl der Lösung werden als Startfleck a aufgetragen.
Aufzutragende Lösung der Testsubstanz: 0,0050 g Sulfaklomid-Vergleichssubstanz werden in 50,0 ml Azeton gelöst. 10,0 µl der Lösung werden als Startfleck b aufgetragen.
Laufmittel: Chloroform—Methanol (90+10)
Trocknung: Die Dünnschichtplatte wird an der Luft aufbewahrt, bis das Laufmittel verdunstet ist.
Detektion: Reagenz: Dimethylaminobenzaldehyd-RL
Die Dünnschichtplatte wird nach dem Besprühen mit dem Reagenz in einem Gefäß,

in dem sich eine mit konzentrierter Salzsäure gefüllte Schale befindet, 30 s stehengelassen.

Auswertung: Der R_F-Wert des gelben Testsubstanzfleckes muß im Bereich von 0,35 bis 0,70 liegen.

Das Chromatogramm zeigt über dem Startpunkt a einen gelben Fleck mit dem R_F-Wert des Fleckes der Testsubstanz.

[*c*] Die Prüfung wird, wie unter „Dünnschichtchromatografische Prüfung" (III, 12.0.) angegeben, durchgeführt.

Für Adsorptionsschicht, aufzutragende Lösung, aufzutragende Lösung der Testsubstanz, Trocknung und Detektion gelten die bei der Prüfung nach [*b*] gemachten Angaben.

Laufmittel: n-Butanol—n-Heptan—Chloroform—Essigsäure (30+30+30+10)

Auswertung: Der R_F-Wert des gelben Testsubstanzfleckes muß im Bereich von 0,25 bis 0,50 liegen.

Das Chromatogramm zeigt über dem Startpunkt a einen gelben Fleck mit dem R_F-Wert des Fleckes der Testsubstanz.

Reinheitsprüfung

[*d*] *Laugeunlösliche Verunreinigungen, Farbe* (VI, 2.0./3.0.): 1,00 g Substanz muß sich in 5,0 ml 1 N Kalilauge lösen. Die Lösung darf nicht stärker gefärbt sein als 5,0 ml Farb-VL Ge 3. Die Lösung wird mit Wasser zu 20,0 ml aufgefüllt. 15,0 ml dieser Lösung müssen klar sein.

Die Lösung ist für die Prüfungen nach [*h*] und [*i*] aufzubewahren.

[*e*] *Säureunlösliche Verunreinigungen* (VI, 2.0.): 0,100 g Substanz wird in der Mischung aus 5,0 ml Wasser und 1,00 ml 6 N Salzsäure gelöst. Die Lösung darf nicht stärker getrübt sein als 6,0 ml der unter „Prüfung auf Sulfat-Ionen" (VI, 16.0.) angegebenen Vergleichsprobe.

[*f*] *Alkalisch oder sauer reagierende Verunreinigungen:* 0,500 g Substanz werden mit 25,0 ml Wasser versetzt. Die Mischung wird bei 70 °C 30 min erwärmt und nach dem Erkalten filtriert. 10,0 ml des Filtrates müssen nach Zusatz von 4 Tropfen Methylrot-I rot oder orange und nach darauffolgendem Zusatz von 1,00 ml 0,01 N Kalilauge gelb gefärbt sein.

[*g*] *Schwermetall-Ionen:* 0,500 g Substanz werden mit 10,0 ml Wasser und 1,00 ml 5 N Essigsäure versetzt. Die Mischung wird 120 s im Sieden gehalten und nach dem Erkalten filtriert. Das unter Waschen des Rückstandes mit Wasser zu 11,0 ml aufgefüllte Filtrat wird zu 2,0 ml Schwefelwasserstoff-RL gegeben und geschüttelt. Die Lösung darf nach 10 min keine stärkere Färbung und gegebenenfalls keine stärkere Trübung als die nachstehend beschriebene Vergleichsprobe zeigen (höchstens 0,002%, berechnet als $Pb^{2\oplus}$).

Vergleichsprobe: 10,0 ml Blei-VL (VI, 15.0.) werden nach Zusatz von 1,00 ml 5 N Essigsäure zu 2,0 ml Schwefelwasserstoff-RL gegeben und geschüttelt.

[*h*] *Chlorid-Ionen* (VI, 7.0.): 0,400 ml der Lösung von [*d*] dürfen nach Zusatz von 10,0 ml Wasser bei der „Prüfung auf Chlorid-Ionen" keine stärkere Trübung als die Vergleichsprobe zeigen (höchstens 0,05% $Cl^{\ominus}$).

[*i*] *Sulfat-Ionen* (VI, 16.0.): 4,00 ml der Lösung von [*d*] dürfen nach Zusatz von 1,00 ml 3 N Salzsäure und 5,0 ml Wasser bei der „Prüfung auf Sulfat-Ionen" keine stärkere Trübung als die Vergleichsprobe zeigen (höchstens 0,025% $SO_4^{2\ominus}$).

[*j*] *Sulfatasche* (VI, 18.0.): 1,000 g Substanz wird, wie unter „Bestimmung der Sulfatasche" angegeben, behandelt. Die Substanz darf höchstens 0,10% Rückstand hinterlassen.

[*k*] *Trocknungsverlust* (VI, 19.0.): 0,4000 g Substanz werden, wie unter „Bestimmung des Trocknungsverlustes" angegeben, behandelt und bei 105 °C 3 h getrocknet. Die Substanz darf höchstens 0,50% Masse verlieren.

Gehaltsbestimmung

[*l*] 0,2200 bis 0,2500 g Substanz werden in der Mischung aus 5,0 ml 6 N Salzsäure und 25,0 ml Wasser gelöst. Die Lösung wird nach Zusatz von 1,0 g Kaliumbromid und 2 Tropfen Tropäolin-00-I* mit 0,1 N Natriumnitritlösung unter Rühren mit einem Magnetrührwerk bis zur schwachen Gelbfärbung oder Entfärbung titriert (Feinbürette).

1 ml 0,1 N Natriumnitritlösung ist 31,28 mg Sulfaklomid äquivalent.
Der Gehalt wird auf die bei 105 °C getrocknete Substanz berechnet.

Aufbewahrung

Vorsichtig!
Vor Licht geschützt.

Dosierung

Einzelmaximaldosis: oral 2 g (Initialdosis)
Tagesmaximaldosis: oral 2 g (Initialdosis)
Erhaltungsdosis: oral 0,5 g täglich

Sulfaguanidinum

Sulfaguanidin

Sulfaguanidinum

N-[4-Aminobenzolsulfonyl]-guanidin

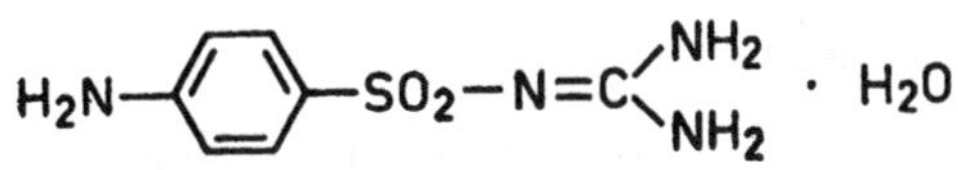

$C_7H_{10}N_4O_2S \cdot H_2O$ (232,3)

Gehalt 98,0 bis 101,0% wasserfreies Sulfaguanidin [$C_7H_{10}N_4O_2S$ (214,2)], berechnet auf die bei 105 °C getrocknete Substanz.

Beschreibung

Weißes oder nahezu weißes, kristallines Pulver.
Geruch nicht wahrnehmbar.
Geschmack schwach bitter.

Löslichkeit: Wasser . . . . schwer löslich
Äthanol . . . . schwer löslich

Identitätsprüfung

[*a*] *Schmelzbereich* (III, 8.0.): 188 bis 192 °C. Zur Bestimmung ist die getrocknete Substanz von [*i*] zu verwenden.

[*b*] Die Prüfung wird, wie unter „Dünnschichtchromatografische Prüfung" (III, 12.0.) angegeben, durchgeführt.
Adsorptionsschicht: Kieselgel G
Aufzutragende Lösung: 0,0100 g Substanz wird in 50,0 ml Azeton gelöst. 10,0 µl der Lösung werden als Startfleck a aufgetragen.
Aufzutragende Lösung der Testsubstanz: 0,0100 g Sulfamerazin-Vergleichssubstanz wird in 50,0 ml Azeton gelöst. 10,0 µl der Lösung werden als Startfleck b aufgetragen.
Laufmittel: Chloroform—Methanol—Essigsäure (80+10+10)
Trocknung: Die Dünnschichtplatte wird an der Luft aufbewahrt, bis das Laufmittel verdunstet ist.
Detektion: Reagenz: Dimethylaminobenzaldehyd-RL
Die Dünnschichtplatte wird nach dem Besprühen mit dem Reagenz in einem Gefäß, in dem sich eine mit konzentrierter Salzsäure gefüllte Schale befindet, 30 s stehengelassen.

3046/I
2. AB – DDR/717/75

Auswertung: Der R_F-Wert des gelben Testsubstanzfleckes muß im Bereich von 0,60 bis 0,80 liegen.

Das Chromatogramm zeigt über dem Startpunkt a einen gelben Fleck mit einem R_X-Wert im Bereich von 0,15 bis 0,40.

Reinheitsprüfung

[c] *Säureunlösliche Verunreinigungen, Farbe* (VI, 2.0./3.0.): 1,00 g Substanz muß sich in 10,0 ml 2 N Salpetersäure lösen. Die Lösung darf nicht stärker gefärbt sein als 5,0 ml Farb-VL Ge 3. Die Lösung wird mit Wasser zu 20,0 ml aufgefüllt. 15,0 ml dieser Lösung müssen klar sein.
Die Lösung ist für die Prüfung nach [*f*] aufzubewahren.

[d] *Alkalisch oder sauer reagierende Verunreinigungen:* 1,00 g Substanz wird mit 50,0 ml Wasser versetzt. Die Mischung wird bei 70 °C 5 min erwärmt und nach dem Erkalten filtriert. 25,0 ml des Filtrates müssen nach Zusatz von 3 Tropfen Phenolphthalein-I farblos und nach darauffolgendem Zusatz von 1,00 ml 0,01 N Kalilauge rot gefärbt sein.

[e] *Schwermetall-Ionen:* 0,500 g Substanz werden in der Mischung aus 10,0 ml Wasser und 1,00 ml 5 N Essigsäure unter Erwärmen gelöst. Nach dem Erkalten wird die Mischung filtriert. Das unter Waschen des Rückstandes mit Wasser zu 11,0 ml aufgefüllte Filtrat wird zu 2,0 ml Schwefelwasserstoff-RL gegeben und geschüttelt. Die Lösung darf nach 10 min keine stärkere Färbung und gegebenenfalls keine stärkere Trübung als die nachstehend beschriebene Vergleichsprobe zeigen (höchstens 0,002%, berechnet als $Pb^{2\oplus}$).
Vergleichsprobe: 10,0 ml Blei-VL (VI, 15.0.) werden nach Zusatz von 1,00 ml 5 N Essigsäure zu 2,0 ml Schwefelwasserstoff-RL gegeben und geschüttelt.

[f] *Chlorid-Ionen* (VI, 7.0.): 4,00 ml der Lösung von [c] dürfen nach Zusatz von 6,0 ml Wasser bei der „Prüfung auf Chlorid-Ionen“ keine stärkere Trübung als die Vergleichsprobe zeigen (höchstens 0,005% $Cl^{\ominus}$).

[g] *Sulfat-Ionen* (VI, 16.0.): 0,200 g Substanz werden in der Mischung aus 1,00 ml 6 N Salzsäure und 9,0 ml Wasser gegebenenfalls unter Erwärmen gelöst. Die Lösung darf bei der „Prüfung auf Sulfat-Ionen“ keine stärkere Trübung als die Vergleichsprobe zeigen (höchstens 0,025% $SO_4^{2\ominus}$).

[h] *Sulfatasche* (VI, 18.0.): 1,000 g Substanz werden, wie unter „Bestimmung der Sulfatasche“ angegeben, behandelt. Die Substanz darf höchstens 0,10% Rückstand hinterlassen.

[i] *Trocknungsverlust* (VI, 19.0.): 0,4000 g Substanz werden, wie unter „Bestimmung des Trocknungsverlustes“ angegeben, behandelt und bei 105 °C 3 h getrocknet. Die Substanz darf nicht weniger als 5,0% und nicht mehr als 8,0% Masse verlieren.
Die getrocknete Substanz ist für die Prüfung nach [*a*] aufzubewahren.

Gehaltsbestimmung

[j] 0,1600 g bis 0,1900 g Substanz werden in der Mischung aus 5,0 ml 6 N Salzsäure und 25,0 ml Wasser gelöst. Nach Zusatz von 1,0 g Kaliumbromid und 2 Tropfen Tropäolin-00-I* wird die Lösung mit 0,1 N Natriumnitritlösung unter Rühren mit einem Magnetrührwerk bis zur schwachen Gelbfärbung oder Entfärbung titriert (Feinbürette).

1 ml 0,1 N Natriumnitritlösung ist 21,42 mg wasserfreiem Sulfaguanidin äquivalent. Der Gehalt wird auf die bei 105 °C getrocknete Substanz berechnet.

Aufbewahrung

Vorsichtig!
Vor Licht geschützt.

Dosierung

Einzelmaximaldosis: oral 4 g   Tagesmaximaldosis: oral 10 g
Die Substanz ist nur für veterinärmedizinische Zwecke bestimmt.

Sulfamerazinum

Sulfamerazin

Sulfamerazinum

2-[4-Aminobenzolsulfonamido]-4-methylpyrimidin

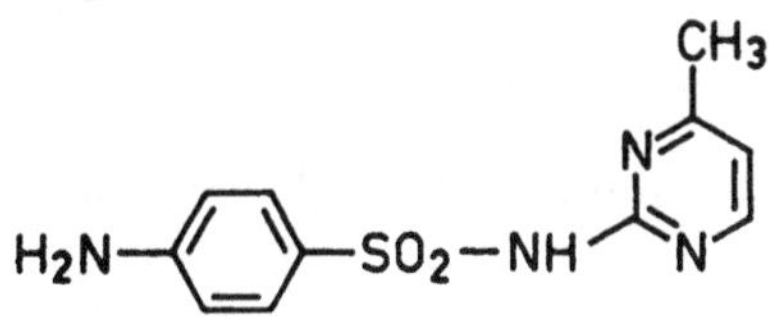

$C_{11}H_{12}N_4O_2S$ (264,3)

Gehalt 98,0 bis 101,0% Sulfamerazin, berechnet auf die bei 105 °C getrocknete Substanz.

Beschreibung

Weißes oder nahezu weißes, mikrokristallines oder nichtkristallines Pulver.
Geruch nicht wahrnehmbar.
Geschmack sehr schwach bitter.

Löslichkeit: Wasser . . . . fast unlöslich
Äthanol . . . . schwer löslich

Identitätsprüfung

[*a*] *Reaktion:* 0,100 g Substanz wird nach Zusatz von 10,0 ml kohlendioxidfreiem Wasser 120 s geschüttelt. Die Mischung zeigt einen pH-Wert im Bereich von 5 bis 7. Zur Prüfung ist Universalindikatorpapier „Unitest" zu verwenden.

[*b*] Die Prüfung wird, wie unter „Dünnschichtchromatografische Prüfung" (III, 12.0.) angegeben, durchgeführt.
Adsorptionsschicht: Kieselgel G
Aufzutragende Lösung: 0,0100 g Substanz wird in 50,0 ml Azeton gelöst. 10,0 µl der Lösung werden als Startfleck a aufgetragen.
Aufzutragende Lösung der Testsubstanz: 0,0100 g Sulfamerazin-Vergleichssubstanz wird in 50,0 ml Azeton gelöst. 10,0 µl der Lösung werden als Startfleck b aufgetragen.
Laufmittel: n-Butanol—n-Heptan—Chloroform—Essigsäure (30+30+30+10)
Trocknung: Die Dünnschichtplatte wird an der Luft aufbewahrt, bis das Laufmittel verdunstet ist.
Detektion: Reagenz: Dimethylaminobenzaldehyd-RL
Die Dünnschichtplatte wird nach dem Besprühen mit dem Reagenz in einem Gefäß,

in dem sich eine mit konzentrierter Salzsäure gefüllte Schale befindet, 30 s stehengelassen.

Auswertung: Der R_F-Wert des gelben Testsubstanzfleckes muß im Bereich von 0,40 bis 0,55 liegen.

Das Chromatogramm zeigt über dem Startpunkt a einen gelben Fleck mit dem R_F-Wert des Fleckes der Testsubstanz.

[*c*] Die Prüfung wird, wie unter „Dünnschichtchromatografische Prüfung" (III, 12.0.) angegeben, durchgeführt.

Für Adsorptionsschicht, aufzutragende Lösung, aufzutragende Lösung der Testsubstanz, Trocknung und Detektion gelten die bei der Prüfung nach [*b*] gemachten Angaben.

Laufmittel: Chloroform—Methanol (90+10)

Auswertung: Der R_F-Wert des gelben Testsubstanzfleckes muß im Bereich von 0,35 bis 0,50 liegen.

Das Chromatogramm zeigt über dem Startpunkt a einen gelben Fleck mit dem R_F-Wert des Fleckes der Testsubstanz.

Reinheitsprüfung

[*d*] *Laugeunlösliche Verunreinigungen, Farbe* (VI, 2.0./3.0.): 1,00 g Substanz muß sich in 5,0 ml 1 N Kalilauge lösen. Die Lösung wird mit Wasser zu 20,0 ml aufgefüllt. 15,0 ml dieser Lösung müssen klar sein.

13,0 ml dieser Lösung sind für die Prüfungen nach [*g*], [*h*] und [*i*] aufzubewahren.

5,0 ml dieser Lösung dürfen nach Zusatz von 2,5 ml Wasser nicht stärker gefärbt sein als 5,0 ml Farb-VL Gr 3.

[*e*] *Säureunlösliche Verunreinigungen* (VI, 2.0.): 0,100 g Substanz muß sich in der Mischung aus 5,0 ml Wasser und 1,00 ml 6 N Salzsäure lösen. Die Lösung muß klar sein.

[*f*] *Alkalisch oder sauer reagierende Verunreinigungen:* 1,00 g Substanz wird mit 50,0 ml Wasser versetzt. Die Mischung wird bei 70 °C 5 min erwärmt und nach dem Erkalten filtriert. 25,0 ml des Filtrates müssen nach Zusatz von 3 Tropfen Phenolphthalein-I farblos und nach darauffolgendem Zusatz von 4,00 ml 0,01 N Kalilauge rot gefärbt sein.

[*g*] *Schwermetall-Ionen:* 10,0 ml der Lösung von [*d*] werden mit 1,00 ml Essigsäure versetzt und geschüttelt. Die Mischung wird filtriert. Das unter Waschen des Rückstandes mit Wasser zu 11,0 ml aufgefüllte Filtrat wird zu 2,0 ml Schwefelwasserstoff-RL gegeben und geschüttelt. Die Lösung darf nach 10 min keine stärkere Färbung und gegebenenfalls keine stärkere Trübung als die nachstehend beschriebene Vergleichsprobe zeigen (höchstens 0,002%, berechnet als $Pb^{2\oplus}$).

Vergleichsprobe: 10,0 ml Blei-VL (VI, 15.0.) werden nach Zusatz von 1,00 ml 5 N Essigsäure zu 2,0 ml Schwefelwasserstoff-RL gegeben und geschüttelt.

[*h*] *Chlorid-Ionen* (VI, 7.0.): 1,00 ml der Lösung von [*d*] darf nach Zusatz von 1,00 ml 2 N Salpetersäure und 8,0 ml Wasser bei der „Prüfung auf Chlorid-Ionen" keine stärkere Trübung als die Vergleichsprobe zeigen (höchstens 0,02% $Cl^{\ominus}$).

[*i*] *Sulfat-Ionen* (VI, 16.0.): 2,00 ml der Lösung von [*d*] dürfen nach Zusatz von 1,00 ml 3 N Salzsäure und 7,0 ml Wasser bei der „Prüfung auf Sulfat-Ionen" keine stärkere Trübung als die Vergleichsprobe zeigen (höchstens 0,05% $SO_4^{2\ominus}$).

[*j*] *Sulfatasche* (VI, 18.0.): 1,000 g Substanz wird, wie unter „Bestimmung der Sulfatasche" angegeben, behandelt. Die Substanz darf höchstens 0,10% Rückstand hinterlassen.

[*k*] *Trocknungsverlust* (VI, 19.0.): 0,4000 g Substanz werden, wie unter „Bestimmung des Trocknungsverlustes" angegeben, behandelt und bei 105 °C 3 h getrocknet. Die Substanz darf höchstens 0,50% Masse verlieren.

Gehaltsbestimmung

[*l*] 0,1800 bis 0,2200 g Substanz werden in der Mischung aus 5,0 ml 6 N Salzsäure und 25,0 ml Wasser gelöst. Die Lösung wird nach Zusatz von 1,0 g Kaliumbromid und 2 Tropfen Tropäolin-00-I* mit 0,1 N Natriumnitritlösung unter Rühren mit einem Magnetrührwerk bis zur schwachen Gelbfärbung oder Entfärbung titriert (Feinbürette).

1 ml 0,1 N Natriumnitritlösung ist 26,43 mg Sulfamerazin äquivalent.
Der Gehalt wird auf die bei 105 °C getrocknete Substanz berechnet.

Aufbewahrung

Vorsichtig!
Vor Licht geschützt.

Dosierung

Einzelmaximaldosis: oral 2 g (Initialdosis)
Tagesmaximaldosis: oral 2 g (Initialdosis)
Erhaltungsdosis: oral 1 g täglich

3046/I
2. AB – DDR/718/75

Sulfanilamidum

Sulfanilamid

Sulfanilamidum

4-Aminobenzolsulfonamid

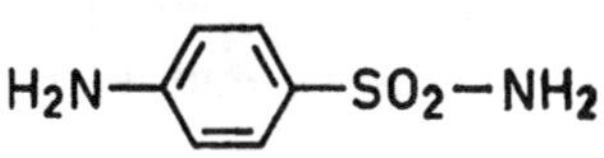

$C_6H_8N_2O_2S$ (172,2)

Gehalt 98,0 bis 101,0% Sulfanilamid, berechnet auf die bei 105 °C getrocknete Substanz.

Beschreibung

Weißes oder nahezu weißes, kristallines Pulver.
Geruch nicht wahrnehmbar.
Geschmack schwach bitter.

Löslichkeit: Wasser . . . . schwer löslich
Äthanol . . . . löslich

Identitätsprüfung

[a] *Schmelzbereich* (III, 8.0.): 164 bis 167 °C

[b] Die Prüfung wird, wie unter „Dünnschichtchromatografische Prüfung" (III, 12.0.) angegeben, durchgeführt.
Adsorptionsschicht: Kieselgel G
Aufzutragende Lösung: 0,0050 g Substanz werden in 100,0 ml Azeton gelöst. 10,0 µl der Lösung werden als Startfleck a aufgetragen.
Aufzutragende Lösung der Testsubstanz: 0,0050 g Sulfamerazin-Vergleichssubstanz werden in 50,0 ml Azeton gelöst. 10,0 µl der Lösung werden als Startfleck b aufgetragen.
Laufmittel: Chloroform—Methanol (90+10)
Trocknung: Die Dünnschichtplatte wird an der Luft aufbewahrt, bis das Laufmittel verdunstet ist.
Detektion: Reagenz: Dimethylaminobenzaldehyd-RL
Die Dünnschichtplatte wird nach dem Besprühen mit dem Reagenz in einem Gefäß, in dem sich eine mit konzentrierter Salzsäure gefüllte Schale befindet, 30 s stehengelassen.
Auswertung: Der R_F-Wert des gelben Testsubstanzfleckes muß im Bereich 0,35 bis 0,50 liegen.

3046/I
2. AB – DDR/719/75

Das Chromatogramm zeigt über dem Startpunkt a einen gelben Fleck mit einem R_X-Wert im Bereich von 0,45 bis 0,65.

Reinheitsprüfung

[c] *Laugeunlösliche Verunreinigungen, Farbe* (VI, 2.0./3.0.): 1,00 g Substanz muß sich in 8,0 ml 1 N Kalilauge lösen. Die Lösung darf nicht stärker gefärbt sein als 5,0 ml Farb-VL Ge 2. Die Lösung wird mit Wasser zu 20,0 ml aufgefüllt. 15,0 ml dieser Lösung müssen klar sein.
Die Lösung ist für die Prüfungen nach [g] und [h] aufzubewahren.

[d] *Säureunlösliche Verunreinigungen* (VI, 2.0.): 0,100 g Substanz muß sich in der Mischung aus 5,0 ml Wasser und 1,00 ml 6 N Salzsäure lösen. Die Lösung muß klar sein.

[e] *Alkalisch oder sauer reagierende Verunreinigungen:* 0,80 g Substanz werden mit 40,0 ml Wasser versetzt. Die Mischung wird bei 70 °C 5 min erwärmt und nach dem Erkalten filtriert. 25,0 ml des Filtrates müssen nach Zusatz von 3 Tropfen Phenolphthalein-I farblos und nach darauffolgendem Zusatz von 2,00 ml 0,01 N Kalilauge rot gefärbt sein.

[f] *Schwermetall-Ionen:* 0,500 g Substanz werden in der Mischung aus 10,0 ml Wasser und 1,00 ml 5 N Essigsäure unter Erwärmen gelöst. Die Mischung wird nach dem Erkalten filtriert. Das unter Waschen des Rückstandes mit Wasser zu 11,0 ml aufgefüllte Filtrat wird zu 2,0 ml Schwefelwasserstoff-RL gegeben und geschüttelt. Die Lösung darf nach 10 min keine stärkere Färbung und gegebenenfalls keine stärkere Trübung als die nachstehend beschriebene Vergleichsprobe zeigen (höchstens 0,002%, berechnet als $Pb^{2\oplus}$).
Vergleichsprobe: 10,0 ml Blei-VL (VI, 15.0.) werden nach Zusatz von 1,00 ml 5 N Essigsäure zu 2,0 ml Schwefelwasserstoff-RL gegeben und geschüttelt.

[g] *Chlorid-Ionen* (VI, 7.0.): 1,00 ml der Lösung von [c] darf nach Zusatz von 9,0 ml Wasser bei der „Prüfung auf Chlorid-Ionen" keine stärkere Trübung als die Vergleichsprobe zeigen (höchstens 0,02% $Cl^{\ominus}$).

[h] *Sulfat-Ionen* (VI, 16.0.): 4,00 ml der Lösung von [c] dürfen nach Zusatz von 1,00 ml 3 N Salzsäure und 5,0 ml Wasser bei der „Prüfung auf Sulfat-Ionen" keine stärkere Trübung als die Vergleichsprobe zeigen (höchstens 0,025% $SO_4^{2\ominus}$).

[i] *Sulfatasche* (VI, 18.0.): 1,000 g Substanz wird, wie unter „Bestimmung der Sulfatasche" angegeben, behandelt. Die Substanz darf höchstens 0,10% Rückstand hinterlassen.

[j] *Trocknungsverlust* (VI, 19.0.): 0,4000 g Substanz werden, wie unter „Bestimmung des Trocknungsverlustes" angegeben, behandelt und bei 105 °C 3 h getrocknet. Die Substanz darf höchstens 0,50% Masse verlieren.

Gehaltsbestimmung

[k] 0,1200 bis 0,1400 g Substanz werden in der Mischung aus 5,0 ml 6 N Salzsäure und 25,0 ml Wasser gelöst. Die Lösung wird nach Zusatz von 1,0 g Kaliumbromid und 2 Tropfen Tropäolin-00-I* mit 0,1 N Natriumnitritlösung unter Rühren mit einem Magnetrührwerk bis zur schwachen Gelbfärbung oder Entfärbung titriert (Feinbürette).

1 ml 0,1 N Natriumnitritlösung ist 17,22 mg Sulfanilamid äquivalent.
Der Gehalt wird auf die bei 105 °C getrocknete Substanz berechnet.

Aufbewahrung

Vorsichtig!
Vor Licht geschützt.

Dosierung

Einzelmaximaldosis: oral 2 g — Tagesmaximaldosis: oral 5 g

Sulfathiazolum

Sulfathiazol

Sulfathiazolum

2-[4-Aminobenzolsulfonamido]-thiazol

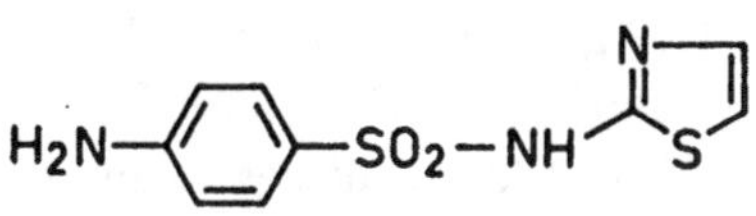

$C_9H_9N_3O_2S_2$ (255,3)

Gehalt 99,0 bis 101,0% Sulfathiazol, berechnet auf die bei 105 °C getrocknete Substanz.

Beschreibung

Weißes oder gelbstichiges, mikrokristallines oder kristallines Pulver.
Geruch nicht wahrnehmbar.
Geschmack nicht wahrnehmbar.

Löslichkeit: Wasser . . . . sehr schwer löslich
Äthanol . . . . schwer löslich

Identitätsprüfung

[a] *Reaktion:* 0,100 g Substanz wird nach Zusatz von 10,0 ml kohlendioxidfreiem Wasser 120 s geschüttelt. Die Mischung zeigt einen pH-Wert im Bereich von 5 bis 7. Zur Prüfung ist Universalindikatorpapier „Unitest" zu verwenden.

[b] Die Prüfung wird, wie unter „Dünnschichtchromatografische Prüfung" (III, 12.0.) angegeben, durchgeführt.
Adsorptionsschicht: Kieselgel G
Aufzutragende Lösung: 0,0050 g Substanz werden in 50,0 ml Azeton gelöst. 10,0 µl der Lösung werden als Startfleck a aufgetragen.
Aufzutragende Lösung der Testsubstanz: 0,0100 g Sulfamerazin-Vergleichssubstanz wird in 50,0 ml Azeton gelöst. 10,0 µl der Lösung werden als Startfleck b aufgetragen.
Laufmittel: Chloroform—Methanol (90+10)
Trocknung: Die Dünnschichtplatte wird an der Luft aufbewahrt, bis das Laufmittel verdunstet ist.
Detektion: Reagenz: Dimethylaminobenzaldehyd-RL
Die Dünnschichtplatte wird nach dem Besprühen mit dem Reagenz in einem Gefäß, in dem sich eine mit konzentrierter Salzsäure gefüllte Schale befindet, 30 s stehengelassen.

Auswertung: Der R_F-Wert des gelben Testsubstanzfleckes muß im Bereich von 0,35 bis 0,50 liegen.

Das Chromatogramm zeigt über dem Startpunkt a einen gelben Fleck mit einem R_X-Wert von 0,55 bis 0,80.

[*c*] 0,100 g Substanz wird in der Mischung aus 1,00 ml 1 N Kalilauge und 4,0 ml Wasser gelöst. Die Lösung gibt nach Zusatz von 1,0 ml Kupfer(II)-sulfatlösung (10,0 g/100,0 ml) einen braunvioletten Niederschlag.

Reinheitsprüfung

[*d*] *Laugeunlösliche Verunreinigungen, Farbe* (VI, 2.0./3.0.): 1,00 g Substanz muß sich in 5,0 ml 1 N Kalilauge lösen. Die Lösung darf nicht stärker gefärbt sein als 5,0 ml Farb-VL Ge 3. Die Lösung wird mit Wasser zu 20,0 ml aufgefüllt. 15,0 ml dieser Lösung müssen klar sein.

Die Lösung ist für die Prüfungen nach [*h*] und [*i*] aufzubewahren.

[*e*] *Säureunlösliche Verunreinigungen* (VI, 2.0.): 0,100 g Substanz muß sich in der Mischung aus 5,0 ml Wasser und 1,00 ml 6 N Salzsäure lösen. Die Lösung muß klar sein.

[*f*] *Alkalisch oder sauer reagierende Verunreinigungen:* 1,00 g Substanz wird mit 50,0 ml Wasser versetzt. Die Mischung wird bei 70 °C 5 min erwärmt und nach dem Erkalten filtriert. 25,0 ml des Filtrates müssen nach Zusatz von 3 Tropfen Phenolphthalein-I farblos und nach darauffolgendem Zusatz von 0,50 ml 0,1 N Kalilauge rot gefärbt sein.

[*g*] *Schwermetall-Ionen:* 0,500 g Substanz werden mit 10,0 ml Wasser und 1,50 ml 5 N Essigsäure versetzt. Die Mischung wird 60 s im Sieden gehalten und nach dem Erkalten filtriert. Das unter Waschen des Rückstandes mit Wasser zu 11,0 ml aufgefüllte Filtrat wird zu 2,0 ml Schwefelwasserstoff-RL gegeben und geschüttelt. Die Lösung darf nach 10 min keine stärkere Färbung und gegebenenfalls keine stärkere Trübung als die nachstehend beschriebene Vergleichsprobe zeigen (höchstens 0,002%, berechnet als $Pb^{2\oplus}$).

Vergleichsprobe: 10,0 ml Blei-VL (VI, 15.0.) werden nach Zusatz von 1,00 ml 5 N Essigsäure zu 2,0 ml Schwefelwasserstoff-RL gegeben und geschüttelt.

[*h*] *Chlorid-Ionen* (VI, 7.0.): 1,00 ml der Lösung von [*d*] darf nach Zusatz von 9,0 ml Wasser bei der „Prüfung auf Chlorid-Ionen“ keine stärkere Trübung als die Vergleichsprobe zeigen (höchstens 0,02% $Cl^{\ominus}$).

[*i*] *Sulfat-Ionen* (VI, 16.0.): 2,00 ml der Lösung von [*d*] dürfen nach Zusatz von 1,00 ml 3 N Salzsäure und 7,0 ml Wasser bei der „Prüfung auf Sulfat-Ionen“ keine stärkere Trübung als die Vergleichsprobe zeigen (höchstens 0,05% $SO_4^{2\ominus}$).

[*j*] *Sulfatasche* (VI, 18.0.): 1,000 g Substanz wird, wie unter „Bestimmung der Sulfatasche“ angegeben, behandelt. Die Substanz darf höchstens 0,10% Rückstand hinterlassen.

[*k*] *Trocknungsverlust* (VI, 19.0.): 0,4000 g Substanz werden, wie unter „Bestimmung des Trocknungsverlustes“ angegeben, behandelt und bei 105 °C 3 h getrocknet. Die Substanz darf höchstens 0,50% Masse verlieren.

Gehaltsbestimmung

[*l*] 0,1800 bis 0,2100 g Substanz werden in der Mischung aus 10,0 ml 6 N Salzsäure und 20,0 ml Wasser gelöst. Nach Zusatz von 1,0 g Kaliumbromid werden in die Lösung 2 Platinelektroden getaucht. Mit Hilfe eines konstanten Polarisationsstromes wird an den Elektroden eine geeignete Potentialdifferenz, die im allgemeinen 350 bis 450 mV beträgt, eingestellt. Die Lösung wird mit 0,1 N Natriumnitritlösung unter Rühren mit einem Magnetrührwerk titriert (Feinbürette) und dabei der Potentialverlauf gemessen.
Zur grafischen Ermittlung des Äquivalenzpunktes werden die gemessenen Potentiale über dem Verbrauch an 0,1 N Natriumnitritlösung aufgetragen. Der Äquivalenzpunkt liegt am Beginn des Potentialsprunges im Schnittpunkt der Tangenten der beiden Kurvenäste.

1 ml 0,1 N Natriumnitritlösung ist 25,53 mg Sulfathiazol äquivalent.
Der Gehalt wird auf die bei 105 °C getrocknete Substanz berechnet.

Aufbewahrung

Vorsichtig!
Vor Licht geschützt.

Dosierung

Einzelmaximaldosis: oral 4 g — Tagesmaximaldosis: oral 10 g

Sulfathiazolum Natrium

Sulfathiazol-Natrium

Sulfathiazolum Natricum

Natriumsalz des 2-[4-Aminobenzolsulfonamido]-thiazols

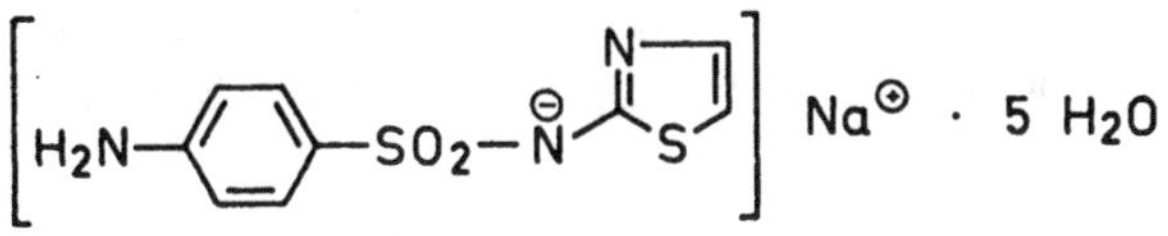

$C_9H_8N_3NaO_2S_2 \cdot 5\,H_2O$ (367,4)

Gehalt 99,0 bis 101,0% wasserfreies Sulfathiazol-Natrium [$C_9H_8N_3NaO_2S_2$ (277,3)], berechnet auf die bei 105 °C getrocknete Substanz.

Beschreibung

Weißes oder nahezu weißes, kristallines Pulver.
Geruch nicht wahrnehmbar.
Geschmack bitter.

Löslichkeit: Wasser . . . . leicht löslich
Äthanol . . . . leicht löslich

Prüflösung: 2,000 g Substanz werden in Wasser zu 20,0 ml gelöst.

Identitätsprüfung

[*a*] *Reaktion:* 1,00 ml Prüflösung wird mit 4,0 ml Wasser versetzt. Die Lösung zeigt einen pH-Wert im Bereich von 8 bis 10. Zur Prüfung ist Universalindikatorpapier „Unitest" zu verwenden.

[*b*] Die mit konzentrierter Salzsäure befeuchtete Substanz färbt beim Erhitzen am Platindraht die nichtleuchtende Flamme kräftig und anhaltend gelb.

[*c*] Die Prüfung wird, wie unter „Dünnschichtchromatografische Prüfung" (III, 12.0.) angegeben, durchgeführt.
Adsorptionsschicht: Kieselgel G
Aufzutragende Lösung: 0,0050 g Substanz werden in 2,0 ml Wasser gelöst. Die Lösung wird mit Azeton zu 50,0 ml aufgefüllt. 10,0 µl dieser Lösung werden als Startfleck a aufgetragen.
Aufzutragende Lösung der Testsubstanz: 0,0100 g Sulfamerazin-Vergleichssubstanz wird in 50,0 ml Azeton gelöst. 10,0 µl der Lösung werden als Startfleck b aufgetragen.
Laufmittel: Chloroform—Methanol (90+10)

Trocknung: Die Dünnschichtplatte wird an der Luft aufbewahrt, bis das Laufmittel verdunstet ist.

Detektion: Reagenz: Dimethylaminobenzaldehyd-RL

Die Dünnschichtplatte wird nach dem Besprühen mit dem Reagenz in einem Gefäß, in dem sich eine mit konzentrierter Salzsäure gefüllte Schale befindet, 30 s stehengelassen.

Auswertung: Der R_F-Wert des gelben Testsubstanzfleckes muß im Bereich von 0,35 bis 0,50 liegen.

Das Chromatogramm zeigt über dem Startpunkt a einen gelben Fleck mit einem R_X-Wert im Bereich von 0,55 bis 0,80.

[*d*] 1,0 ml Prüflösung wird mit 4,0 ml Wasser versetzt. Die Lösung gibt nach Zusatz von 1,0 ml Kupfer(II)-sulfatlösung (10,0 g/100,0 ml) einen braunvioletten Niederschlag.

Reinheitsprüfung

[*e*] *Unlösliche Verunreinigungen, Farbe* (VI, 2.0./3.0.): 5,0 ml Prüflösung müssen klar und dürfen nicht stärker gefärbt sein als 5,0 ml Farb-VL Ge 2.

[*f*] *Alkalisch reagierende Verunreinigungen:* 5,0 ml Prüflösung müssen nach Zusatz von 3 Tropfen Alizaringelb-R-I und 2,00 ml 0,01 N Salzsäure gelb gefärbt sein.

[*g*] *Schwermetall-Ionen:* 5,0 ml Prüflösung werden mit 5,0 ml Wasser und 1,00 ml Essigsäure versetzt und geschüttelt. Die Mischung wird filtriert. Das unter Waschen des Rückstandes mit Wasser zu 11,0 ml aufgefüllte Filtrat wird zu 2,0 ml Schwefelwasserstoff-RL gegeben und geschüttelt. Die Lösung darf nach 10 min keine stärkere Färbung und gegebenenfalls keine stärkere Trübung als die nachstehend beschriebene Vergleichsprobe zeigen (höchstens 0,002%, berechnet als $Pb^{2\oplus}$).

Vergleichsprobe: 10,0 ml Blei-VL (VI, 15.0.) werden nach Zusatz von 1,00 ml 5 N Essigsäure zu 2,0 ml Schwefelwasserstoff-RL gegeben und geschüttelt.

[*h*] *Chlorid-Ionen* (VI, 7.0.): 0,50 ml Prüflösung dürfen nach Zusatz von 9,5 ml Wasser bei der „Prüfung auf Chlorid-Ionen" keine stärkere Trübung als die Vergleichsprobe zeigen (höchstens 0,02% $Cl^{\ominus}$).

[*i*] *Sulfat-Ionen* (VI, 16.0.): 1,00 ml Prüflösung darf nach Zusatz von 9,0 ml Wasser bei der „Prüfung auf Sulfat-Ionen" keine stärkere Trübung als die Vergleichsprobe zeigen (höchstens 0,05% $SO_4^{2\ominus}$).

[*j*] *Trocknungsverlust* (VI, 19.0.): 0,4000 g Substanz werden, wie unter „Bestimmung des Trocknungsverlustes" angegeben, behandelt und bei 50 °C 60 min und anschließend bei 105 °C 3 h getrocknet. Die Substanz darf nicht weniger als 22,0% und nicht mehr als 27,0% Masse verlieren.

Gehaltsbestimmung

[*k*] 0,2500 bis 0,2900 g Substanz werden in der Mischung aus 10,0 ml 6 N Salzsäure und 20,0 ml Wasser gelöst. Nach Zusatz von 1,0 g Kaliumbromid werden in die Lösung 2 Platinelektroden getaucht. Mit Hilfe eines konstanten Polarisationsstromes wird an den Elektroden eine geeignete Potentialdifferenz, die im allgemeinen 350 bis 450 mV beträgt, eingestellt. Die Lösung wird mit 0,1 N Natriumnitritlösung unter Rühren mit einem Magnetrührwerk titriert (Feinbürette) und dabei der Potentialverlauf gemessen.
Zur grafischen Ermittlung des Äquivalenzpunktes werden die gemessenen Potentiale über dem Verbrauch an 0,1 N Natriumnitritlösung aufgetragen. Der Äquivalenzpunkt liegt am Beginn des Potentialsprunges im Schnittpunkt der Tangenten der beiden Kurvenäste.

1 ml 0,1 N Natriumnitritlösung ist 27,73 mg wasserfreiem Sulfathiazol-Natrium äquivalent.
Der Gehalt wird auf die bei 105 °C getrocknete Substanz berechnet.

Aufbewahrung

Vorsichtig!
In sehr gut verschlossenen Gefäßen.
Vor Licht geschützt.

Dosierung

Einzelmaximaldosis: oral 5 g Tagesmaximaldosis: oral 15 g

Sulfatolamidum

Sulfatolamid

Sulfatolamidum

4-Ammoniomethylbenzolsulfonamidsalz des 4-Aminobenzolsulfonylthioharnstoffs

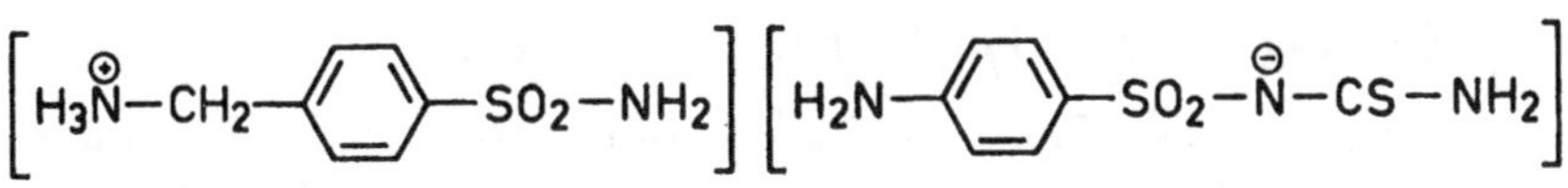

$C_{14}H_{19}N_5O_4S_3$ (417,5)

Gehalt 98,5 bis 100,5% Sulfatolamid, berechnet auf die bei 105 °C getrocknete Substanz.

Beschreibung

Weißes, kristallines oder mikrokristallines Pulver.
Geruch nicht wahrnehmbar.
Geschmack bitter.

Löslichkeit: Wasser . . . . schwer löslich
Äthanol . . . . sehr schwer löslich

Identitätsprüfung

[*a*] Die Prüfung wird, wie unter „Dünnschichtchromatografische Prüfung“ (III, 12.0.) angegeben, durchgeführt.

Adsorptionsschicht: Kieselgel G

Aufzutragende Lösung: 0,0050 g Substanz werden in 50,0 ml Azeton gelöst. 10,0 µl der Lösung werden als Startfleck a aufgetragen.

Aufzutragende Lösung der Testsubstanz: 0,0100 g Sulfamerazin-Vergleichssubstanz wird in 50,0 ml Azeton gelöst. 10,0 µl der Lösung werden als Startfleck b aufgetragen.

Laufmittel: n-Butanol – n-Heptan – Chloroform – Essigsäure (30+30+30+10)

Trocknung: Die Dünnschichtplatte wird an der Luft aufbewahrt, bis das Laufmittel verdunstet ist.

Detektion: Reagenz: Dimethylaminobenzaldehyd-RL

Die Dünnschichtplatte wird nach dem Besprühen mit dem Reagenz in einem Gefäß, in dem sich eine mit konzentrierter Salzsäure gefüllte Schale befindet, 30 s stehengelassen.

Auswertung: Der R_F-Wert des gelben Testsubstanzfleckes muß im Bereich von 0,40 bis 0,55 liegen.

Das Chromatogramm zeigt über dem Startpunkt a einen gelben Fleck mit einem R_X-Wert im Bereich von 1,15 bis 1,55.

[*b*] 0,020 g Substanz werden mit 5,0 ml Wasser und 5 Tropfen Triketohydrindenhydrat-RL versetzt. Die Mischung wird 120 s im Sieden gehalten. Sie zeigt eine violettblaue Färbung.

Reinheitsprüfung

[*c*] *Laugeunlösliche Verunreinigungen, Farbe* (VI, 2.0./3.0.): 1,00 g Substanz wird in der Mischung aus 5,0 ml 1 N Kalilauge und 5,0 ml Wasser gelöst. Die Lösung darf nicht stärker getrübt sein als die unter „Prüfung auf Chlorid-Ionen" (VI, 7.0.) angegebene Vergleichsprobe.
5,0 ml der Lösung dürfen nicht stärker gefärbt sein als 5,0 ml Farb-VL Ge 1.
Die Lösung ist für die Prüfungen nach [*g*] und [*h*] aufzubewahren.

[*d*] *Säureunlösliche Verunreinigungen* (VI, 2.0.): 0,400 g Substanz werden in der Mischung aus 4,00 ml 6 N Salzsäure und 6,0 ml Wasser gelöst. Die Lösung darf nicht stärker getrübt sein als die unter „Prüfung auf Chlorid-Ionen" (VI, 7.0.) angegebene Vergleichsprobe.

[*e*] *Alkalisch oder sauer reagierende Verunreinigungen:* 0,300 g Substanz werden in 30,0 ml Wasser unter Erwärmen gelöst. Die Lösung wird nach dem Erkalten gegebenenfalls filtriert. 10,0 ml der Lösung müssen nach Zusatz von 3 Tropfen Bromthymolblau-I und 0,400 ml 0,01 N Salzsäure gelb und nach darauffolgendem Zusatz von 0,50 ml 0,01 N Kalilauge grün oder blau gefärbt sein.
10,0 ml der Lösung sind für die Prüfung nach [*f*] aufzubewahren.

[*f*] *Schwermetall-Ionen* (VI, 15.0.): 10,0 ml der Lösung von [*e*] dürfen bei der „Prüfung auf Schwermetall-Ionen" nach Methode I keine stärkere Färbung und gegebenenfalls keine stärkere Trübung als die Vergleichsprobe zeigen (höchstens 0,01%, berechnet als $Pb^{2\oplus}$).

[*g*] *Chlorid-Ionen* (VI, 7.0.): 0,50 ml der Lösung von [*c*] werden mit 0,50 ml Wasser und 2 Tropfen der Mischung aus 1,00 ml konzentrierter Wasserstoffperoxidlösung und 2,0 ml Wasser versetzt. Nach 120 s wird die Lösung mit 9,0 ml Wasser versetzt. 2,00 ml dieser Lösung dürfen bei der „Prüfung auf Chlorid-Ionen" keine stärkere Trübung als die Vergleichsprobe zeigen (höchstens 0,1% $Cl^{\ominus}$).

[*h*] *Sulfat-Ionen* (VI, 16.0.): 0,50 ml der Lösung von [*c*] dürfen nach Zusatz von 0,50 ml 6 N Salzsäure und 9,0 ml Wasser bei der „Prüfung auf Sulfat-Ionen" keine stärkere Trübung als die Vergleichsprobe zeigen (höchstens 0,1% $SO_4^{2\ominus}$).

[*i*] *Sulfatasche* (VI, 18.0.): 1,000 g Substanz wird, wie unter „Bestimmung der Sulfatasche" angegeben, behandelt. Die Substanz darf höchstens 0,30% Rückstand hinterlassen.

[*j*] *Trocknungsverlust* (VI, 19.0.): 0,4000 g Substanz werden, wie unter „Bestimmung des Trocknungsverlustes" angegeben, behandelt und bei 105 °C 3 h getrocknet. Die Substanz darf höchstens 0,50% Masse verlieren.

Gehaltsbestimmung

[*k*] 0,2500 g Substanz werden in der Mischung aus 20,0 ml Wasser und 5,0 ml 3 N Ammoniaklösung gelöst. Die Lösung wird mit 20,00 ml 0,1 N Silbernitratlösung und 8,0 ml 6 N Schwefelsäure versetzt. Die Mischung wird zum Sieden erhitzt, nach dem Erkalten mit Wasser zu 100,00 ml aufgefüllt und filtriert. Die ersten 15,0 ml Filtrat werden verworfen. 50,00 ml des klaren Filtrates werden mit 5,0 ml Eisen(III)-ammoniumsulfat-I versetzt. Der Überschuß an 0,1 N Silbernitratlösung wird mit 0,1 N Ammoniumthiozyanatlösung bis zur rötlichgelben Färbung titriert (Feinbürette).

1 ml 0,1 N Silbernitratlösung ist 20,88 mg Sulfatolamid äquivalent.
Der Gehalt wird auf die bei 105 °C getrocknete Substanz berechnet.

Aufbewahrung

Vorsichtig!
Vor Licht geschützt.

Die Substanz ist nur zur Anwendung an der unversehrten Haut bestimmt.

Sulfisomidinum

Sulfisomidin

Sulfisomidinum

6-[4-Aminobenzolsulfonamido]-2.4-dimethylpyrimidin

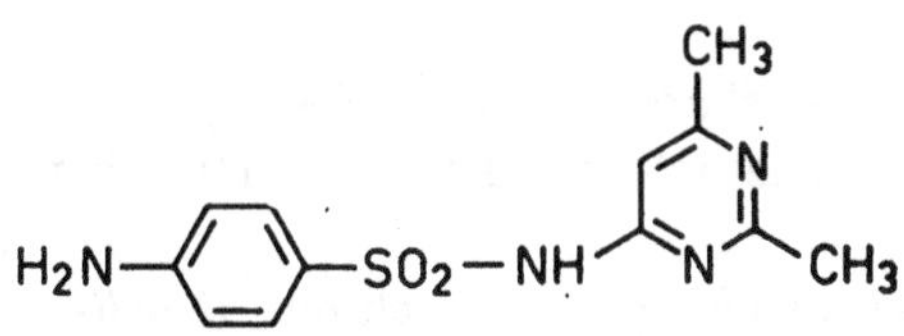

$C_{12}H_{14}N_4O_2S$ (278,3)

Gehalt 98,0 bis 101,0% Sulfisomidin, berechnet auf die bei 105 °C getrocknete Substanz.

Beschreibung

Weißes oder schwach gelbliches, kristallines Pulver.
Geruch nicht wahrnehmbar.
Geschmack nicht wahrnehmbar.

Löslichkeit: Wasser . . . . schwer löslich
Äthanol . . . . schwer löslich

Identitätsprüfung

[*a*] *Reaktion:* 0,100 g Substanz wird nach Zusatz von 10,0 ml kohlendioxidfreiem Wasser 120 s geschüttelt. Die Mischung zeigt einen pH-Wert im Bereich von 5 bis 7. Zur Prüfung ist Universalindikatorpapier „Unitest" zu verwenden.

[*b*] Die Prüfung wird, wie unter „Dünnschichtchromatografische Prüfung" (III, 12.0.) angegeben, durchgeführt.
Adsorptionsschicht: Kieselgel G
Aufzutragende Lösung: 0,0050 g Substanz werden in 50,0 ml Azeton gelöst. 10,0 µl der Lösung werden als Startfleck a aufgetragen.
Aufzutragende Lösung der Testsubstanz: 0,0050 g Sulfisomidin-Vergleichssubstanz werden in 50,0 ml Azeton gelöst. 10,0 µl der Lösung werden als Startfleck b aufgetragen.
Laufmittel: Chloroform—Methanol (90+10)
Trocknung: Die Dünnschichtplatte wird an der Luft aufbewahrt, bis das Laufmittel verdunstet ist.
Detektion: Reagenz: Dimethylaminobenzaldehyd-RL
Die Dünnschichtplatte wird nach dem Besprühen mit dem Reagenz in einem Gefäß,

in dem sich eine mit konzentrierter Salzsäure gefüllte Schale befindet, 30 s stehengelassen.

Auswertung: Der R_F-Wert des gelben Testsubstanzfleckes muß im Bereich von 0,20 bis 0,50 liegen.

Das Chromatogramm zeigt über dem Startpunkt a einen gelben Fleck mit dem R_F-Wert des Fleckes der Testsubstanz.

[*c*] Die Prüfung wird, wie unter „Dünnschichtchromatografische Prüfung" (III, 12.0.) angegeben, durchgeführt.

Für Adsorptionsschicht, aufzutragende Lösung, aufzutragende Lösung der Testsubstanz, Trocknung und Detektion gelten die bei der Prüfung nach [*b*] gemachten Angaben.

Laufmittel: n-Butanol—n-Heptan—Chloroform—Essigsäure (30+30+30+10)

Auswertung: Der R_F-Wert des gelben Testsubstanzfleckes muß im Bereich von 0,05 bis 0,20 liegen.

Das Chromatogramm zeigt über dem Startpunkt a einen gelben Fleck mit dem R_F-Wert des Fleckes der Testsubstanz.

Reinheitsprüfung

[*d*] *Laugeunlösliche Verunreinigungen, Farbe* (VI, 2.0./3.0.): 1,00 g Substanz muß sich in 5,0 ml 1 N Kalilauge lösen. Die Lösung darf nicht stärker gefärbt sein als 5,0 ml Farb-VL Ge 3. Die Lösung wird mit Wasser zu 20,0 ml aufgefüllt. 15,0 ml dieser Lösung müssen klar sein.

Die Lösung ist für die Prüfungen nach [*h*] und [*i*] aufzubewahren.

[*e*] *Säureunlösliche Verunreinigungen* (VI, 2.0.): 0,100 g Substanz muß sich in der Mischung aus 5,0 ml Wasser und 1,00 ml 6 N Salzsäure lösen. Die Lösung muß klar sein.

[*f*] *Alkalisch oder sauer reagierende Verunreinigungen:* 1,00 g Substanz wird mit 50,0 ml Wasser versetzt. Die Mischung wird bei 70 °C 5 min erwärmt und nach dem Erkalten filtriert. 25,0 ml des Filtrates müssen nach Zusatz von 10 Tropfen Methylrot-I rot oder orange und nach darauffolgendem Zusatz von 1,50 ml 0,01 N Kalilauge gelb gefärbt sein.

[*g*] *Schwermetall-Ionen:* 1,00 g Substanz wird mit 10,0 ml Wasser und 1,00 ml 5 N Essigsäure versetzt. Die Mischung wird 120 s im Sieden gehalten und nach dem Erkalten filtriert. Das unter Waschen des Rückstandes mit Wasser zu 11,0 ml aufgefüllte Filtrat wird zu 2,0 ml Schwefelwasserstoff-RL gegeben und geschüttelt. Die Lösung darf nach 10 min keine stärkere Färbung und gegebenenfalls keine stärkere Trübung als die nachstehend beschriebene Vergleichsprobe zeigen (höchstens 0,001%, berechnet als $Pb^{2\oplus}$).

Vergleichsprobe: 10,0 ml Blei-VL (VI, 15.0.) werden nach Zusatz von 1,00 ml 5 N Essigsäure zu 2,0 ml Schwefelwasserstoff-RL gegeben und geschüttelt.

[*h*] *Chlorid-Ionen* (VI, 7.0.): 1,00 ml der Lösung von [*d*] darf nach Zusatz von 9,0 ml Wasser bei der „Prüfung auf Chlorid-Ionen" keine stärkere Trübung als die Vergleichsprobe zeigen (höchstens 0,02% $Cl^{\ominus}$).

[*i*] *Sulfat-Ionen* (VI, 16.0.): 2,00 ml der Lösung von [*d*] dürfen nach Zusatz von 8,0 ml Wasser bei der „Prüfung auf Sulfat-Ionen" keine stärkere Trübung als die Vergleichsprobe zeigen (höchstens 0,05% $SO_4^{2\ominus}$).

[*j*] *Sulfatasche* (VI, 18.0.): 1,000 g Substanz wird, wie unter „Bestimmung der Sulfatasche" angegeben, behandelt. Die Substanz darf höchstens 0,10% Rückstand hinterlassen.

[*k*] *Trocknungsverlust* (VI, 19.0.): 0,4000 g Substanz werden, wie unter „Bestimmung des Trocknungsverlustes" angegeben, behandelt und bei 105 °C 3 h getrocknet. Die Substanz darf höchstens 0,50% Masse verlieren.

Gehaltsbestimmung

[*l*] 0,1900 bis 0,2200 g Substanz werden in der Mischung aus 5,0 ml 6 N Salzsäure und 25,0 ml Wasser gelöst. Nach Zusatz von 1,0 g Kaliumbromid und 2 Tropfen Tropäolin-00-I* wird die Lösung mit 0,1 N Natriumnitritlösung unter Rühren mit einem Magnetrührwerk bis zur schwachen Gelbfärbung oder Entfärbung titriert (Feinbürette).

1 ml 0,1 N Natriumnitritlösung ist 27,83 mg Sulfisomidin äquivalent.
Der Gehalt wird auf die bei 105 °C getrocknete Substanz berechnet.

Aufbewahrung

Vorsichtig!
Vor Licht geschützt.

Dosierung

Einzelmaximaldosis: oral 4 g — Tagesmaximaldosis: oral 10 g

Sulfobromphthaleinum Natrium

Sulfobromphthalein-Natrium

Dinatriumsalz der 5.5'-[4.5.6.7-Tetrabromphthalidyliden]-bis-[2-hydroxybenzolsulfonsäurc]

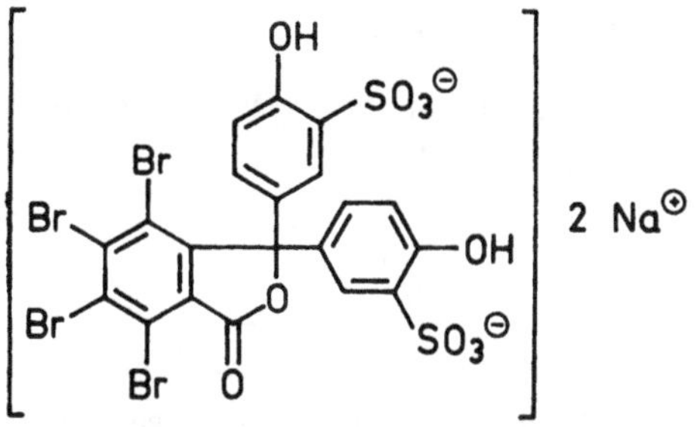

$C_{20}H_8Br_4Na_2O_{10}S_2$ (838,0)

Gehalt 95,0 bis 105,0% Sulfobromphthalein-Natrium, berechnet auf die wasserfreie Substanz.

Beschreibung

Weißes, kristallines Pulver.
Geruch nicht wahrnehmbar.
Geschmack bitter.
Die Substanz ist hygroskopisch.

Löslichkeit: Wasser (25 °C) . . . . löslich
Äthanol . . . . fast unlöslich

Identitätsprüfung

[*a*] *Lichtabsorption* (III, 5.0.): Die Lösung von [*j*] zeigt bei 582 nm ± 2 nm ein Absorptionsmaximum.

[*b*] Die Prüfung wird, wie unter „Dünnschichtchromatografische Prüfung" (III, 12.0.) angegeben, durchgeführt.
Adsorptionsschicht: Kieselgel G
Aufzutragende Lösungen: Lösung 1: 1,00 ml der Lösung von [*d*] wird mit Wasser zu 10,0 ml aufgefüllt. 10,0 µl der Lösung werden als Startfleck a aufgetragen.
Lösung 2: 1,00 ml der aufzutragenden Lösung der Testsubstanz wird mit Wasser zu 100,0 ml aufgefüllt. 10,0 µl dieser Lösung werden als Startfleck c aufgetragen.
Aufzutragende Lösung der Testsubstanz: 0,050 g Sulfobromphthalein-Natrium-Standard werden in Wasser zu 10,0 ml gelöst. 10,0 µl der Lösung werden als Startfleck b aufgetragen.

Laufmittel: n-Butanol—Essigsäure—Wasser (60+15+25)

Trocknung: Die Dünnschichtplatte wird in einem Heißluftstrom getrocknet, bis das Laufmittel verdunstet ist.

Detektion: Die Dünnschichtplatte wird in einem Gefäß, in dem sich eine mit konzentrierter Ammoniaklösung gefüllte Schale befindet, 15 min stehengelassen.

Auswertung: Der R_F-Wert des violetten Testsubstanzfleckes muß im Bereich von 0,40 bis 0,60 liegen.

Das Chromatogramm zeigt über dem Startpunkt a einen violetten Fleck mit dem R_F-Wert des Fleckes der Testsubstanz.

Das Chromatogramm ist für die Prüfung nach [*h*] aufzubewahren.

[*c*] Die mit konzentrierter Salzsäure befeuchtete Substanz färbt beim Erhitzen am Platindraht die nichtleuchtende Flamme kräftig und anhaltend gelb.

Reinheitsprüfung

[*d*] *Unlösliche Verunreinigungen, Farbe* (VI, 2.0./3.0.): 0,500 g Substanz müssen sich in 10,0 ml Wasser lösen. Die Lösung muß klar und darf nicht stärker gefärbt sein als 5,0 ml Farb-VL Ge 2.

Die Lösung ist für die Prüfungen nach [*b*], [*e*] und [*g*] aufzubewahren.

[*e*] *Sauer reagierende Verunreinigungen:* 1,00 ml der Lösung von [*d*] wird mit 50,0 ml kohlendioxidfreiem Wasser versetzt. Die Lösung muß nach Zusatz von 6 Tropfen 0,01 N Natronlauge violett gefärbt sein.

[*f*] *Schwermetall-Ionen:* 0,500 g Substanz werden in einem 100-ml-Scheidetrichter in 20,0 ml Tromethamol-Puffer Nr. 1 gelöst. Die Lösung wird nach Zusatz von 2,0 ml frisch bereiteter Natriumdiäthyldithiokarbamatlösung (0,025 g/100,0 ml) 2mal mit je 10,0 ml Chloroform jeweils 60 s ausgeschüttelt. Die Chloroformauszüge werden durch ein mit Chloroform getränktes Papierfilter in einen 50-ml-Scheidetrichter filtriert. Das Filtrat wird nach Zusatz von 2,0 ml Kupfer(II)-sulfatlösung (0,50 g/100,0 ml) mit 5,0 ml Tromethamol-Puffer Nr. 1 120 s ausgeschüttelt. Die wäßrige Schicht wird mit 5,0 ml Chloroform ausgeschüttelt. Die Chloroformauszüge werden durch ein mit Chloroform getränktes Papierfilter filtriert und mit Chloroform zu 25,0 ml aufgefüllt. 20,0 ml der Lösung dürfen nicht stärker gefärbt sein als 20,0 ml der nachstehend beschriebenen Vergleichsprobe (höchstens 0,001%, berechnet als $Pb^{2\oplus}$).

Vergleichsprobe: 5,0 ml Blei-VL (VI, 15.0.) werden in einem 100-ml-Scheidetrichter mit 20,0 ml Tromethamol-Puffer Nr. 1 versetzt und, wie vorstehend angegeben, weiterbehandelt.

[*g*] *Chlorid-Ionen* (VI, 7.0.): 2,00 ml der Lösung von [*d*] dürfen nach Zusatz von 8,0 ml Wasser bei der „Prüfung auf Chlorid-Ionen“ keine stärkere Trübung als die Vergleichsprobe zeigen (höchstens 0,02% $Cl^{\ominus}$).

[h] *Fremde Farbstoffe:* Das Chromatogramm von [b] darf über dem Startpunkt a außer dem genannten violetten Fleck nur weitere violette Flecke zeigen, die jeweils weder größer noch stärker gefärbt sind als der Fleck über dem Startpunkt c.

[i] *Wassergehalt* (VII, 6.0.): 0,2000 g Substanz werden, wie unter „Bestimmung des Wassergehaltes", Methode I angegeben, behandelt. Die Substanz darf höchstens 5,0% Wasser enthalten.

Gehaltsbestimmung

[j] 0,0500 g Substanz werden in Wasser zu 250,0 ml gelöst. 5,00 ml der Lösung werden mit Natriumkarbonatlösung (1,00 g/100,0 ml) zu 250,0 ml aufgefüllt. Die Extinktion (III, 5.0.) dieser Lösung wird bei 580 nm ± 2 nm im Maximum gegen Natriumkarbonatlösung (1,00 g/100,0 ml) gemessen.
Der Rest der Lösung ist für die Prüfung nach [a] aufzubewahren.
Vergleichsprobe: 0,0500 g Sulfobromphthalein-Natrium-Standard werden, wie vorstehend angegeben, behandelt.
0,2000 g Sulfobromphthalein-Natrium-Standard werden, wie unter „Bestimmung des Wassergehaltes", Methode I (VII, 6.0.) angegeben, behandelt.

Berechnung:

% Sulfobromphthalein-Natrium, berechnet auf die wasserfreie Substanz

$$= \frac{100 \cdot E_1 \cdot Ew_2(100 - b)}{E_2 \cdot Ew_1(100 - a)}$$

E_1 = Extinktion der Lösung.
E_2 = Extinktion der Vergleichsprobe.
Ew_1 = Einwaage der Substanz in Gramm.
Ew_2 = Einwaage des Sulfobromphthalein-Natrium-Standards in Gramm.
a = Wassergehalt der Substanz in Masseprozent.
b = Wassergehalt des Sulfobromphthalein-Natrium-Standards in Masseprozent.

Aufbewahrung

Vor Licht geschützt.
In sehr gut verschlossenen Gefäßen.

3046/I
2. AB – DDR/724/75

Sulfoguajacolum Kalium

Sulfoguajakol-Kalium

Mischung aus annähernd gleichen Teilen des Kaliumsalzes der 3-Hydroxy-4-methoxy-benzolsulfonsäure ($C_7H_7KO_5S \cdot 2\,H_2O$) und des Kaliumsalzes der 4-Hydroxy-3-methoxy-benzolsulfonsäure ($C_7H_7KO_5S$).

Gehalt 98,0 bis 104,0%, berechnet als Sulfoguajakol-Kalium mit einem Molekül Kristallwasser [$C_7H_7KO_5S \cdot H_2O$ (260,3)].

Beschreibung

Farblose Kristalle oder weißes, kristallines Pulver.
Geruch schwach wahrnehmbar.
Geschmack schwach bitter und süßlich.

Löslichkeit: Wasser . . . . leicht löslich
Äthanol . . . . fast unlöslich

Prüflösung: 4,000 g Substanz werden in kohlendioxidfreiem Wasser zu 80,0 ml gelöst.

Identitätsprüfung

[*a*] 5,0 ml Prüflösung geben nach Zusatz von 1,0 ml 3 N Salzsäure und 10 Tropfen 6 N Perchlorsäure einen weißen, kristallinen Niederschlag.

[*b*] 2,0 ml Prüflösung zeigen nach Zusatz von 15,0 ml Wasser und 3 Tropfen Eisen(III)-chloridlösung (10,0 g/100,0 ml) eine violette Färbung.

[*c*] 0,100 g Substanz wird mit 5,0 ml konzentrierter Salpetersäure versetzt. Die Mischung wird im Sieden gehalten, bis die Entwicklung rotbrauner Dämpfe beendet ist. Nach Zusatz von 6,0 ml Wasser und 10 Tropfen Bariumchloridlösung (5,0 g/100,0 ml) gibt die Mischung einen weißen, kristallinen Niederschlag.

Reinheitsprüfung

[*d*] *Unlösliche Verunreinigungen, Farbe* (VI, 2.0./3.0.): 10,0 ml Prüflösung müssen klar und dürfen nicht stärker gefärbt sein als 5,0 ml Farb-VL B 1.

[*e*] *Alkalisch reagierende Verunreinigungen:* 10,0 ml Prüflösung müssen nach Zusatz von 2 Tropfen Methylorange-I und 1,80 ml 0,1 N Salzsäure rot gefärbt sein.

[*f*] *Arsen-Ionen* (VI, 5.0.): 10,0 ml Prüflösung werden nach Zusatz von 20,0 ml Wasser, wie unter „Prüfung auf Arsen-Ionen" angegeben, behandelt. Das Quecksilberbromidpapier darf keine stärkere Färbung als das der Vergleichsprobe zeigen (höchstens 0,0002% $As^{3\oplus}/As^{5\oplus}$).

[*g*] *Barium-Ionen* (VI, 6.0.): 5,0 ml Prüflösung dürfen bei der ,,Prüfung auf Barium-Ionen" keine Trübung zeigen.

[*h*] *Schwermetall-Ionen* (VI, 15.0.): 10,0 ml Prüflösung dürfen bei der ,,Prüfung auf Schwermetall-Ionen" nach Methode II keine stärkere Färbung und gegebenenfalls keine stärkere Trübung als die Vergleichsprobe zeigen (höchstens 0,002%, berechnet als $Pb^{2\oplus}$).

[*i*] *Chlorid-Ionen* (VI, 7.0.): 10,0 ml Prüflösung dürfen bei der ,,Prüfung auf Chlorid-Ionen" keine stärkere Trübung als die Vergleichsprobe zeigen (höchstens 0,002% $Cl^{\ominus}$).

[*j*] *Sulfat-Ionen* (VI, 16.0.): 10,0 ml Prüflösung dürfen bei der ,,Prüfung auf Sulfat-Ionen" keine Trübung zeigen.

Gehaltsbestimmung

[*k*] 0,5000 g Substanz werden in 25,0 ml Wasser gelöst. Die Lösung wird, wie unter „Bestimmung von Kationen durch Ionenaustausch" (VII, 15.0.) angegeben, behandelt.

1 ml 0,1 N Kalilauge ist 26,03 mg Sulfoguajakol-Kalium ($C_7H_7KO_5S \cdot H_2O$) äquivalent.

Sulfur colloidale

Kolloider Schwefel

Wäßrige Suspension, die etwa 50% Schwefel, ein Dispergiermittel und Kaliumkarbonat enthält.

Beschreibung

Gelbliche oder graugelbliche Suspension, die sich in eine gelbliche und eine dunkle Schicht trennen kann.
Geruch wahrnehmbar.

Vor der Durchführung der Prüfungen ist die Substanz zu rühren und kräftig zu schütteln, bis eine homogene Mischung entstanden ist.

Identitätsprüfung

[*a*] 10 Tropfen Substanz werden in einem Porzellantiegel zur Trockne eingedampft. Der Rückstand verbrennt mit blauer Flamme. Es ist der Geruch des Schwefeldioxids wahrnehmbar.

Reinheitsprüfung

[*b*] *Unzulässige Mengen Kaliumkarbonat:* 2,000 g Substanz müssen nach Zusatz von 50 ml Wasser, 5,0 ml Methylorange-I sowie 0,85 ml 0,1 N Salzsäure gelb und nach darauffolgendem Zusatz von 1,00 ml 0,1 N Salzsäure rosa gefärbt sein (0,3 bis 0,6% K_2CO_3).

[*c*] *Glührückstand* (VI, 17.0.): 2,000 g Substanz werden, wie unter „Bestimmung des Glührückstandes" angegeben, behandelt und 20 min geglüht. Die Substanz darf höchstens 1,0% Rückstand hinterlassen.

[*d*] *Trocknungsverlust* (VI, 19.0.): 2,0000 g Substanz werden, wie unter „Bestimmung des Trocknungsverlustes" angegeben, behandelt und bei 80 bis 85 °C 120 min getrocknet. Die Substanz darf nicht weniger als 45,0% und nicht mehr als 49,0% Masse verlieren.

Sonstige Prüfungen

[*e*] *Teilchengröße:* 1 Tropfen Substanz wird mit einem 3 bis 4 mm dicken Glasstab, der etwa 10 cm tief in die Substanz getaucht wurde, entnommen und in einem Reagenzglas mit 10,0 ml Natriumpentadezylsulfonatlösung (0,100 g/100,0 ml) intensiv gemischt. 0,020 ml der Mischung werden auf der halben Fläche eines Objektträgers aus-

gestrichen. Unmittelbar danach wird unter dem Mikroskop bei 300facher Vergrößerung in einem Blickfeld die Größe aller Teilchen gemessen. Teilchen mit einem Durchmesser über 30 µm dürfen nicht vorhanden sein. Es dürfen höchstens 30 Teilchen mit einem Durchmesser von 6 bis 20 µm vorhanden sein. Von der Mehrzahl der Teilchen muß der Durchmesser kleiner als 6 µm sein.

Die Substanz ist nur zur Anwendung an der unversehrten Haut bestimmt. Vor der Verwendung ist die Substanz zu rühren und kräftig zu schütteln.

Sulfur depuratum

Gereinigter Schwefel

S (32,06)

Beschreibung

Gelbes Pulver.
Geruch nicht wahrnehmbar.
Geschmack nicht wahrnehmbar.

Löslichkeit: Wasser . . . . fast unlöslich
Äthanol . . . . fast unlöslich

Identitätsprüfung

[*a*] Die Substanz verbrennt mit blauer Flamme. Es ist der Geruch des Schwefeldioxids wahrnehmbar.

Reinheitsprüfung

[*b*] *Alkalisch oder sauer reagierende Verunreinigungen:* 2,000 g Substanz werden nach Zusatz von 20,0 ml Wasser 120 s geschüttelt. Die Mischung wird anschließend filtriert. 10,0 ml des Filtrates müssen nach Zusatz von 1 Tropfen Phenolphthalein-I farblos und nach darauffolgendem Zusatz von 0,200 ml 0,01 N Kalilauge rot gefärbt sein.

[*c*] *Arsen-Ionen* (VI, 5.0.): 1,000 g Substanz wird mit 10,0 ml 6 N Ammoniaklösung versetzt. Die Mischung wird in einem Wasserbad von 35 bis 40 °C unter wiederholtem Schütteln 30 min stehengelassen und danach filtriert. 5,0 ml des Filtrates werden auf dem Wasserbad nahezu zur Trockne eingedampft. Der Rückstand wird in 1,0 ml 5 N Salpetersäure gelöst und die Lösung zur Trockne eingedampft. Dieser Rückstand wird in 30,0 ml Wasser gelöst. Die Lösung wird, wie unter „Prüfung auf Arsen-Ionen" angegeben, behandelt. Das Quecksilberbromidpapier darf keine stärkere Färbung als das der Vergleichsprobe zeigen (höchstens 0,0002% $As^{3\oplus}/As^{5\oplus}$).

[*d*] *Glührückstand* (VI, 17.0.): 1,000 g Substanz wird, wie unter „Bestimmung des Glührückstandes" angegeben, behandelt. Die Substanz darf höchstens 0,25% Rückstand hinterlassen.

[*e*] *Trocknungsverlust* (VI, 19.0.): 0,4000 g Substanz werden, wie unter „Bestimmung des Trocknungsverlustes" angegeben, behandelt und bei 75 °C 3 h getrocknet. Die Substanz darf höchstens 0,50% Masse verlieren.

3046/I
2. AB – DDR/727/75

Sonstige Prüfungen

[*f*] *Zerkleinerungsgrad* (XI, 2.0.): 100,0-g Substanz werden gesiebt. Mindestens 99,7% der Substanz müssen das Sieb Nr. IX passieren.

Aufbewahrung

Höchstens 10 Jahre.

Suspensio Aluminii hydroxydati

Aluminiumhydroxidsuspension

Gehalt an basischen Aluminiumverbindungen, berechnet als Aluminiumoxid [Al_2O_3 (102,0)], mindestens 5,0%.

Geeignete aromatisierende und stabilisierende Zusätze können enthalten sein.

Beschreibung

Weiße Flüssigkeit.
Geruch nicht wahrnehmbar oder den Zusätzen entsprechend.
Geschmack nicht wahrnehmbar oder den Zusätzen entsprechend.

Prüflösung: 5,00 g Substanz werden in 10,0 ml 2 N Salpetersäure gelöst. Die Lösung wird filtriert. 1,00 ml des klaren Filtrates wird mit Wasser zu 100,0 ml aufgefüllt.

Identitätsprüfung

[*a*] 2,00 g Substanz werden in 5,0 ml 3 N Natronlauge gelöst. Das Filtrat gibt nach Zusatz von 0,50 g Ammoniumchlorid einen weißen Niederschlag.

Reinheitsprüfung

[*b*] *Reaktion:* 5,0 ml Substanz werden mit 5,0 ml kohlendioxidfreiem Wasser versetzt. Die Mischung muß einen pH-Wert (III, 7.0.) im Bereich von 7,2 bis 7,8 zeigen.

[*c*] *Arsen-Ionen* (VI, 5.0.): 1,00 g Substanz wird in der Mischung aus 1,0 ml konzentrierter Salzsäure und 2,0 ml Wasser unter Erwärmen gelöst. Die Lösung wird mit 27,0 ml Wasser versetzt und, wie unter ,,Prüfung auf Arsen-Ionen" angegeben, behandelt. Das Quecksilberbromidpapier darf keine stärkere Färbung als das der Vergleichsprobe zeigen (höchstens 0,0001% $As^{3\oplus}/As^{5\oplus}$).

[*d*] *Schwermetall-Ionen:* 5,00 g Substanz werden in 5,0 ml 3 N Salzsäure unter Erwärmen gelöst. Nach dem Erkalten werden 5,0 ml Wasser hinzugefügt. 1,50 ml der gegebenenfalls filtrierten, klaren Lösung werden nach Zusatz von 9,5 ml Wasser zu 2,0 ml Schwefelwasserstoff-RL gegeben und geschüttelt. Die Lösung darf nach 10 min keine stärkere Färbung und gegebenenfalls keine stärkere Trübung als die nachstehend beschriebene Vergleichsprobe zeigen (höchstens 0,002%, berechnet als $Pb^{2\oplus}$).
Vergleichsprobe: 10,0 ml Blei-VL (VI, 15.0.) werden nach Zusatz von 1,00 ml 5 N Essigsäure zu 2,0 ml Schwefelwasserstoff-RL gegeben und geschüttelt.

[*e*] *Chlorid-Ionen* (VI, 7.0.): 1,00 ml Prüflösung darf nach Zusatz von 9,0 ml Wasser bei der „Prüfung auf Chlorid-Ionen" keine stärkere Trübung als die Vergleichsprobe zeigen (höchstens 0,3% $Cl^{\ominus}$).

[*f*] *Sulfat-Ionen* (VI, 16.0.): 2,50 ml Prüflösung dürfen nach Zusatz von 7,5 ml Wasser bei der „Prüfung auf Sulfat-Ionen" keine stärkere Trübung als die Vergleichsprobe zeigen (höchstens 0,6% $SO_4^{2\ominus}$).

Gehaltsbestimmung

[*g*] 1,5000 g Substanz werden in 2,0 ml 2 N Salpetersäure unter Erwärmen gelöst. Die Lösung wird nach Zusatz von 100 ml Wasser und 20,00 ml 0,1 M ÄDTA-Lösung 60 s im Sieden gehalten. Nach dem Erkalten und Zusatz von 4,0 g Methenamin sowie 0,050 g Xylenolorange-I wird der Überschuß an 0,1 M ÄDTA-Lösung mit 0,1 M Blei(II)-nitratlösung bis zum Farbumschlag nach Rot titriert (Feinbürette).

1 ml 0,1 M ÄDTA-Lösung ist 5,098 mg Aluminiumoxid äquivalent.

Wertbestimmung

[*h*] *Säurebindungsvermögen:* 5,00 g Substanz werden zu 200,0 ml 0,05 N Salzsäure von 37 °C ± 1 °C gegeben. Die Mischung wird bei 37 °C ± 1 °C gehalten und ständig gerührt. Nach 5, 10 und 20 min wird der pH-Wert (III, 7.0.) potentiometrisch bestimmt. Er darf nicht tiefer als 1,8, 2,4 und 3,0 und jeweils nicht höher als 4,2 sein. Nach Zusatz von 10,00 ml 0,5 N Salzsäure wird weitere 20 min gerührt. Die Lösung wird bei 37 °C ± 1 °C mit 0,1 N Kalilauge potentiometrisch (VII, 9.0.) titriert, bis der pH-Wert von 3,5 erreicht ist. Es dürfen höchstens 30,00 ml 0,1 N Kalilauge verbraucht werden.

Talastinum hydrochloricum

Talastinhydrochlorid

Talastini hydrochloridum

4-Benzyl-2-[2-dimethylaminoäthyl]-2H-phthalazinon-(1)-hydrochlorid

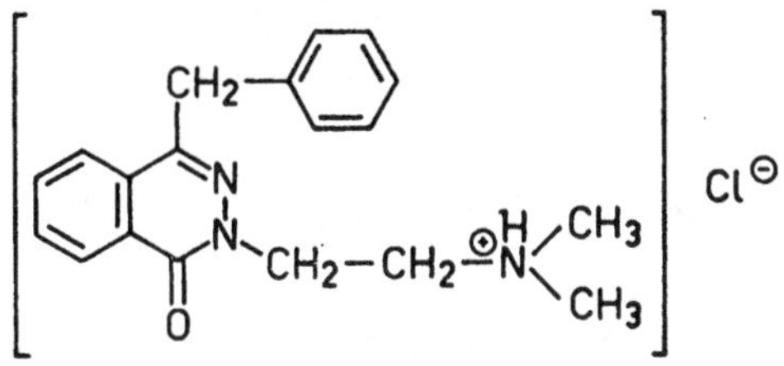

$(C_{19}H_{21}N_3O)HCl$ (343,9)

Gehalt 98,0 bis 101,0% Talastinhydrochlorid, berechnet auf die bei 105 °C getrocknete Substanz.

Beschreibung

Weißes oder gelbstichiges, kristallines oder mikrokristallines Pulver.
Geruch höchstens schwach wahrnehmbar.
Geschmack brennend, bitter und vorübergehend anästhesierend.

Löslichkeit: Wasser . . . . leicht löslich
Äthanol . . . . leicht löslich

Prüflösung: 0,5000 g Substanz werden in kohlendioxidfreiem Wasser zu 50,00 ml gelöst.

Identitätsprüfung

[a] *Lichtabsorption* (III, 5.0.): 2,00 ml Prüflösung werden mit Wasser zu 100,00 ml aufgefüllt. 10,00 ml der Lösung werden mit Wasser zu 100,00 ml aufgefüllt.
Extinktion: 0,375 bis 0,395 bei 283 nm ± 2 nm im Maximum.

[b] *Schmelzbereich* (III, 8.0.): 174 bis 181 °C

[c] 5,0 ml Prüflösung werden mit 5 Tropfen 6 N Ammoniaklösung versetzt, zum Sieden erhitzt und nach dem Erkalten filtriert. Das Filtrat gibt nach Zusatz von 10 Tropfen 5 N Salpetersäure und 1,0 ml 0,1 N Silbernitratlösung einen weißen Niederschlag, der sich nach Zusatz von 3,0 ml 6 N Ammoniaklösung löst.

Reinheitsprüfung

[d] *Unlösliche Verunreinigungen, Farbe* (VI, 2.0./3.0.): 10,0 ml Prüflösung müssen klar und farblos sein.
Die Prüflösung ist für die Prüfung nach [g] aufzubewahren.

[e] *Reaktion:* Die Prüflösung muß einen pH-Wert (III, 7.0.) im Bereich von 4,0 bis 6,0 zeigen.

[f] *Ammonium* (VI, 4.0.): 5,0 ml Prüflösung werden, wie unter „Prüfung auf Ammonium", Methode I angegeben, behandelt. Das Lackmuspapier darf keine blaue Färbung zeigen.

[g] *Schwermetall-Ionen* (VI, 15.0.): 10,0 ml Prüflösung dürfen bei der „Prüfung auf Schwermetall-Ionen" nach Methode II keine Färbung und gegebenenfalls keine stärkere Trübung als die Blindprobe zeigen.

[h] *Sulfat-Ionen* (VI, 16.0.): 10,0 ml Prüflösung dürfen bei der „Prüfung auf Sulfat-Ionen" keine Trübung zeigen.

[i] *Sulfatasche* (VI, 18.0.): 1,000 g Substanz wird, wie unter „Bestimmung der Sulfatasche" angegeben, behandelt. Die Substanz darf höchstens 0,10% Rückstand hinterlassen.

[j] *Trocknungsverlust* (VI, 19.0.): 0,4000 g Substanz werden, wie unter „Bestimmung des Trocknungsverlustes" angegeben, behandelt und bei 105 °C 120 min getrocknet. Die Substanz darf höchstens 0,50% Masse verlieren.

Gehaltsbestimmung

[k] 0,2000 g Substanz werden in einem 100-ml-Erlenmeyerkolben mit aufgesetztem Silikagelrohr in 30,0 ml Essigsäureanhydrid unter Erwärmen gelöst. Nach dem Erkalten und Zusatz von 3 Tropfen Malachitgrün-I wird die Lösung mit 0,1 N Perchlorsäure bis zum Farbumschlag nach rein Gelb titriert (Feinbürette).

1 ml 0,1 N Perchlorsäure ist 34,39 mg Talastinhydrochlorid äquivalent.
Der Gehalt wird auf die bei 105 °C getrocknete Substanz berechnet.

Aufbewahrung

Vorsichtig!

Dosierung

Einzelmaximaldosis:		Tagesmaximaldosis:	
oral	0,2 g	oral	0,4 g
im.	0,15 g	im.	0,3 g

Für Säuglinge und Kinder gelten die Angaben der Spalte B (IX, 1.0.).

Talcum

Talk

Gereinigtes und gepulvertes natürliches Magnesiumhydroxidpolysilikat.

Beschreibung

Weißes oder grauweißes Pulver.
Geruch nicht wahrnehmbar.
Geschmack nicht wahrnehmbar.

Löslichkeit: Wasser. . . . . fast unlöslich

Prüflösung I: 10,00 g Substanz werden mit 50,0 ml Wasser versetzt. Die Mischung wird unter Rückflußkühlung 30 min im Sieden gehalten und nach dem Erkalten filtriert. Das Filtrat wird als Prüflösung I verwendet.

Prüflösung II: 2,500 g Substanz werden mit 5,0 ml 6 N Salzsäure und 45,0 ml Wasser versetzt. Die Mischung wird unter Rückflußkühlung und wiederholtem Schütteln 30 min im Sieden gehalten und nach dem Erkalten filtriert. Gegebenenfalls ist das Filtrieren durch dasselbe Filter zu wiederholen. Das klare Filtrat wird als Prüflösung II verwendet.

Identitätsprüfung

[*a*] 0,50 g Substanz werden in einem Platintiegel mit 1,50 g wasserfreiem Natriumkarbonat und 1,50 g Kaliumkarbonat versetzt. Die Mischung wird 15 min geglüht. Nach dem Erkalten wird der Rückstand gepulvert und mit 10,0 ml Wasser versetzt. Diese Mischung wird 60 s im Sieden gehalten und filtriert. Das Filtrat wird mit konzentrierter Salzsäure versetzt, bis die Lösung blaues Lackmuspapier rot färbt. Die Lösung wird zur Trockne eingedampft. Der Rückstand wird mit 7,0 ml warmer 3 N Salzsäure versetzt und die Mischung nach 60 s filtriert.
Der Rückstand ist für die Prüfung nach [*b*] aufzubewahren.
4,0 ml des Filtrates geben nach Zusatz von 10 Tropfen Titangelblösung (0,050 g/100,0 ml) und 3,0 ml 6 N Natronlauge einen roten, flockigen Niederschlag.

[*b*] Der Rückstand von [*a*] wird in einem Bleitiegel mit 0,100 g Kalziumfluorid und 1,0 ml konzentrierter Schwefelsäure gemischt. Nachdem der Bleitiegel mit dem durchbohrten Bleideckel verschlossen und die Öffnung mit angefeuchtetem, schwarzem Papier bedeckt worden ist, wird er auf das Wasserbad gestellt. Innerhalb 10 min bildet sich auf dem Papier ein weißer Fleck.

Reinheitsprüfung

[*c*] *Farbe* (VI, 3.0.): 10,0 ml Prüflösung II dürfen nicht stärker gefärbt sein als 5,0 ml Farb-VL Gr 3.

[*d*] *Säurelösliche Verunreinigungen:* 10,00 ml Prüflösung II werden, wie unter „Bestimmung des Verdampfungsrückstandes" (VI, 20.0.) angegeben, behandelt. Es darf höchstens 0,10 g Rückstand verbleiben.

[*e*] *Wasserlösliche Verunreinigungen:* 25,00 ml Prüflösung I werden, wie unter „Bestimmung des Verdampfungsrückstandes" (VI, 20.0.) angegeben, behandelt. Es dürfen höchstens 0,0050 g Rückstand verbleiben.

[*f*] *Alkalisch oder sauer reagierende Verunreinigungen:* 10,0 ml Prüflösung I müssen nach Zusatz von 1 Tropfen Phenolphthalein-I farblos und nach darauffolgendem Zusatz von 0,50 ml 0,01 N Kalilauge rot gefärbt sein.

[*g*] *Arsen-Ionen* (VI, 5.0.): 2,00 ml Prüflösung II werden nach Zusatz von 28,0 ml Wasser, wie unter „Prüfung auf Arsen-Ionen" angegeben, behandelt. Das Quecksilberbromidpapier darf keine stärkere Färbung als das der Vergleichsprobe zeigen (höchstens 0,001% $As^{3\oplus}/As^{5\oplus}$).

[*h*] *Eisen-Ionen* (VI, 8.0.): 1,00 ml Prüflösung II wird mit Wasser zu 10,0 ml aufgefüllt. 1,70 ml der Lösung dürfen nach Zusatz von 8,3 ml Wasser bei der „Prüfung auf Eisen-Ionen" keine stärkere Färbung als die Vergleichsprobe zeigen (höchstens 0,12% $Fe^{2\oplus}/Fe^{3\oplus}$).

[*i*] *Schwermetall-Ionen* (VI, 15.0.): 10,0 ml Prüflösung II dürfen bei der „Prüfung auf Schwermetall-Ionen" nach Methode II keine stärkere Färbung und gegebenenfalls keine stärkere Trübung als die Vergleichsprobe zeigen (höchstens 0,002%, berechnet als $Pb^{2\oplus}$).

[*j*] *Karbonat-Ionen:* 0,200 g Substanz werden mit 2,0 ml Wasser versetzt. Die Mischung wird mit 2,0 ml Äther überschichtet. Nach Zusatz von 5 Tropfen 6 N Salzsäure dürfen innerhalb 30 s in der Ätherschicht keine Gasblasen sichtbar sein.

[*k*] *Glührückstand* (VI, 17.0.): 1,0000 g Substanz wird, wie unter „Bestimmung des Glührückstandes" angegeben, behandelt. Die Substanz muß mindestens 95,0% Rückstand hinterlassen.

Aufbewahrung

Höchstens 10 Jahre.

Terra silicea

Kieselerde

Mit Salzsäure gereinigte, geglühte und gepulverte Diatomeenschalen.

Beschreibung

Weißes oder grauweißes, körniges Pulver.
Geruch nicht wahrnehmbar.
Geschmack nicht wahrnehmbar.

Prüflösung I: 2,500 g Substanz werden mit 25,0 ml Wasser versetzt. Die Mischung wird unter Rückflußkühlung 30 min im Sieden gehalten und nach dem Erkalten bei 2700 *g* 5 min zentrifugiert. Die überstehende Lösung wird als Prüflösung I verwendet.

Prüflösung II: 2,500 g Substanz werden mit 10,0 ml 3 N Salzsäure versetzt. Die Mischung wird unter Rückflußkühlung 30 min im Sieden gehalten und nach dem Erkalten filtriert. Das Filtrat wird unter Waschen des Filters mit Wasser zu 50,0 ml aufgefüllt.

Identitätsprüfung

[*a*] 1,00 g Substanz wird in einem Bleitiegel mit 0,10 g Kalziumfluorid und 1,0 ml konzentrierter Schwefelsäure gemischt. Nachdem der Bleitiegel mit dem durchbohrten Bleideckel verschlossen und die Öffnung mit angefeuchtetem, schwarzem Papier bedeckt worden ist, wird er auf das Wasserbad gestellt. Innerhalb 10 min bildet sich auf dem Papier ein weißer Fleck.

[*b*] Die Substanz zeigt bei der Betrachtung unter dem Mikroskop bei 500facher Vergrößerung Diatomeenschalen.

Reinheitsprüfung

[*c*] *Farbe* (VI, 3.0.): 5,0 ml Prüflösung I dürfen nicht stärker gefärbt sein als 5,0 ml Farb-VL Ge 2.

[*d*] *Alkalisch oder sauer reagierende Verunreinigungen:* 10,0 ml Prüflösung I müssen nach Zusatz von 2 Tropfen Methylorange-I und 0,100 ml 0,01 N Salzsäure rot und nach darauffolgendem Zusatz von 0,200 ml 0,01 N Kalilauge gelb gefärbt sein.

[*e*] *Säurelösliche Verunreinigungen:* 10,00 ml Prüflösung II werden, wie unter „Bestimmung des Verdampfungsrückstandes“ (VI, 20.0.) angegeben, behandelt. Es dürfen höchstens 0,0050 g Rückstand verbleiben.

[*f*] *Arsen-Ionen* (VI, 5.0.): 2,00 ml Prüflösung II werden nach Zusatz von 28,0 ml Wasser, wie unter „Prüfung auf Arsen-Ionen" angegeben, behandelt. Das Quecksilberbromidpapier darf keine stärkere Färbung als das der Vergleichsprobe zeigen (höchstens 0,001% $As^{3\oplus}/As^{5\oplus}$).

[*g*] *Eisen-Ionen* (VI, 8.0.): 1,00 ml Prüflösung II darf nach Zusatz von 9,0 ml Wasser bei der „Prüfung auf Eisen-Ionen" keine stärkere Färbung als die Vergleichsprobe zeigen (höchstens 0,02% $Fe^{2\oplus}/Fe^{3\oplus}$).

[*h*] *Schwermetall-Ionen* (VI, 15.0.): 10,0 ml Prüflösung II dürfen bei der „Prüfung auf Schwermetall-Ionen" nach Methode II keine stärkere Färbung und gegebenenfalls keine stärkere Trübung als die Vergleichsprobe zeigen (höchstens 0,002%, berechnet als $Pb^{2\oplus}$).

[*i*] *Karbonat-Ionen:* 0,200 g Substanz werden mit 2,0 ml Wasser versetzt. Die Mischung wird mit 2,0 ml Äther überschichtet. Nach Zusatz von 5 Tropfen 6 N Salzsäure dürfen innerhalb 30 s in der Ätherschicht keine Gasblasen sichtbar sein.

[*j*] *Sulfat-Ionen* (VI, 16.0.): 10,0 ml Prüflösung II dürfen bei der „Prüfung auf Sulfat-Ionen" keine stärkere Trübung als die Vergleichsprobe zeigen (höchstens 0,01% $SO_4^{2\ominus}$).

[*k*] *Glührückstand* (VI, 17.0.): 1,0000 g Substanz wird, wie unter „Bestimmung des Glührückstandes" angegeben, behandelt. Die Substanz muß mindestens 90,0% Rückstand hinterlassen.

Aufbewahrung

Höchstens 10 Jahre.

Testosteronum oenanthicum

Testosteronönanthat

Testosteroni enantas

17β-Hydroxy-4-androsten-3-on-17-heptanoat

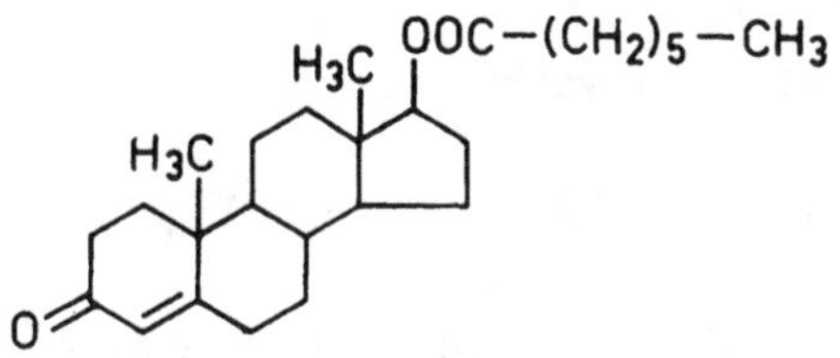

$C_{26}H_{40}O_3$ (400,6)

Gehalt 97,0 bis 103,0% Testosteronönanthat.

Beschreibung

Weißes oder nahezu weißes, kristallines oder mikrokristallines Pulver.
Geruch nicht wahrnehmbar.
Die Substanz verklumpt beim Verreiben.

Löslichkeit: Wasser . . . . fast unlöslich
Äthanol . . . . sehr leicht löslich

Identitätsprüfung

[a] *Lichtabsorption* (III, 5.0.): Die Infrarot-Absorptionsspektren der Substanz und des Testosteronönanthat-Standards müssen übereinstimmen. Zur Prüfung wird jeweils eine Lösung in Chloroform verwendet.

[b] *Optische Drehung* (III, 6.0.): $[\alpha]_D^{20} = +78{,}0$ bis $+83{,}0°$. Zur Bestimmung werden 0,2500 g Substanz in Methanol zu 25,00 ml gelöst.
Die Lösung ist für die Prüfung nach [c] aufzubewahren.

Reinheitsprüfung

[c] *Unlösliche Verunreinigungen, Farbe* (VI, 2.0./3.0.): 5,0 ml der Lösung von [b] müssen klar und farblos sein.

[d] *Alkalisch oder sauer reagierende Verunreinigungen:* 10,0 ml Äthanol werden nach Zusatz von 3 Tropfen Bromthymolblau-I mit 0,01 N Kalilauge bis zum Farbumschlag nach Blau versetzt und sofort in einen 25-ml-Erlenmeyerkolben gegeben, der 0,500 g Substanz enthält. Das Gefäß wird verschlossen. Die Lösung muß gelb und nach darauffolgendem Zusatz von 0,50 ml 0,01 N Kalilauge blau gefärbt sein.

[e] *Chlorid-Ionen* (VI, 7.0.): 0,100 g Substanz wird in 10,0 ml Methanol gelöst. Die Lösung darf bei der „Prüfung auf Chlorid-Ionen" keine stärkere Trübung als die nachstehend beschriebene Vergleichsprobe zeigen (höchstens 0,01% $Cl^{\ominus}$).

Vergleichsprobe: 0,100 ml konzentrierte Chlorid-VL wird mit 10,0 ml Methanol versetzt und, wie unter „Prüfung auf Chlorid-Ionen" angegeben, behandelt.

[f] *Fremde Steroide:* Die Prüfung wird, wie unter „Dünnschichtchromatografische Prüfung" (III, 12.0.) angegeben, durchgeführt.

Adsorptionsschicht: Kieselgel GF_{254}

Aufzutragende Lösung: 0,0500 g Substanz werden in 5,0 ml Methanol gelöst. 10,0 µl der Lösung werden als Startfleck aufgetragen.

Laufmittel: Benzol—Chloroform—Methanol (80+15+5)

Trocknung: Die Dünnschichtplatte wird an der Luft aufbewahrt, bis das Laufmittel verdunstet ist.

Detektion: Die Dünnschichtplatte wird im ultravioletten Licht der Wellenlänge von 254 nm betrachtet.

Auswertung: Das Chromatogramm darf außer einem dunklen Fleck keinen weiteren Fleck zeigen.

[g] *Wassergehalt* (VII, 6.0.): 4,500 bis 5,000 g Substanz werden, wie unter „Bestimmung des Wassergehaltes", Methode I angegeben, behandelt. Die Substanz darf höchstens 0,05% Wasser enthalten.

Gehaltsbestimmung

[h] 0,05000 g Substanz werden in Methanol zu 100,00 ml gelöst. 2,00 ml der Lösung werden mit Methanol zu 100,00 ml aufgefüllt. Die Extinktion (III, 5.0.) dieser Lösung wird bei 241 nm ± 2 nm im Maximum gemessen.

Vergleichsprobe: 0,05000 g Testosteronönanthat-Standard werden, wie vorstehend angegeben, behandelt.

Der Gehalt wird unter Zugrundelegen der Extinktion des Testosteronönanthat-Standards berechnet.

Aufbewahrung

Vorsichtig!

In sehr gut verschlossenen Gefäßen.

Vor Licht geschützt.

Kühl.

Die Substanz ist mindestens in Abständen von 6 Monaten nach [d] zu prüfen.

Dosierung

Einzelmaximaldosis: im. 0,5 g (Depot) Tagesmaximaldosis: im. 0,5 g (Depot)

Testosteronum propionicum

Testosteronpropionat

Testosteroni propionas

17β-Hydroxy-4-androsten-3-on-17-propionat

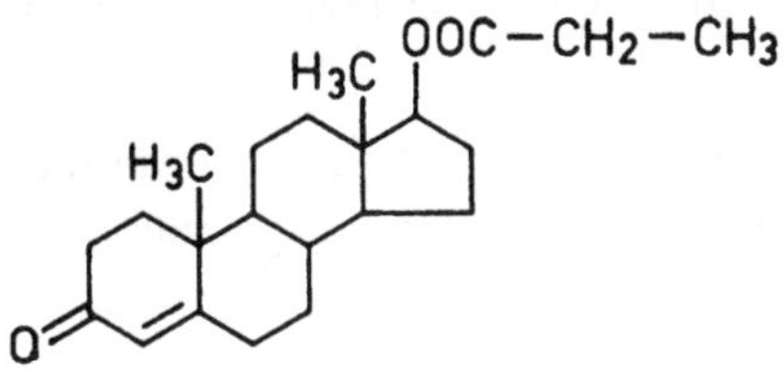

$C_{22}H_{32}O_3$ (344,5)

Gehalt 97,0 bis 103,0% Testosteronpropionat.

Beschreibung

Farblose oder nahezu farblose Kristalle bzw. weißes oder nahezu weißes, kristallines Pulver.
Geruch nicht wahrnehmbar.

Löslichkeit: Wasser . . . . fast unlöslich
Äthanol . . . . leicht löslich

Identitätsprüfung

[a] *Lichtabsorption* (III, 5.0.): Die Infrarot-Absorptionsspektren der Substanz und des Testosteronpropionat-Standards müssen übereinstimmen. Zur Prüfung werden KBr-Preßlinge verwendet.

[b] *Optische Drehung* (III, 6.0.): $[\alpha]_D^{20} = +80,0$ bis $+90,0°$. Zur Bestimmung werden 0,2500 g Substanz in Methanol zu 25,00 ml gelöst.
Die Lösung ist für die Prüfung nach [c] aufzubewahren.

Reinheitsprüfung

[c] *Unlösliche Verunreinigungen, Farbe* (VI, 2.0./3.0.): 5,0 ml der Lösung von [b] müssen klar und farblos sein.

[d] *Alkalisch oder sauer reagierende Verunreinigungen:* 10,0 ml Äthanol werden nach Zusatz von 3 Tropfen Bromthymolblau-I mit 0,01 N Kalilauge bis zum Farbumschlag nach Blau versetzt und sofort in einen 25-ml-Erlenmeyerkolben gegeben, der 0,500 g Substanz enthält. Das Gefäß wird verschlossen. Die Lösung muß gelb und nach darauffolgendem Zusatz von 0,50 ml 0,01 N Kalilauge blau gefärbt sein.

[e] *Fremde Steroide:* Die Prüfung wird, wie unter „Dünnschichtchromatografische Prüfung“ (III, 12.0.) angegeben, durchgeführt.

Adsorptionsschicht: Kieselgel GF_{254}

Aufzutragende Lösung: 0,0500 g Substanz werden in 5,0 ml Methanol gelöst. 10,0 µl der Lösung werden als Startfleck aufgetragen.

Laufmittel: Benzol—Chloroform—Methanol (80+15+5)

Trocknung: Die Dünnschichtplatte wird an der Luft aufbewahrt, bis das Laufmittel verdunstet ist.

Detektion: Die Dünnschichtplatte wird im ultravioletten Licht der Wellenlänge von 254 nm betrachtet.

Auswertung: Das Chromatogramm darf außer einem dunklen Fleck keinen weiteren Fleck zeigen.

[f] *Trocknungsverlust* (VI, 19.0.): 0,4000 g Substanz werden, wie unter „Bestimmung des Trocknungsverlustes“ angegeben, behandelt und bei 105 °C 120 min getrocknet. Die Substanz darf höchstens 0,50% Masse verlieren.

Gehaltsbestimmung

[g] 0,05000 g Substanz werden in Methanol zu 100,00 ml gelöst. 2,00 ml der Lösung werden mit Methanol zu 100,00 ml aufgefüllt. Die Extinktion (III, 5.0.) dieser Lösung wird bei 241 nm ± 2 nm im Maximum gemessen.

Vergleichsprobe: 0,0500 g Testosteronpropionat-Standard werden, wie vorstehend angegeben, behandelt.

Der Gehalt wird unter Zugrundelegen der Extinktion des Testosteronpropionat-Standards berechnet.

Aufbewahrung

Vorsichtig!
Vor Licht geschützt.

Dosierung

Einzelmaximaldosis: im. 0,025 g
im. 0,05 g (Depot)

Tagesmaximaldosis: im. 0,025 g
im. 0,05 g (Depot)

Testserum „Anti-Tollwut", markiert mit Fluoreszeinisothiozyanat

Aus dem Blut geeigneter Tiere nach Immunisierung mit Virus fixe gewonnenes Immunglobulin, das mit Fluoreszeinisothiozyanat markiert und in Natriumchlorid-Phosphat-Puffer Nr. 1 gelöst wurde.
Die Substanz enthält Thiomersal als Konservierungsmittel.
Die Substanz dient dem mikroskopischen Nachweis von in Geweben vorkommendem Tollwutvirusantigen, das mit der Methode der direkten Immunfluoreszenz sichtbar gemacht wird.
Das Verhältnis aus dem Gehalt an Fluoreszein in Mikrogramm je Milliliter und dem Gehalt an Eiweiß in Milligramm je Milliliter darf nicht größer als 12 sein.
Lyophilisiertes Testserum „Anti-Tollwut", markiert mit Fluoreszeinisothiozyanat entspricht nach vorschriftsmäßigem Lösen den Forderungen der nachstehend beschriebenen Prüfungen außer der Forderung der Prüfung nach [*e*].

Beschreibung

Grüngelb fluoreszierende, klare Flüssigkeit.
Geruch nicht wahrnehmbar.

Identitätsprüfung

[*a*] Die Prüfung beruht auf der spezifischen Wirkung der Substanz, mit Tollwutvirusantigen unter Bildung eines Antigen-Antikörperkomplexes zu reagieren. Dieser zeigt nach Anregung mit ultraviolettem Licht bei der Betrachtung unter dem Mikroskop eine gelbgrüne Fluoreszenz.
Von Gehirnteilen tollwutvirusinfizierter Tiere werden mit Objektträgern zwei Abdruckpräparate entnommen. Geeignete Entnahmestellen sind in der Reihenfolge ihrer Eignung Ammonshorn, Stammhirn, Kleinhirn, verlängertes Mark und Großhirn. Die Objektträger werden 3mal kurz durch die Flamme eines Bunsenbrenners gezogen und mit der Substanz überschichtet. Danach werden die Objektträger in einer wasserdampfgesättigten Atmosphäre bei 37 °C ± 1 °C 30 min aufbewahrt. Anschließend wird die auf den Objektträgern befindliche Flüssigkeit abgegossen. Die Objektträger werden durch Eintauchen in Natriumchlorid-Phosphat-Puffer Nr. 1 gespült und anschließend in Natriumchlorid-Phosphat-Puffer Nr. 1 10 min aufbewahrt, wobei der Puffer während dieser Zeit einmal zu erneuern ist. Danach werden die Objektträger mit Wasser kurz abgespült und an der Luft getrocknet.
Als Kontrollpräparate werden mit Objektträgern zwei Abdruckpräparate von Gehirnteilen nicht tollwutvirusinfizierter Tiere entnommen. Die Objektträger werden, wie vorstehend angegeben, behandelt.

Auswertung: Alle Präparate werden unter einem Mikroskop mit geeigneter Fluoreszenzeinrichtung (Quecksilber-Höchstdrucklampe HBO 200) unter Verwendung der Ölimmersion betrachtet. Dabei zeigen die Präparate von tollwutvirusinfiziertem Gehirnmaterial eindeutig von anderem Hirngewebe differenzierbare, nahezu runde Partikel unterschiedlicher Größe mit intensiv gelbgrüner Fluoreszenz, wobei häufig eine randzonale Verstärkung der Fluoreszenz vorhanden ist.
Bei den Kontrollpräparaten dürfen die Partikel mit der spezifischen Fluoreszenz nicht sichtbar sein.

Reinheitsprüfung

[*b*] *Prüfung auf Abwesenheit von nicht gebundenem Farbstoff:* Die Prüfung wird, wie unter „Prüfung von Testseren, markiert mit Fluoreszeinisothiozyanat" (XVI, 10.0.) angegeben, durchgeführt.

Bestimmung der biologischen Wirksamkeit

[*c*] Von der Substanz wird mit Natriumchlorid-Phosphat-Puffer Nr. 1 eine Verdünnungsreihe nach der geometrischen Reihe 2^n bis zu der Verdünnung, die 1 Stufe höher liegt, als die deklarierte Gebrauchsverdünnung der Substanz angibt, hergestellt.
Von geeigneten Gehirnteilen tollwutvirusinfizierter Tiere werden dem Umfang der Bestimmung entsprechend mit Objektträgern Abdruckpräparate entnommen. Die Objektträger werden 3mal kurz durch die Flamme eines Bunsenbrenners gezogen. Je ein Objektträger wird mit der Substanz bzw. mit einer der Verdünnungen der Substanz überschichtet. Danach werden alle Präparate, wie unter [*a*] angegeben, behandelt und unter dem Mikroskop betrachtet.
Auswertung: Alle Präparate müssen eindeutig vom anderen Hirngewebe differenzierbare, nahezu runde Partikel mit intensiv gelbgrüner Fluoreszenz zeigen, wobei häufig eine randzonale Verstärkung der Fluoreszenz vorhanden ist.

Gehaltsbestimmung

[*d*] *Bestimmung des Fluoreszein-Eiweiß-Verhältnisses:* Die Bestimmung wird, wie unter „Prüfung von Testseren, markiert mit Fluoreszeinisothiozyanat" (XVI, 10.0.) angegeben, durchgeführt.

Sonstige Prüfungen

[*e*] *Sterilität* (X, 4.0.): Die Substanz muß den unter „Prüfung auf Sterilität" angegebenen Forderungen entsprechen. Zur Prüfung werden die Kulturmedien 2, 3, 4 und 5 (X, 7.0.) verwendet. Das feste Kulturmedium sowie je 10,0 ml der flüssigen Kulturmedien werden mit je 0,10 ml Substanz beimpft.

Aufbewahrung

Vor Licht geschützt.
In sehr gut verschlossenen, dem Verbrauch angemessenen Gefäßen.
Substanz: in gefrorenem Zustand.
Lyophilisiertes Testserum „Anti-Tollwut“, markiert mit Fluoreszeinisothiozyanat: sehr kühl.
Substanz: höchstens 6 Monate nach Abschluß der staatlichen Prüfung.
Lyophilisiertes Testserum „Anti-Tollwut“, markiert mit Fluoreszeinisothiozyanat: höchstens 2 Jahre nach Abschluß der staatlichen Prüfung.

Tetanus-Adsorbatimpfstoff

Aufschwemmung von Toxoid, das aus Toxin von Clostridium tetani durch Einwirkung von Wärme und Formaldehyd gewonnen, durch geeignete Fällungs- und Fraktionierungsverfahren gereinigt, konzentriert und an anorganische Aluminiumverbindungen adsorbiert worden ist.
Der Impfstoff dient der aktiven Immunisierung des Menschen gegen Tetanus.
1 ml Substanz hat die Wirksamkeit von mindestens 75 Internationalen Einheiten Tetanus-Adsorbatimpfstoff.
Eine Internationale Einheit Tetanus-Adsorbatimpfstoff ist die spezifische Wirksamkeit von 0,6667 mg des Internationalen Standards.
1 ml Substanz enthält höchstens 50 Bindungseinheiten Tetanustoxoid.
Der Gehalt an Aluminiumverbindungen, berechnet als Aluminium, darf höchstens 2,0 mg je Milliliter betragen. Die Substanz muß bei entsprechender Deklaration 2,4 bis 3,0 mg Phenol oder 0,05 bis 0,10 mg Thiomersal je Milliliter enthalten.
Die Substanz ist unmittelbar vor jeder Prüfung und Entnahme mindestens 60 s zu schütteln.

Beschreibung

Weißgraue oder bräunliche, gleichmäßige Suspension ohne makroskopisch erkennbare, gröbere Teilchen.
Geruch nicht wahrnehmbar oder nach Phenol.

Reinheitsprüfung

[a] *Reaktion:* Die Substanz muß einen pH-Wert (III, 7.0.) im Bereich von 6,0 bis 7,0 zeigen.

[b] *Bakterielle Verunreinigung:* 1 Tropfen Substanz wird, wie unter „Färben von Mikroorganismen nach Gram“ (XVII, 8.0.) angegeben, behandelt. Der Ausstrich darf keine bakterielle Verunreinigung zeigen.

Biologische Wertbestimmung

[c] Die Substanz wird, wie unter „Wertbestimmung von Diphtherie- und Tetanus-Impfstoffen“ (XVII, 4.0.) angegeben, geprüft.

Gehaltsbestimmung

[*d*] *Aluminium:* 0,100 ml Substanz wird, wie unter „Bestimmung von Aluminium in Adsorbatimpfstoffen" (XVII, 6.0.) angegeben, behandelt.

[*e*] *Phenol:* 5,00 ml Substanz werden, wie unter „Bestimmung von Phenol in Antitoxinen" (XVI, 3.0.) angegeben, behandelt.

[*f*] *Thiomersal:* 1,00 ml Substanz wird, wie unter „Bestimmung von Thiomersal in Antitoxinen" (XVI, 4.0.) angegeben, behandelt.

[*g*] *Bindungseinheiten* (XVII, 4.0.): Das zur Herstellung der Substanz bestimmte Tetanus-Toxoid wird, wie unter „Bestimmung der Bindungseinheiten von Tetanus-Toxoid" angegeben, geprüft.

Sonstige Prüfungen

[*h*] *Sterilität* (X, 4.0.): Die Substanz muß den unter „Prüfung auf Sterilität" angegebenen Forderungen entsprechen. Zur Prüfung werden die Kulturmedien 2, 3, 4 und 5 (X, 7.0.) verwendet. Das feste Kulturmedium sowie je 10,0 ml der flüssigen Kulturmedien werden mit je 0,10 ml Substanz beimpft.

[*i*] *Verträglichkeit:* I. Die Prüfung wird an 5 gesunden, 18 bis 22 g schweren Mäusen durchgeführt. Jeder Maus werden 0,50 ml Substanz subkutan oberhalb des Schwanzansatzes injiziert.

Die Substanz ist als verträglich anzusehen, wenn die Mäuse innerhalb 7 d weder örtliche oder allgemeine Unverträglichkeitserscheinungen zeigen noch sterben.

II. Die Prüfung wird an 5 gesunden, 280 bis 320 g schweren Meerschweinchen durchgeführt. Jedem Meerschweinchen werden 5,0 ml Substanz subkutan an der seitlichen Brustwand injiziert.

Die Substanz ist als verträglich anzusehen, wenn die Meerschweinchen innerhalb 28 d weder Symptome einer Tetanusintoxikation zeigen noch sterben.

Aufbewahrung

In Ampullen oder Injektionsflaschen.
Vor Licht geschützt.
Sehr kühl.
Höchstens 3 Jahre nach Abschluß der staatlichen Prüfung.
Die Substanz ist klinisch an mindestens 10 Probanden auf Verträglichkeit in dazu bestimmten Einrichtungen zu prüfen.

Tetanus-Antitoxin

Natives oder durch Aufschluß- und Fällungsverfahren gereinigtes und konzentriertes Antitoxin, das aus Serum von gesunden Pferden, Rindern oder Schafen gewonnen wird, die mit Toxoid aus Kulturen von Clostridium tetani immunisiert worden sind.
Die Substanz besitzt die spezifische Eigenschaft, die Wirkung des Toxins von Clostridium tetani aufzuheben. Die Substanz darf jeweils nur aus dem Serum einer Tierart bestehen.
Die Substanz muß mindestens die deklarierte Wirksamkeit von 500 Internationalen Einheiten, zum Zeitpunkt der staatlichen Prüfung mindestens die Wirksamkeit von 575 Internationalen Einheiten je Milliliter haben.
Eine Internationale Einheit ist die spezifische Wirksamkeit von 0,03384 mg des Internationalen Standards.
Gehalt an Eiweiß für natives Tetanus-Antitoxin höchstens 120,0 mg je Milliliter entsprechend einem Gehalt an Stickstoff von höchstens 19,20 mg je Milliliter, und für gereinigtes, konzentriertes Tetanus-Antitoxin höchstens 200,0 mg je Milliliter, entsprechend einem Gehalt an Stickstoff von höchstens 32,0 mg je Milliliter. Die Substanz darf bei entsprechender Deklaration höchstens 5,0 mg Phenol oder höchstens 0,10 mg Thiomersal oder höchstens 2,5 mg Phenol und höchstens 0,10 mg Thiomersal je Milliliter enthalten.

Beschreibung

Klare, farblose oder gelbliche Flüssigkeit. Nach längerer Lagerung darf die Flüssigkeit eine schwache Trübung zeigen.
Geruch nicht wahrnehmbar oder nach Phenol.

Identitätsprüfung

[*a*] Die Substanz wird, wie unter „Bestimmung der Artspezifität des Eiweißes von Antitoxinen“ (XVI, 5.0.) angegeben, behandelt.
Es werden die präzipitierenden Seren „Anti-Schaf“, „Anti-Rind“ und „Anti-Pferd“ verwendet.

Reinheitsprüfung

[*b*] *Gefrierpunktserniedrigung* (III, 4.0.): 0,55 bis 0,58 °C

[*c*] *Reaktion:* Die Substanz muß einen pH-Wert (III, 7.0.) im Bereich von 6,9 bis 7,4 zeigen.

Bestimmung der biologischen Wirksamkeit

[*d*] Die Bestimmung beruht auf der Eigenschaft des Tetanus-Antitoxins, den Tod von mit Tetanustoxin vergifteten Mäusen zu verzögern bzw. die Wirkung des Tetanustoxins aufzuheben. Von der Substanz werden mit isotonischer Natriumchlorid-Injektionslösung 2 Verdünnungen hergestellt, die beide auf eine Wirksamkeit von 1 I.E. je Milliliter berechnet sind, wobei für die erste Verdünnung (V_I) die deklarierte Wirksamkeit und für die zweite Verdünnung (V_{II}) 115% der deklarierten Wirksamkeit zugrunde zu legen ist.
Der Tetanus-Antitoxin-Standard wird mit isotonischer Natriumchlorid-Injektionslösung so verdünnt, daß die Verdünnung (*S*) je Milliliter 1 I.E. enthält.
Das Testtetanustoxin zur Antitoxinauswertung wird mit isotonischer Natriumchlorid-Injektionslösung so verdünnt, daß die Verdünnung (*T*) je Milliliter 1 $L_†$-Dosis enthält.
1 $L_{†/10}$-Dosis ist die Menge Tetanustoxin, die, gemischt mit 0,1 I.E. Tetanus-Antitoxin, in einem Injektionsvolumen von 0,40 ml nach einer Bindungszeit von 30 min eine 16 g schwere Maus am 4. Tag nach subkutaner Injektion tötet.
Aus *S* bzw. V_I bzw. V_{II}, *T* und isotonischer Natriumchlorid-Injektionslösung werden folgende 24 Mischungen hergestellt:

Mischung Nr.	1	2	3	4	5	6	7	8
Isotonische Natrium-chlorid-Injektionslösung	2,20	2,10	2,00	1,90	1,80	1,70	1,60	1,50 ml
S bzw. V_I bzw. V_{II}	1,00	1,00	1,00	1,00	1,00	1,00	1,00	1,00 ml
T	0,80	0,90	1,00	1,10	1,20	1,30	1,40	1,50 ml

Die Bestimmung wird an 24 gesunden, 16 g schweren Mäusen durchgeführt. 30 min nach Herstellung der letzten Mischung werden 0,40 ml jeder Mischung jeweils einer Maus subkutan am Rücken injiziert.
Stirbt am 4. Tag die Maus, der die *S* und *T* enthaltende Mischung Nr. 3 injiziert worden ist, so ist der Nachweis für die geforderte Wirksamkeit der Verdünnung *T* erbracht.
Stirbt bei der Prüfung die Maus, der die V_I und *T* enthaltende Mischung Nr. 3 injiziert worden ist, nicht früher als die Maus, der die *S* und *T* enthaltende Mischung Nr. 3 injiziert worden ist, so hat die Substanz die geforderte Wirksamkeit.
Sterben bei der Prüfung weder die Maus, der die V_I und *T* enthaltende Mischung Nr. 3, noch die Maus, der die V_{II} und *T* enthaltende Mischung Nr. 3 injiziert worden ist, nicht früher als die Maus, der die *S* und *T* enthaltende Mischung Nr. 3 injiziert worden ist, so hat die Substanz 115% der deklarierten Wirksamkeit. Die Prüfung ist auch dann noch auswertbar, wenn der Tod einer Maus durch eine andere *S* und *T* enthaltende

Mischung als die der Nr. 3 am 4. Tag verursacht wird und die Mäuse, die die entsprechenden V_I und T bzw. V_{II} und T enthaltenden Mischungen erhalten haben, nicht früher sterben.

Gehaltsbestimmung

[*e*] *Eiweiß:* 2,00 ml natives Tetanus-Antitoxin bzw. 1,00 ml gereinigtes, konzentriertes Tetanus-Antitoxin werden, wie unter „Bestimmung des Stickstoffes nach KJELDAHL" (VII, 5.0.) angegeben, behandelt.

1 ml 0,1 N Schwefelsäure ist 8,750 mg Eiweiß bzw. 1,401 mg Stickstoff äquivalent.

[*f*] *Phenol* (XVI, 3.0.): 5,00 ml Substanz werden, wie unter „Bestimmung von Phenol in Antitoxinen" angegeben, behandelt.

[*g*] *Thiomersal* (XVI, 4.0.): 1,00 ml Substanz wird, wie unter „Bestimmung von Thiomersal in Antitoxinen" angegeben, behandelt.

Sonstige Prüfungen

[*h*] *Sterilität* (X, 4.0.): Die Substanz muß den unter „Prüfung auf Sterilität" angegebenen Forderungen entsprechen. Zur Prüfung werden die Kulturmedien 2, 3, 4 und 5 (X, 7.0.) verwendet. Das feste Kulturmedium sowie je 10,0 ml der flüssigen Kulturmedien werden mit je 0,10 ml Substanz beimpft.

[*i*] *Verträglichkeit:* I. Die Prüfung wird an 5 gesunden, 18 bis 22 g schweren Mäusen durchgeführt. Jeder Maus werden 0,50 ml Substanz oberhalb des Schwanzansatzes subkutan injiziert.
Die Substanz ist als verträglich anzusehen, wenn die Mäuse innerhalb 24 h weder örtliche oder allgemeine Unverträglichkeitserscheinungen zeigen, ausgenommen vom Konservierungsmittel hervorgerufenes schwaches Zittern, noch sterben.
II. Die Prüfung wird an 5 gesunden, 280 bis 320 g schweren Meerschweinchen durchgeführt. Jedem Meerschweinchen werden 10,0 ml Substanz, verteilt auf je eine Impfstelle an jeder seitlichen Brustwand, subkutan injiziert.
Die Substanz ist als verträglich anzusehen, wenn die Meerschweinchen innerhalb 7 d weder örtliche oder allgemeine Unverträglichkeitserscheinungen zeigen noch sterben.

Aufbewahrung

Vor Licht geschützt.
Sehr kühl.
Höchstens 3 Jahre nach Abschluß der staatlichen Prüfung.

Tetracainum hydrochloricum

Tetrakainhydrochlorid

Tetracaini hydrochloridum

4-Butylaminobenzoesäure-2-dimethylaminoäthylesterhydrochlorid

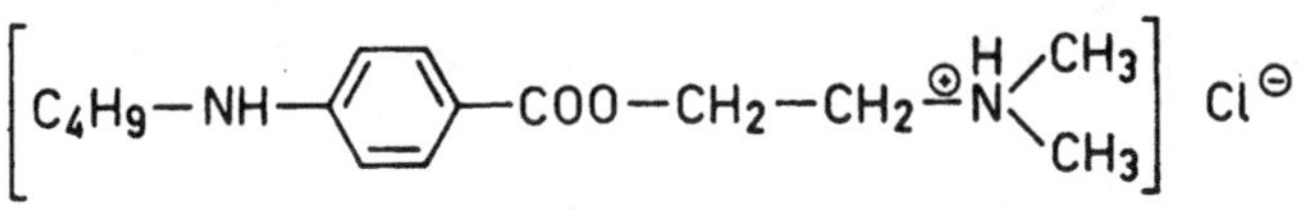

$(C_{15}H_{24}N_2O_2)HCl$ (300,8)

Gehalt 98,0 bis 100,5% Tetrakainhydrochlorid, berechnet auf die bei 105 °C getrocknete Substanz.

Beschreibung

Farblose, glänzende Kristalle oder weißes, kristallines Pulver.
Geruch nicht wahrnehmbar.
Geschmack schwach bitter und anästhesierend.

Löslichkeit: Wasser . . . . leicht löslich
Äthanol . . . . leicht löslich

Prüflösung: 0,500 g Substanz werden in kohlendioxidfreiem Wasser zu 50,0 ml gelöst.

Identitätsprüfung

[a] *Eutektische Temperatur der Mischung mit Phenazetin* (III, 8.0.): 103 bis 109 °C

[b] 5,0 ml Prüflösung geben nach Zusatz von 1,0 ml 6 N Ammoniaklösung eine ölige Abscheidung, die beim Stehen in der Kälte kristallin wird. Die auf einem Filter gesammelten, mit 10,0 ml Wasser gewaschenen und über Phosphor(V)-oxid 3 h getrockneten Kristalle schmelzen im Bereich von 38 bis 44 °C (III, 8.0.).

[c] 2,0 ml Prüflösung geben nach Zusatz von 5 Tropfen 5 N Salpetersäure und 1,0 ml 0,1 N Silbernitratlösung einen weißen Niederschlag.

Reinheitsprüfung

[d] *Unlösliche Verunreinigungen, Farbe* (VI, 2.0./3.0.): 10,0 ml Prüflösung müssen klar und farblos sein.

[e] *Alkalisch oder sauer reagierende Verunreinigungen:* 10,0 ml Prüflösung müssen nach Zusatz von 2 Tropfen Methylrot-I rot und nach darauffolgendem Zusatz von 0,50 ml 0,01 N Kalilauge gelb gefärbt sein.

[*f*] *Schwermetall-Ionen* (VI, 15.0.): 10,0 ml Prüflösung dürfen bei der „Prüfung auf Schwermetall-Ionen" nach Methode II keine Färbung und gegebenenfalls keine stärkere Trübung als die Blindprobe zeigen.

[*g*] *Benzokain, Prokain:* 5,0 ml Prüflösung dürfen nach Zusatz von 1,0 ml Furfurol-Essigsäure-RL und 1 Tropfen konzentrierter Schwefelsäure keine rotviolette Färbung zeigen.

[*h*] *Organische Verunreinigungen:* 0,100 g Substanz wird in 5,0 ml konzentrierter Schwefelsäure unter Schütteln gelöst. 15 min nach dem Schwefelsäurezusatz darf die Lösung keine stärkere Färbung als 5,0 ml Farb-VL B 2 (VI, 3.0.) zeigen.

[*i*] *Sulfatasche* (VI, 18.0.): 1,000 g Substanz wird, wie unter „Bestimmung der Sulfatasche" angegeben, behandelt. Die Substanz darf höchstens 0,10% Rückstand hinterlassen.

[*j*] *Trocknungsverlust* (VI, 19.0.): 0,4000 g Substanz werden, wie unter „Bestimmung des Trocknungsverlustes" angegeben, behandelt und bei 105 °C 60 min getrocknet. Die Substanz darf höchstens 1,0% Masse verlieren.

Gehaltsbestimmung

[*k*] 0,2500 g Substanz werden in einem Rundkolben mit 10,0 ml Essigsäureanhydrid versetzt. Die Mischung wird unter Rückflußkühlung 5 min im Sieden gehalten. Nach dem Erkalten und Zusatz von 10,0 ml Quecksilber(II)-azetat-RL, 25,0 ml wasserfreiem Benzol sowie 3 Tropfen Metanilgelb-I wird die Lösung mit 0,1 N Perchlorsäure bis zum Farbumschlag nach Rotviolett titriert (Feinbürette).
Unter den gleichen Bedingungen ist ein Blindversuch durchzuführen.

1 ml 0,1 N Perchlorsäure ist 30,08 mg Tetrakainhydrochlorid äquivalent.
Der Gehalt wird auf die bei 105 °C getrocknete Substanz berechnet.

Aufbewahrung

Vorsichtig!
Vor Licht geschützt.

Dosierung

Einzelmaximaldosis:	im. 0,02 g	Tagesmaximaldosis:	im. 0,02 g
	sk. 0,02 g		sk. 0,02 g

Maximalkonzentration: 0,5% zur Anwendung am Auge
2% zur Anwendung an den Schleimhäuten

Lösungen zur Oberflächenanästhesie, die 1% Substanz oder mehr enthalten, müssen mit 0,001% Methylthioniniumchlorid angefärbt sein.

Themisalum

Themisal

Themisalum

Theobrominum Natricum et Natrii salicylas

Annähernd äquimolare Mischung aus Theobromin-Natrium [$C_7H_7N_4NaO_2$ (202,1)] und Natriumsalizylat [$C_7H_5NaO_3$ (160,1)].

Gehalt 46,0 bis 50,0% Theobromin [$C_7H_8N_4O_2$ (180,2)] und 41,0 bis 45,0% Natriumsalizylat [$C_7H_5NaO_3$ (160,1)], berechnet auf die bei 105 °C getrocknete Substanz.

Beschreibung

Weißes Pulver.
Geruch nicht wahrnehmbar.
Die Substanz ist hygroskopisch und nimmt aus der Luft Kohlendioxid auf.

Löslichkeit: Wasser . . . . schwer löslich
Äthanol . . . . schwer löslich

Prüflösung: 2,000 g Substanz werden in der Mischung aus 2 Tropfen 3 N Natronlauge und 40,0 ml Wasser unter Erwärmen gelöst.

Identitätsprüfung

[*a*] Die mit konzentrierter Salzsäure befeuchtete Substanz färbt beim Erhitzen am Platindraht die nichtleuchtende Flamme kräftig und anhaltend gelb.

[*b*] 10,0 ml Prüflösung werden nach Zusatz von 1 Tropfen Phenolphthalein-I tropfenweise mit 3 N Salzsäure bis zur Entfärbung der Mischung versetzt. Der entstandene Niederschlag wird auf einem Filter gesammelt, 2mal mit je 5,0 ml Wasser gewaschen und bei 105 °C 30 min getrocknet.
0,010 g des getrockneten Niederschlages ist für die Prüfung nach [*c*] aufzubewahren.
0,050 g des getrockneten Niederschlages werden in der Mischung aus 3,0 ml Wasser und 6,0 ml 3 N Natronlauge gelöst. Nach Zusatz von 1,0 ml 3 N Ammoniaklösung und 2,0 ml Silbernitratlösung (5,0 g/100,0 ml) wird die Mischung geschüttelt. Sie erstarrt gelatinös, verflüssigt sich beim Erhitzen auf 80 °C und erstarrt beim Erkalten erneut.

[*c*] 0,010 g des getrockneten Niederschlages von [*b*] wird in einer Porzellanschale mit 1,0 ml 3 N Salzsäure und 1,0 ml verdünnter Wasserstoffperoxidlösung versetzt. Die Mischung wird auf dem Wasserbad zur Trockne eingedampft. Es entsteht ein gelbroter oder roter Rückstand, der nach Zusatz von 2 Tropfen 6 N Ammoniaklösung sofort eine rotviolette Färbung zeigt.

3046/I
2. AB – DDR/739/75

[*d*] 0,030 g Substanz werden mit 5 Tropfen Methanol und 2 Tropfen konzentrierter Schwefelsäure versetzt. Die Mischung wird über freier Flamme erhitzt. Es ist der Geruch des Methylsalizylates wahrnehmbar.

Reinheitsprüfung

Alle Prüfungen werden, wie unter „Themisalum"/CM-RGW angegeben, durchgeführt.

Gehaltsbestimmung

Die Bestimmung wird, wie unter „Themisalum"/CM-RGW angegeben, durchgeführt.

Aufbewahrung

Vorsichtig!
In sehr gut verschlossenen Gefäßen.
Vor Licht geschützt.

Dosierung

Einzelmaximaldosis: oral 1,5 g Tagesmaximaldosis: oral 6 g

Theobrominum

Theobromin

Theobrominum

3.7-Dimethylpurindion-(2.6)

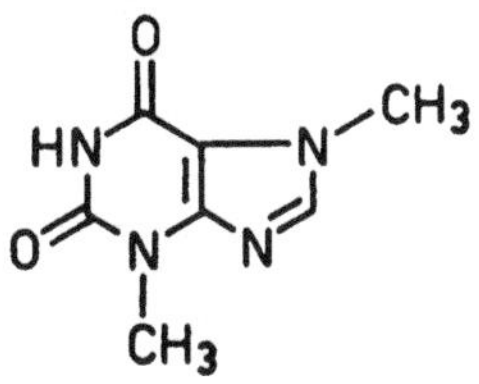

$C_7H_8N_4O_2$ (180,2)

Gehalt 99,0 bis 100,5% Theobromin, berechnet auf die bei 105 °C getrocknete Substanz.

Beschreibung

Weißes, kristallines Pulver.
Geruch nicht wahrnehmbar.
Geschmack bitter.

Löslichkeit:		
	Wasser	sehr schwer löslich
	Wasser (100 °C).	schwer löslich
	Äthanol	sehr schwer löslich

Identitätsprüfung

[*a*] 0,010 g Substanz wird in einer Porzellanschale mit 1,0 ml 3 N Salzsäure und 1,0 ml verdünnter Wasserstoffperoxidlösung versetzt. Die Mischung wird auf dem Wasserbad zur Trockne eingedampft. Es entsteht ein gelbroter oder roter Rückstand, der nach Zusatz von 2 Tropfen 6 N Ammoniaklösung sofort eine rotviolette Färbung zeigt.

[*b*] 0,050 g Substanz werden in der Mischung aus 3,0 ml Wasser und 6,0 ml 3 N Natronlauge gelöst. Nach Zusatz von 1,0 ml 3 N Ammoniaklösung und 2,0 ml Silbernitratlösung (5,0 g/100,0 ml) wird die Mischung geschüttelt. Sie erstarrt gelatinös, verflüssigt sich beim Erhitzen auf 80 °C und erstarrt beim Erkalten erneut.

Reinheitsprüfung

Alle Prüfungen und die Bestimmung der „Lichtabsorption“ werden, wie unter „Theobrominum“/CM-RGW angegeben, durchgeführt.

Gehaltsbestimmung

Die Bestimmung wird, wie unter „Theobrominum"/CM-RGW angegeben, durchgeführt.

Aufbewahrung

Vorsichtig!
Vor Licht geschützt.

Dosierung

Einzelmaximaldosis: oral 0,5 g Tagesmaximaldosis: oral 3 g

Theophyllinum

Theophyllin

Theophyllinum

1.3-Dimethylpurindion-(2.6)

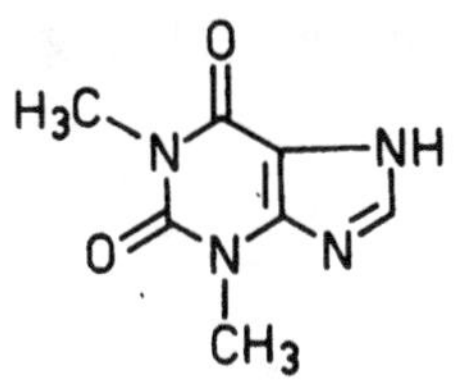

$C_7H_8N_4O_2$ (180,2)

Gehalt 99,0 bis 101,0% Theophyllin, berechnet auf die bei 105 °C getrocknete Substanz.

Beschreibung

Weißes Pulver.
Geruch nicht wahrnehmbar.
Geschmack bitter.

Löslichkeit: Wasser . . . . schwer löslich
Wasser (100 °C). . . . . leicht löslich
Äthanol . . . . schwer löslich

Prüflösung: 0,300 g Substanz werden nach Zusatz von 30,0 ml Wasser 60 s geschüttelt. Die Mischung wird 5 min stehengelassen. Das Filtrat wird als Prüflösung verwendet.

Identitätsprüfung

[*a*] *Schmelzbereich* (III, 8.0.): 271 bis 275 °C

[*b*] 0,010 g Substanz wird in einer Porzellanschale mit 1,0 ml 3 N Salzsäure und 1,0 ml verdünnter Wasserstoffperoxidlösung versetzt. Die Mischung wird auf dem Wasserbad zur Trockne eingedampft. Es entsteht ein gelbroter oder roter Rückstand, der nach Zusatz von 2 Tropfen 6 N Ammoniaklösung sofort eine rotviolette Färbung zeigt.

Reinheitsprüfung

Alle Prüfungen und die Bestimmung der „Lichtabsorption“ werden, wie unter „Theophyllinum“/CM-RGW angegeben, durchgeführt.

Gehaltsbestimmung

Die Bestimmung wird, wie unter „Theophyllinum"/CM-RGW angegeben, durchgeführt.

Aufbewahrung

Vorsichtig!
Vor Licht geschützt.

Dosierung

Einzelmaximaldosis: oral 0,5 g   Tagesmaximaldosis: oral 1,5 g

Thiadrinum thiocyanatum

Thiadrinthiozyanat

DL-2-Imino-3.4-dimethyl-5-phenylthiazolidinthiozyanat

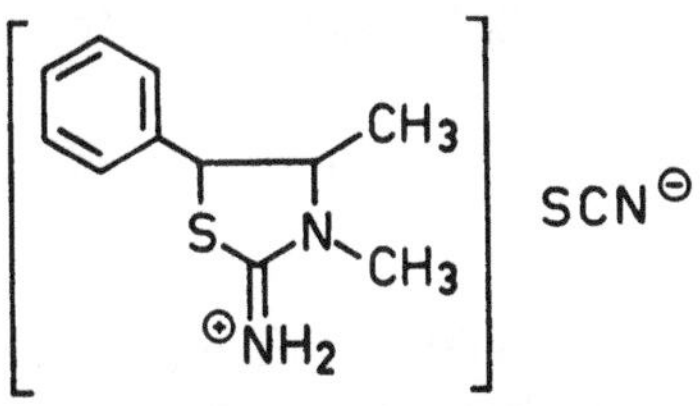

$(C_{11}H_{14}N_2S)HSCN$ (265,4)

Gehalt 97,8 bis 100,5% Thiadrinthiozyanat.

Beschreibung

Farblose Kristalle oder weißes, kristallines oder mikrokristallines Pulver.
Geruch nicht wahrnehmbar.
Geschmack bitter.

Löslichkeit: Wasser . . . . schwer löslich
Äthanol . . . . löslich

Prüflösung: 0,300 g gepulverte Substanz werden nach Zusatz von 30,0 ml Wasser 60 s geschüttelt. Die Mischung wird 5 min stehengelassen und anschließend filtriert. Das Filtrat wird als Prüflösung verwendet.

Identitätsprüfung

[a] *Schmelzbereich* (III, 8.0.): 187 bis 194 °C

[b] 0,50 g Substanz werden mit 2,0 ml Wasser versetzt. Die Mischung wird nach Zusatz von 5,0 ml 3 N Natronlauge und 2,0 ml Äther geschüttelt. Die Ätherschicht wird abgetrennt. Nach dem Verdunsten des Äthers wird der Rückstand bei höchstens 30 Torr über Phosphor(V)-oxid 3 h getrocknet. Die entstandenen Kristalle schmelzen im Bereich von 76 bis 83 °C (III, 8.0.).

[c] 1,0 ml Prüflösung zeigt nach Zusatz von 4,0 ml Wasser und 1 Tropfen Eisen(III)-chloridlösung (5,0 g/100,0 ml) eine rote Färbung.

Reinheitsprüfung

[d] *Farbe* (VI, 3.0.): 10,0 ml Prüflösung müssen farblos sein.

[e] *Schwermetall-Ionen* (VI, 15.0.): 1,000 g gepulverte Substanz wird mit 15,0 ml Wasser

versetzt und 60 s geschüttelt. Die Mischung wird 5 min stehengelassen und anschließend filtriert. 10,0 ml des Filtrates dürfen bei der „Prüfung auf Schwermetall-Ionen" nach Methode I keine stärkere Färbung und gegebenenfalls keine stärkere Trübung als die Vergleichsprobe zeigen (höchstens 0,0015%, berechnet als $Pb^{2\oplus}$).

[f] *Sulfat-Ionen* (VI, 16.0.): 10,0 ml Prüflösung dürfen bei der „Prüfung auf Sulfat-Ionen" keine stärkere Trübung als die Vergleichsprobe zeigen (höchstens 0,05% $SO_4^{2\ominus}$).

[g] *Sulfatasche* (VI, 18.0.): 0,500 g Substanz werden, wie unter „Bestimmung der Sulfatasche" angegeben, behandelt. Die Substanz darf höchstens 0,20% Rückstand hinterlassen.

Gehaltsbestimmung

[h] 0,2000 g Substanz werden in einem Erlenmeyerkolben mit aufgesetztem Silikagelrohr in 10,0 ml wasserfreier Essigsäure unter Erwärmen gelöst. Nach dem Abkühlen auf 20 °C und Zusatz von 10,0 ml Quecksilber(II)-azetat-RL sowie 3 Tropfen Kristallviolett-I wird die Lösung mit 0,1 N Perchlorsäure bis zum Farbumschlag nach Blau titriert (Feinbürette).

1 ml 0,1 N Perchlorsäure ist 26,54 mg Thiadrinthiozyanat äquivalent.

Aufbewahrung

Vorsichtig!
Vor Licht geschützt.

Dosierung

Einzelmaximaldosis: oral 0,075 g | Tagesmaximaldosis: oral 0,15 g

Thiamazolum

Thiamazol

Thiamazolum

1-Methyl-3H-imidazolinthion-(2)

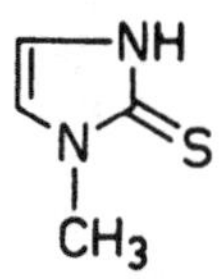

$C_4H_6N_2S$ (114,2)

Gehalt 98,7 bis 100,8% Thiamazol, berechnet auf die bei 105 °C getrocknete Substanz.

Beschreibung

Weißes oder gelbstichiges, kristallines Pulver.
Geruch schwach wahrnehmbar.
Geschmack bitter.

Löslichkeit: Wasser . . . . leicht löslich
Äthanol . . . . leicht löslich

Prüflösung: 0,100 g Substanz wird in Wasser zu 10,00 ml gelöst.

Identitätsprüfung

[*a*] *Schmelzbereich* (III, 8.0.): 143 bis 146 °C

[*b*] Die Prüfung wird, wie unter „Dünnschichtchromatografische Prüfung" (III, 12.0.) angegeben, durchgeführt.

Adsorptionsschicht: Kieselgel G

Aufzutragende Lösung: 0,0500 g Substanz werden in 10,0 ml Äthanol gelöst. 10,0 µl der Lösung werden als Startfleck a aufgetragen.

Aufzutragende Lösung der Testsubstanz: 0,0100 g Äthanolamin wird in 10,0 ml Äthanol gelöst. 10,0 µl der Lösung werden als Startfleck b aufgetragen.

Laufmittel: n-Butanol—Essigsäure*—Wasser (40+50+10). Nach dem Mischen wird die obere Schicht verwendet.

Trocknung: Die Dünnschichtplatte wird bei 105 °C 10 min getrocknet.

Detektion: Reagenz: Triketohydrindenhydrat-RL. Die Dünnschichtplatte wird nach dem Besprühen mit dem Reagenz bei 105 °C 5 min erhitzt.

Auswertung: Der R_F-Wert des roten Testsubstanzfleckes muß im Bereich von 0,20 bis 0,30 liegen.

Das Chromatogramm zeigt über dem Startpunkt a einen roten Fleck mit einem R_X-Wert im Bereich von 2,30 bis 3,60.

3046/I
2. AB – DDR/743/75

Reinheitsprüfung

[c] *Unlösliche Verunreinigungen, Farbe* (VI, 2.0./3.0.): 5,0 ml Prüflösung müssen klar und farblos sein.

[d] *Organische Verunreinigungen:* 0,50 g Substanz werden in der Mischung aus 5 Tropfen Formaldehydlösung und 5,0 ml konzentrierter Schwefelsäure gelöst. Die Lösung darf keine stärkere Färbung als 5,0 ml Farb-VL Ge 4 (VI, 3.0.) zeigen.

[e] *Sulfatasche* (VI, 18.0.): 1,000 g Substanz wird, wie unter „Bestimmung der Sulfatasche" angegeben, behandelt. Die Substanz darf höchstens 0,10% Rückstand hinterlassen.

[f] *Trocknungsverlust* (VI, 19.0.): 0,4000 g Substanz werden, wie unter „Bestimmung des Trocknungsverlustes" angegeben, behandelt und bei 105 °C 60 min getrocknet. Die Substanz darf höchstens 0,50% Masse verlieren.

Gehaltsbestimmung

[g] 0,1000 g Substanz wird in 30,0 ml Wasser gelöst. Nach Zusatz von 5,00 ml 0,1 N Kalilauge, 3 Tropfen Bromthymolblau-I sowie 20,0 ml 0,1 N Silbernitratlösung wird die Lösung mit 0,1 N Kalilauge bis zum Farbumschlag nach Blaugrün titriert (Feinbürette).

1 ml 0,1 N Kalilauge ist 11,42 mg Thiamazol äquivalent.
Der Gehalt wird auf die bei 105 °C getrocknete Substanz berechnet.

Aufbewahrung

Vorsichtig!
Vor Licht geschützt.

Dosierung

Einzelmaximaldosis: oral 0,03 g Tagesmaximaldosis: oral 0,1 g

---

Thiaminum hydrochloricum

Thiaminhydrochlorid

Thiamini hydrochloridum

5-[2-Hydroxyäthyl]-3-[2-methyl-4-aminopyrimidyl-(5)-methyl]-4-methylthiazoliumchloridhydrochlorid

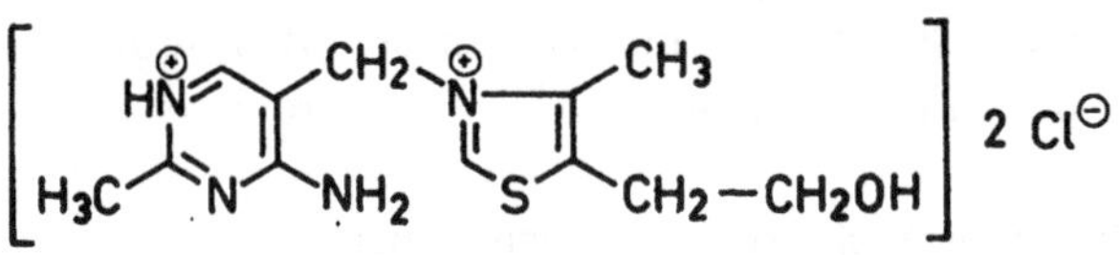

$(C_{12}H_{17}ClN_4OS)HCl$ (337,3)

Gehalt der bei 105 °C getrockneten Substanz 98,0 bis 101,0% Thiaminhydrochlorid.

Beschreibung

Weißes, mikrokristallines Pulver.
Geruch nach Hefe.
Geschmack schwach sauer und bitter.

Löslichkeit: Wasser . . . . sehr leicht löslich
Äthanol . . . . schwer löslich

Prüflösung: 2,000 g Substanz werden in Wasser zu 20,0 ml gelöst.

Identitätsprüfung

[*a*] 3 Tropfen Prüflösung werden nach Zusatz von 1,00 ml 3 N Natronlauge, 3 Tropfen frisch bereiteter Kaliumhexazyanoferrat(III)-lösung (5,0 g/100,0 ml) und 5,0 ml iso-Butanol geschüttelt. Nach dem Entmischen zeigt die iso-Butanolschicht im ultravioletten Licht eine kräftig blaue Fluoreszenz, die nach Zusatz von 2,00 ml 3 N Salzsäure verschwindet.

[*b*] 2,0 ml Prüflösung geben nach Zusatz von 5 Tropfen 5 N Salpetersäure und 1,0 ml 0,1 N Silbernitratlösung einen weißen Niederschlag.

Reinheitsprüfung

[*c*] *Unlösliche Verunreinigungen, Farbe* (VI, 2.0./3.0.): 5,0 ml Prüflösung müssen klar und dürfen nicht stärker gefärbt sein als 5,0 ml Farb-VL Ge 2.

[*d*] *Reaktion:* 5,0 ml Prüflösung werden mit 5,0 ml Wasser versetzt. Die Lösung muß einen pH-Wert (III, 7.0.) im Bereich von 2,5 bis 3,2 zeigen.

[e] *Schwermetall-Ionen* (VI, 15.0.): 5,0 ml Prüflösung dürfen nach Zusatz von 5,0 ml Wasser bei der „Prüfung auf Schwermetall-Ionen" nach Methode II keine stärkere Färbung und gegebenenfalls keine stärkere Trübung als die Vergleichsprobe zeigen (höchstens 0,002%, berechnet als $Pb^{2\oplus}$).

[f] *Sulfat-Ionen* (VI, 16.0.): 1,00 ml Prüflösung darf nach Zusatz von 9,0 ml Wasser bei der „Prüfung auf Sulfat-Ionen" keine stärkere Trübung als die Vergleichsprobe zeigen (höchstens 0,05% $SO_4^{2\ominus}$).

[g] *Sulfatasche* (VI, 18.0.): 0,500 g Substanz werden, wie unter „Bestimmung der Sulfatasche" angegeben, behandelt. Die Substanz darf höchstens 0,20% Rückstand hinterlassen.

[h] *Trocknungsverlust* (VI, 19.0.): 0,2000 g Substanz werden, wie unter „Bestimmung des Trocknungsverlustes" angegeben, behandelt und bei 105 °C 3 h getrocknet. Die Substanz darf höchstens 5,0% Masse verlieren.
Die getrocknete Substanz ist für die Prüfung nach [i] aufzubewahren.

Gehaltsbestimmung

[i] 0,1500 g getrocknete Substanz von [h] werden in einem Erlenmeyerkolben mit aufgesetztem Silikagelrohr in 30,0 ml wasserfreier Essigsäure unter Erwärmen gelöst. Nach dem Abkühlen auf 20 °C wird die Lösung mit 10,0 ml Quecksilber(II)-azetat-RL sowie 3 Tropfen Kristallviolett-I versetzt und mit 0,1 N Perchlorsäure bis zum Farbumschlag nach Blau titriert (Feinbürette).
Unter den gleichen Bedingungen ist ein Blindversuch durchzuführen.

1 ml 0,1 N Perchlorsäure ist 16,86 mg Thiaminhydrochlorid äquivalent.

Aufbewahrung

Vor Licht geschützt.

Thiomersalum

Thiomersal

Thiomersalum

Natriumsalz der 2-[Äthylmerkurithio]-benzoesäure

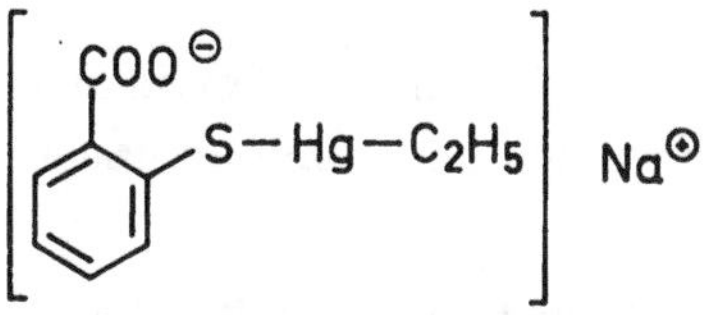

$C_9H_9HgNaO_2S$ (404,8)

Gehalt 97,0 bis 101,0% Thiomersal, berechnet auf die bei 105 °C getrocknete Substanz.

Beschreibung

Weißes oder gelblichweißes, kristallines oder mikrokristallines Pulver.
Geruch schwach wahrnehmbar.

Löslichkeit: Wasser . . . . sehr leicht löslich
Äthanol . . . . löslich

Identitätsprüfung

[*a*] Die mit konzentrierter Salzsäure befeuchtete Substanz färbt beim Erhitzen am Platindraht die nichtleuchtende Flamme kräftig und anhaltend gelb.

[*b*] 0,100 g Substanz wird in 10,0 ml Wasser gelöst. Die Lösung gibt nach Zusatz von 0,50 ml 3 N Salzsäure einen weißen Niederschlag. Der Niederschlag wird auf einem Filter gesammelt. Die aus 2,0 ml Äthanol (70 Vol.-%) umkristallisierten und bei 80 °C 30 min getrockneten Kristalle schmelzen im Bereich von 102 bis 107 °C (III, 8.0.).

[*c*] 0,050 g Substanz werden mit 1,00 ml konzentrierter Schwefelsäure versetzt. Die Mischung wird zum Sieden erhitzt und nach dem Erkalten vorsichtig tropfenweise mit konzentrierter Wasserstoffperoxidlösung versetzt, bis sie bei erneutem Erhitzen zum Sieden farblos bleibt. Die erkaltete Mischung wird zu 1,0 ml Wasser gegeben und das Reagenzglas mit 1,0 ml Wasser gewaschen. 3 Tropfen der Lösung werden auf ein blankes Kupferblech gegeben. Auf diesem bildet sich innerhalb 60 s ein grauer Beschlag, der beim Reiben mit Filterpapier silberglänzend wird und beim Erhitzen über freier Flamme verschwindet.

Reinheitsprüfung

[*d*] *Unlösliche Verunreinigungen, Farbe* (VI, 2.0./3.0.): 0,100 g Substanz muß sich in 5,0 ml Wasser lösen. Die Lösung muß klar und darf nicht stärker gefärbt sein als 5,0 ml Farb-VL B1.

[*e*] *Ätherlösliche Verunreinigungen:* 0,5000 g Substanz werden nach Zusatz von 20,0 ml Äther 10 min geschüttelt. Die Mischung wird filtriert und der Rückstand mit 5,0 ml Äther gewaschen. Die vereinigten Filtrate werden, wie unter „Bestimmung des Verdampfungsrückstandes" (VI, 20.0.) angegeben, behandelt. Der Rückstand wird bei 100 °C 120 min getrocknet. Die Substanz darf höchstens 0,80% Rückstand hinterlassen.

[*f*] *Sauer reagierende Verunreinigungen:* 0,100 g Substanz wird in 10,0 ml kohlendioxidfreiem Wasser gelöst. Die Lösung muß nach Zusatz von 2 Tropfen Bromthymolblau-I und 0,100 ml 0,01 N Kalilauge blau gefärbt sein.

[*g*] *Schwermetall-Ionen* (VI, 15.0.): 0,100 g Substanz wird in 10,0 ml Wasser gelöst. Nach Zusatz von 10 Tropfen 1 N Salzsäure wird die Mischung 30 s geschüttelt und dann filtriert. 5,0 ml des Filtrates werden nach Zusatz von 5,0 ml Wasser und 3 Tropfen 6 N Ammoniaklösung zu 3 Tropfen Natriumsulfid-RL gegeben. Nach 60 s darf die Lösung keine stärkere Färbung und gegebenenfalls keine stärkere Trübung als die unter „Prüfung auf Schwermetall-Ionen" nach Methode I angegebene Vergleichsprobe zeigen (höchstens 0,02%, berechnet als $Pb^{2\oplus}$).

[*h*] *Trocknungsverlust* (VI, 19.0.): 0,4000 g Substanz werden, wie unter „Bestimmung des Trocknungsverlustes" angegeben, behandelt und bei 105 °C 120 min getrocknet. Die Substanz darf höchstens 0,50% Masse verlieren.

Gehaltsbestimmung

[*i*] 0,5000 g Substanz werden in einem 100-ml-Kjeldahlkolben mit 5,0 ml konzentrierter Schwefelsäure und unter Erhitzen tropfenweise mit konzentrierter Wasserstoffperoxidlösung bis zur Entfärbung versetzt. Nach Zusatz einiger Siedesteine wird die Lösung 5 min im Sieden gehalten. Färbt sie sich dabei wieder, wird erneut konzentrierte Wasserstoffperoxidlösung bis zur Entfärbung zugegeben und erhitzt. Diese Behandlung wird so oft wiederholt, bis die Lösung bei 3 min währendem Sieden farblos bleibt. Nach dem Erkalten werden 10,0 ml Wasser und Kaliumpermanganatlösung (1,00 g/100,0 ml) bis zur bleibenden Rosafärbung zugesetzt. Nach dem Entfärben mit wenig Eisen(II)-sulfat wird die Lösung auf 10 bis 15 °C abgekühlt und nach Zusatz von 5,0 ml Eisen(III)-ammoniumsulfat-I mit 0,1 N Ammoniumthiozyanatlösung bis zur rötlichgelben Färbung titriert.

1 ml 0,1 N Ammoniumthiozyanatlösung ist 20,24 mg Thiomersal äquivalent.
Der Gehalt wird auf die bei 105 °C getrocknete Substanz berechnet.

Aufbewahrung

Sehr vorsichtig!
Vor Licht geschützt.

Dosierung

Maximalkonzentration: 2% nur zur Anwendung an der unversehrten Haut

Lösungen, die 2% Substanz oder weniger enthalten, sind „vorsichtig" aufzubewahren.

Thiosinaminum

Thiosinamin

Allylthioharnstoff

$CH_2{=}CH{-}CH_2{-}NH{-}CS{-}NH_2$

$C_4H_8N_2S$ (116,2)

Gehalt 98,0 bis 101,0% Thiosinamin.

Beschreibung

Farblose Kristalle oder weißes, kristallines Pulver.
Geruch schwach nach Knoblauch.
Geschmack bitter.

Löslichkeit: Wasser . . . . löslich
Äthanol. . . . . leicht löslich

Prüflösung: 1,000 g Substanz wird in kohlendioxidfreiem Wasser zu 50,0 ml gelöst.

Identitätsprüfung

[*a*] *Schmelzbereich* (III, 8.0.): 70 bis 74 °C

[*b*] 5,0 ml Prüflösung geben nach Zusatz von 5,0 ml Silbernitratlösung (5,0 g/100,0 ml) einen weißlichen Niederschlag, der in einen grauen oder dunkelgrauen und nach Zusatz von 3,0 ml 6 N Ammoniaklösung in einen schwarzen übergeht.

[*c*] 5,0 ml Prüflösung geben nach Zusatz von 5,0 ml Quecksilber(II)-chloridlösung (5,0 g/100,0 ml) einen weißen Niederschlag.

Reinheitsprüfung

[*d*] *Unlösliche Verunreinigungen, Farbe* (VI, 2.0./3.0.): 10,0 ml Prüflösung müssen klar und farblos sein.
Die Prüflösung ist für die Prüfung nach [*e*] aufzubewahren.

[*e*] *Alkalisch oder sauer reagierende Verunreinigungen:* 10,0 ml Prüflösung müssen nach Zusatz von 3 Tropfen Bromthymolblau-I gelblich oder grünlich und nach darauffolgendem Zusatz von 0,200 ml 0,01 N Kalilauge blau gefärbt sein.

[*f*] *Schwermetall-Ionen* (VI, 15.0.): 10,0 ml Prüflösung dürfen bei der „Prüfung auf Schwermetall-Ionen" nach Methode I keine Färbung und gegebenenfalls keine stärkere Trübung als die Blindprobe zeigen.

3046/I
2. AB – DDR/746/75

[g] *Thiozyanat-Ionen:* 10,0 ml Prüflösung dürfen nach Zusatz von 10 Tropfen 3 N Salzsäure und 2 Tropfen Eisen(III)-chloridlösung (5,0 g/100,0 ml) keine stärkere Färbung als die nachstehend beschriebene Vergleichsprobe zeigen (höchstens 0,02% $SCN^{\ominus}$).
Vergleichsprobe: 0,1050 g Ammoniumthiozyanat werden in Wasser zu 500,0 ml gelöst. 5,00 ml der Lösung werden mit Wasser zu 200,0 ml aufgefüllt. 10,0 ml dieser Lösung werden mit 10 Tropfen 3 N Salzsäure und 2 Tropfen Eisen(III)-chloridlösung (5,0 g/100,0 ml) versetzt.

[h] *Organische Verunreinigungen:* 0,100 g Substanz wird in 5,0 ml konzentrierter Schwefelsäure unter Schütteln gelöst. 5 min nach dem Schwefelsäurezusatz darf die Lösung keine Färbung zeigen.

[i] *Sulfatasche* (VI, 18.0.): 1,000 g Substanz wird, wie unter „Bestimmung der Sulfatasche“ angegeben, behandelt. Die Substanz darf höchstens 0,10% Rückstand hinterlassen.

Gehaltsbestimmung

[j] 0,1000 g Substanz wird in einem Erlenmeyerkolben in 20,0 ml Wasser gelöst. Nach Zusatz von 5,0 ml 1 N Salzsäure und 5,0 ml Essigsäure wird die Lösung langsam unter Schwenken mit 25,00 ml 0,1 N Jodlösung versetzt. Die Lösung wird in dem verschlossenen Gefäß unter Lichtschutz 30 min stehengelassen. Danach wird der Überschuß an 0,1 N Jodlösung mit 0,1 N Natriumthiosulfatlösung titriert. Sobald die Lösung nur noch schwach gelb gefärbt ist, werden 2,0 ml Stärke-I hinzugefügt.

1 ml 0,1 N Jodlösung ist 5,809 mg Thiosinamin äquivalent.

Thymolum

Thymol

Thymolum

2-Isopropyl-5-methylphenol

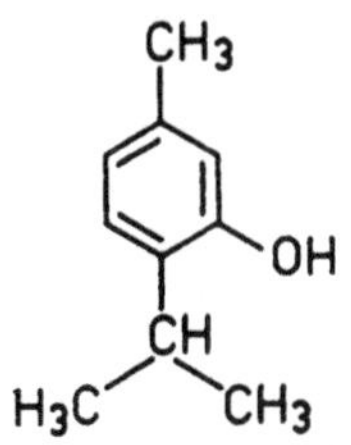

$C_{10}H_{14}O$ (150,2)

Beschreibung

Farblose Kristalle oder weißes, kristallines Pulver.
Geruch charakteristisch.
Geschmack würzig und stark brennend.

Löslichkeit: Wasser . . . . sehr schwer löslich
Äthanol . . . . sehr leicht löslich

Prüflösung: 0,750 g Substanz werden mit 15,0 ml Wasser versetzt. Die Mischung wird zum Sieden erhitzt und danach auf 15 bis 20 °C abgekühlt. Nach Zusatz eines kleinen Kristalls der Substanz wird die Mischung unter wiederholtem Rühren 60 min stehengelassen und anschließend filtriert. Das klare Filtrat wird als Prüflösung verwendet.

Identitätsprüfung

[*a*] *Schmelzbereich* (III, 8.0.): 47 bis 51 °C

[*b*] Die Lösung von [*c*] zeigt nach Zusatz von 3 Tropfen Chloroform beim Erwärmen eine kräftig violettrote Färbung.

Reinheitsprüfung

[*c*] *Unlösliche Verunreinigungen* (VI, 2.0.): 1,00 g Substanz muß sich in 5,00 ml 3 N Natronlauge unter Erwärmen lösen. Die Lösung muß klar sein und darf keine Abscheidung öliger Tropfen zeigen.
Die Lösung ist für die Prüfung nach [*b*] aufzubewahren.

[*d*] *Sauer reagierende Verunreinigungen:* 5,0 ml Prüflösung dürfen nach Zusatz von 1 Tropfen Methylorange-I nicht rot gefärbt sein.

[*e*] *Phenolische Verunreinigungen:* 5,0 ml Prüflösung werden mit 5,0 ml Wasser und 2 Tropfen Eisen(III)-chloridlösung (5,0 g/100,0 ml) versetzt. Die Lösung darf innerhalb 30 s keine stärkere Färbung zeigen als 5,0 ml Farb-VL Gr 3 (VI, 3.0.) oder die Mischung aus 0,100 ml Kobalt-FL, 0,500 ml Kupfer-FL und 9,4 ml 0,2 N Schwefelsäure.

[*f*] *Verdampfungsrückstand* (VI, 20.0.): 1,000 g Substanz wird, wie unter „Bestimmung des Verdampfungsrückstandes" angegeben, behandelt. Die Substanz darf höchstens 0,10% Rückstand hinterlassen.

Aufbewahrung

Vor Licht geschützt.

Tinctura Absinthii

Wermuttinktur

Aus Wermutkraut im Verhältnis 1 : 5 gewonnener äthanolischer Auszug.
Gehalt an Äthanol, berechnet als C_2H_5OH, 62,0 bis 67,0 Vol.-%.

Beschreibung

Gelblichgrüne oder grüne Flüssigkeit (Betrachtung im Gegenlicht).
Geruch wahrnehmbar.
Geschmack brennend und anhaltend bitter.

Identitätsprüfung

[*a*] Die Prüfung wird, wie unter „Dünnschichtchromatografische Prüfung" (III, 12.0.) angegeben, durchgeführt.
Adsorptionsschicht: Kieselgel G
Aufzutragende Lösung: 28 bis 30 µl Substanz werden als Startband a aufgetragen. Beim Auftragen ist das Trocknen durch einen Heißluftstrom zu beschleunigen.
Aufzutragende Lösung der Testsubstanz: 0,020 g Sudanrot G werden in 10,0 ml Chloroform gelöst. 5,0 µl der Lösung werden als Startfleck b aufgetragen.
Laufmittel: Toluol—Äthylazetat—Ameisensäure (40+40+20)
Laufstrecke: 15 cm
Trocknung: Die Dünnschichtplatte wird in einem Heißluftstrom getrocknet, bis das Toluol und das Äthylazetat verdunstet sind.
Detektion: Reagenz: Antimon(III)-chlorid-RL*
Die Dünnschichtplatte wird nach dem Besprühen mit dem Reagenz bei 120 °C 30 min erhitzt und unverzüglich im Tageslicht sowie im ultravioletten Licht betrachtet.
Auswertung: Der R_F-Wert des im Tageslicht rotvioletten Testsubstanzfleckes muß im Bereich von 0,65 bis 0,75 liegen.
Das Chromatogramm zeigt im ultravioletten Licht über der Startlinie a einen hellgrünlichen oder hellbläulichgrünen Fleck mit einem R_X-Wert im Bereich von 0,70 bis 0,80. In diesem Bereich sind weitere, jedoch weder grünliche noch violette Flecke vorhanden.

Gehaltsbestimmung

[*b*] 25,00 ml Substanz werden, wie unter „Bestimmung des Äthanolgehaltes" (VII, 2.0.) angegeben, behandelt.

Wertbestimmung

[c] *Bitterwert* (XI, 7.0.): 1,00 ml Substanz wird mit Trinkwasser zu 500 ml aufgefüllt und die Lösung, wie unter „Bestimmung des Bitterwertes" angegeben, behandelt.

Aufbewahrung

Höchstens 18 Monate.

Tinctura Arnicae

Arnikatinktur

Aus Arnikablüten im Verhältnis 1:10 gewonnener äthanolischer Auszug.
Gehalt an Äthanol, berechnet als C_2H_5OH, 61,0 bis 66,0 Vol.-%.

Beschreibung

Bräunlichgelbe Flüssigkeit (Betrachtung im Gegenlicht).
Geruch wahrnehmbar.

Identitätsprüfung

[*a*] Die Prüfung wird, wie unter „Dünnschichtchromatografische Prüfung" (III, 12.0.) angegeben, durchgeführt.

Adsorptionsschicht: Kieselgel G. Die Glasplatte wird mit der doppelten Menge der Adsorbenssuspension beschichtet.

Aufzutragende Lösung: 10,0 µl Substanz werden als Startband a aufgetragen.

Aufzutragende Lösung der Testsubstanz: 0,0050 g Rutosid-Vergleichssubstanz werden in 20,0 ml Methanol gelöst. 10,0 µl der Lösung werden als Startband b aufgetragen.

Beim Auftragen ist das Trocknen durch einen Heißluftstrom zu beschleunigen.

Laufmittel: Äthylazetat—Ameisensäure—Wasser (80+10+10)

Trocknung: Die Dünnschichtplatte wird in einem Heißluftstrom getrocknet.

Detektion: Reagenz: Diphenylborsäureaminoäthylester-RL

Die Dünnschichtplatte wird nach dem Besprühen mit dem Reagenz im ultravioletten Licht betrachtet.

Auswertung: Der R_F-Wert des gelbbraunen Testsubstanzfleckes muß im Bereich von 0,20 bis 0,30 liegen.

Das Chromatogramm zeigt über der Startlinie a einen gelbbraunen und einen bräunlichen Fleck mit R_X-Werten im Bereich von 1,50 bis 2,80. Diese Flecke sind nicht immer deutlich voneinander getrennt. Weitere Flecke sind vorhanden.

Gehaltsbestimmung

[*b*] *Äthanol:* 25,00 ml Substanz werden, wie unter „Bestimmung des Äthanolgehaltes" (VII, 2.0.) angegeben, behandelt.

Aufbewahrung

Vor Licht geschützt.

Tinctura Aurantii

Pomeranzentinktur

Aus Pomeranzenschalen im Verhältnis 1:5 gewonnener äthanolischer Auszug.
Gehalt an Äthanol, berechnet als C_2H_5OH, 63,0 bis 68,0 Vol.-%.

Beschreibung

Gelbe Flüssigkeit (Betrachtung im Gegenlicht).
Geruch charakteristisch.
Geschmack brennend, aromatisch und bitter.

Identitätsprüfung

[*a*] Die Prüfung wird, wie unter „Dünnschichtchromatografische Prüfung" (III, 12.0.) angegeben, durchgeführt.
Adsorptionsschicht: Kieselgel G
Aufzutragende Lösung: 2,00 ml Substanz werden mit 2,00 ml n-Pentan versetzt und geschüttelt. 28 bis 30 µl der n-Pentanlösung werden als Startfleck a aufgetragen.
Aufzutragende Lösung der Testsubstanz: 0,050 ml Dipenten-Vergleichssubstanz werden in 10,0 ml Chloroform gelöst. 8 bis 10 µl der Lösung werden als Startfleck b aufgetragen.
Laufmittel: Zyklohexan
Detektion: Reagenz: Vanillin—Schwefelsäure—RL
Die noch feuchte Dünnschichtplatte wird nach dem Besprühen mit dem Reagenz bei 120 °C 10 min erhitzt. Nach dem Erkalten wird das Chromatogramm im Tageslicht und im ultravioletten Licht betrachtet.
Auswertung: Der R_F-Wert des Testsubstanzfleckes muß im Bereich von 0,55 bis 0,70 liegen.
Das Chromatogramm zeigt über dem Startpunkt a einen Fleck mit dem R_F-Wert des Fleckes der Testsubstanz. Beide Flecke zeigen im Tageslicht eine bläuliche und im ultravioletten Licht eine hellbräunliche oder hellviolettbräunliche Färbung.
Weitere Flecke sind vorhanden.

Gehaltsbestimmung

[*b*] 25,00 ml Substanz werden, wie unter „Bestimmung des Äthanolgehaltes" (VII, 2.0.) angegeben, behandelt.

Wertbestimmung

[c] *Bitterwert* (XI, 7.0.): 1,00 ml Substanz wird mit Trinkwasser zu 25,0 ml aufgefüllt und die Lösung, wie unter „Bestimmung des Bitterwertes" angegeben, behandelt.

Aufbewahrung

Vor Licht geschützt.
Höchstens 2 Jahre.

Tinctura Belladonnae

Tollkirschentinktur

Aus Tollkirschenkraut im Verhältnis 1:10 gewonnener äthanolischer Auszug.
Gehalt an Alkaloiden, berechnet als Hyoszyamin [$C_{17}H_{23}NO_3$ (289,4)], 0,028 bis 0,032%.
Gehalt an Äthanol, berechnet als C_2H_5OH, 62,0 bis 67,0 Vol.-%.

Beschreibung

Grünlichbraune Flüssigkeit (Betrachtung im Gegenlicht).
Geruch wahrnehmbar.
Geschmack brennend und schwach bitter.

Identitätsprüfung

[*a*] Die Prüfung wird, wie unter „Dünnschichtchromatografische Prüfung" (III, 12.0.) angegeben, durchgeführt.
Adsorptionsschicht: Kieselgel G. Die Glasplatte wird mit der doppelten Menge der Adsorbenssuspension beschichtet.
Aufzutragende Lösung: 9 bis 10 µl Substanz werden als Startfleck a aufgetragen. Beim Auftragen ist das Trocknen durch einen Heißluftstrom zu beschleunigen.
Aufzutragende Lösung der Testsubstanz: 0,0300 g Atropinsulfat-Vergleichssubstanz werden in 10,0 ml Äthanol gelöst. 8 bis 10 µl der Lösung werden als Startfleck b aufgetragen.
Laufmittel: Chloroform—Azeton—Diäthylamin (50+40+10)
Trocknung: Die Dünnschichtplatte wird bei 120 °C 40 min getrocknet.
Detektion: Reagenz: Kaliumtetrajodowismutat(III)-RL*
Die Dünnschichtplatte wird nach dem Erkalten mit dem Reagenz besprüht.
Auswertung: Der R_F-Wert des orangefarbenen Testsubstanzfleckes muß im Bereich von 0,35 bis 0,50 liegen.
Das Chromatogramm zeigt über dem Startpunkt a einen orangefarbenen Fleck mit dem R_F-Wert des Fleckes der Testsubstanz. Ein weiterer Fleck kann am Startpunkt vorhanden sein.

Gehaltsbestimmung

[*b*] *Alkaloide:* 4,000 g Substanz werden in einem gewogenen 100-ml-Erlenmeyerkolben auf dem Wasserbad auf 0,5 bis 1 g eingedampft. Nach dem Abkühlen auf 20 °C wird die Mischung mit 40,00 g Äther sowie 0,50 g konzentrierter Ammoniaklösung versetzt

und in dem verschlossenen Gefäß 10 min kräftig geschüttelt. Anschließend wird mit Äther auf die ursprüngliche Masse ergänzt und die Mischung durch ein Filterpapier der Sorte h von 9 cm Durchmesser filtriert. Dabei ist der Trichter mit einem Uhrglas zu bedecken. 10,00 g des Filtrates werden in einem Scheidetrichter 3mal mit je 5,0 ml 0,1 N Salzsäure jeweils 120 s ausgeschüttelt. Die wäßrigen Auszüge werden in einem Scheidetrichter vereinigt, mit 3,0 ml 6 N Ammoniaklösung versetzt und 4mal mit je 10,0 ml Chloroform jeweils 120 s ausgeschüttelt. Die Chloroformauszüge werden durch ein Filterpapier der Sorte h von 9 cm Durchmesser in einen 100-ml-Erlenmeyerkolben filtriert. Dabei ist der Trichter mit einem Uhrglas zu bedecken. Das Filterpapier wird 2mal mit je 5,0 ml Chloroform gewaschen. Die vereinigten Filtrate werden auf dem Wasserbad auf 0,5 bis 1 ml eingedampft. Der Rest des Lösungsmittels wird durch Einblasen von Luft entfernt. Der Rückstand wird in 5,0 ml wasserfreiem Äthanol gelöst. Die Lösung wird auf dem Wasserbad auf 0,5 bis 1 ml eingedampft. Der Rest des Lösungsmittels wird durch Einblasen von Luft entfernt. Der Erlenmeyerkolben mit dem Rückstand wird gewogen. Nach Zusatz von 5,0 ml Äther und 10,00 ml Zitronensäure-Phosphat-Puffer Nr. 4 wird die Mischung auf dem Wasserbad erhitzt, bis der Äther verdampft ist. Nach dem Abkühlen auf 20 °C wird die Lösung mit Wasser auf 10,00 g ergänzt und durch ein Filterpapier der Sorte h von 7 cm Durchmesser filtriert.
5,00 ml des Filtrates werden in einem Scheidetrichter nach Zusatz von 5,00 ml Zitronensäure-Phosphat-Puffer Nr. 4 und 2,00 ml Bromkresolgrün-RL 4mal mit je 10,0 ml Chloroform jeweils 60 s ausgeschüttelt. Die Chloroformauszüge werden durch Watte in einen 50-ml-Meßkolben filtriert. Das Filtrat wird mit 3,00 ml Piperidin versetzt und mit Chloroform zu 50,00 ml aufgefüllt. Die Extinktion (III, 5.0.) dieser Lösung wird 10 min nach dem Zusatz des Piperidins bei 590 nm ± 2 nm im Maximum gegen Chloroform gemessen.
Vergleichsprobe: 0,0200 g Atropinsulfat-Vergleichssubstanz werden in Wasser zu 500,0 ml gelöst. 5,00 ml der Lösung werden in einem Scheidetrichter mit 5,00 ml Zitronensäure-Phosphat-Puffer Nr. 4 sowie 2,00 ml Bromkresolgrün-RL versetzt und, wie vorstehend angegeben, weiterbehandelt.

Berechnung:

$$\% \text{ Alkaloide, berechnet als Hyoszyamin} = \frac{6{,}664 \cdot E_1 \cdot Ew_2}{E_2 \cdot Ew_1}$$

E_1 = Extinktion der Lösung.
E_2 = Extinktion der Vergleichsprobe.
Ew_1 = Einwaage der Substanz in Gramm.
Ew_2 = Einwaage der Atropinsulfat-Vergleichssubstanz in Gramm.

[c] *Äthanol:* 25,00 ml Substanz werden, wie unter „Bestimmung des Äthanolgehaltes" (VII, 2.0.) angegeben, behandelt.

Aufbewahrung

Vorsichtig!
Höchstens 3 Jahre.

Dosierung

Einzelmaximaldosis: oral 1 g

Tagesmaximaldosis: oral 3 g

Tinctura Calami

Kalmustinktur

Aus Kalmuswurzelstock im Verhältnis 1:5 gewonnener äthanolischer Auszug.
Gehalt an Äthanol, berechnet als C_2H_5OH, 63,0 bis 68,0 Vol.-%.

Beschreibung

Gelbe oder rötlichgelbe Flüssigkeit (Betrachtung im Gegenlicht).
Geruch charakteristisch.
Geschmack aromatisch, brennend und bitter.

Identitätsprüfung

[*a*] Die Prüfung wird, wie unter „Dünnschichtchromatografische Prüfung" (III, 12.0.) angegeben, durchgeführt.
Adsorptionsschicht: Kieselgel G
Aufzutragende Lösung: 2,00 ml Substanz werden mit 2,00 ml n-Pentan versetzt und geschüttelt. 20,0 µl der n-Pentanlösung werden als Startfleck a aufgetragen.
Aufzutragende Lösung der Testsubstanz: 0,020 g Sudanrot G werden in 10,0 ml Chloroform gelöst. 2,0 µl der Lösung werden als Startfleck b aufgetragen.
Laufmittel: Benzol—Äthylazetat (95+5)
Detektion: Reagenz: Antimon(III)-chlorid-RL*
Die noch feuchte Dünnschichtplatte wird nach dem Besprühen mit dem Reagenz bei 120 °C 5 min erhitzt.
Auswertung: Der R_F-Wert des rotvioletten Testsubstanzfleckes muß im Bereich von 0,35 bis 0,50 liegen.
Das Chromatogramm zeigt über dem Startpunkt a einen bläulichgrauen oder grünlichgrauen Fleck mit einem R_X-Wert im Bereich von 0,80 bis 1,0. Weitere Flecke sind vorhanden.

Gehaltsbestimmung

[*b*] 25,00 ml Substanz werden, wie unter „Bestimmung des Äthanolgehaltes" (VII, 2.0.) angegeben, behandelt.

Aufbewahrung

Vor Licht geschützt.

Tinctura Capsici

Spanischpfeffertinktur

Aus Spanischpfefferfrüchten im Verhältnis 1:5 gewonnener äthanolischer Auszug.
Gehalt an Kapsaizinoiden, berechnet als Kapsaizin [$C_{18}H_{27}NO_3$ (305,4)] 0,03 bis 0,05%.
Gehalt an Äthanol, berechnet als C_2H_5OH, 62,0 bis 67,0 Vol.-%.

Beschreibung

Rötliche Flüssigkeit (Betrachtung im Gegenlicht).
Geruch wahrnehmbar.
Geschmack brennend und anhaltend scharf.

Identitätsprüfung

[*a*] Die Prüfung wird, wie unter „Dünnschichtchromatografische Prüfung" (III,12.0.) angegeben, durchgeführt.
Adsorptionsschicht: Kieselgel G
Aufzutragende Lösung: 18 bis 20 µl Substanz werden als Startband a aufgetragen. Beim Auftragen ist das Trocknen durch einen Heißluftstrom zu beschleunigen.
Aufzutragende Lösung der Testsubstanz: 0,0050 g Kapsaizin-Vergleichssubstanz werden in 10,0 ml Äthanol gelöst. 8 bis 10 µl der Lösung werden als Startband b aufgetragen.
Laufmittel: Chloroform—Methanol—Ameisensäure (100 + 10 + 6)
Trocknung: Die Dünnschichtplatte wird in einem Heißluftstrom getrocknet, bis der Geruch des Chloroforms und der Geruch des Methanols nicht mehr wahrnehmbar sind.
Detektion: Reagenz I: Dibromchinonchlorimid-RL
Reagenz II: konzentrierte Ammoniaklösung
Die Dünnschichtplatte wird mit dem Reagenz I besprüht und anschließend in einem Gefäß, in dem sich eine mit konzentrierter Ammoniaklösung gefüllte Schale befindet, stehengelassen, bis blaue Flecke sichtbar sind.
Auswertung: Der R_F-Wert des blauen Testsubstanzfleckes muß im Bereich von 0,45 bis 0,60 liegen.
Das Chromatogramm zeigt über der Startlinie a einen blauen Fleck mit dem R_F-Wert des Fleckes der Testsubstanz. Weitere Flecke sind vorhanden.

Gehaltsbestimmung

[*b*] *Kapsaizinoide:* Die Bestimmung wird spektrofotometrisch (III, 5.0.) nach dünnschichtchromatografischer Abtrennung des Kapsaizins durchgeführt.

Abtrennung der Kapsaizinoide

Die Abtrennung wird, wie unter „Dünnschichtchromatografische Prüfung" (III, 12.0.) angegeben, durchgeführt.

Adsorptionsschicht: Die Glasplatte wird mit der Adsorbenssuspension aus 1,20 g Kieselgel $HF_{254+366}$, 2,40 g Kieselgur G und 11,0 ml Wasser beschichtet.

Aufzutragende Lösungen: Lösung 1: 200,0 µl Substanz werden als Startband a aufgetragen.

Lösung 2: 0,0250 g Kapsaizin-Vergleichssubstanz werden in 25,00 ml Chloroform gelöst. 100,0 µl der Lösung werden als Startband b aufgetragen.

Die Startbänder werden so auf der Dünnschichtplatte angeordnet, daß ein Drittel der Plattenbreite für die Blindprobe frei bleibt.

Die Lösungen werden mit einer Mikro-Kolbenbürette aufgetragen.

Beim Auftragen ist das Trocknen durch einen Heißluftstrom, der gegen die Rückseite der Dünnschichtplatte geleitet wird, zu beschleunigen.

Laufmittel I: n-Heptan

Laufmittel II: n-Heptan—Chloroform—n-Butanol—Wasser(60 + 34 + 6 + 0,2)

Trocknung: Die Dünnschichtplatte wird nach dem ersten und zweiten Chromatografieren jeweils an der Luft aufbewahrt, bis das Laufmittel verdunstet ist.

Detektion: Die Dünnschichtplatte wird im ultravioletten Licht betrachtet.

Isolierung der Kapsaizinoide

Auf der Dünnschichtplatte wird über der Startlinie a eine rechteckige Fläche markiert, die den im ultravioletten Licht dunklen Fleck einschließt und weitgehend von diesem ausgefüllt wird. Die Adsorptionsschicht der Fläche wird abgeschabt und in ein Reagenzglas gegeben. Nach Zusatz von 10,00 ml Dichlorchinonchlorimid-RL* wird die Mischung in dem verschlossenen Gefäß 120 s kräftig geschüttelt, 20 min stehengelassen und anschließend zentrifugiert. Die Extinktion (III, 5.0.) der überstehenden, klaren Lösung wird bei 590 nm ± 2 nm im Maximum gegen die nachstehend beschriebene Blindprobe gemessen.

Vergleichsprobe: Auf der Dünnschichtplatte wird über der Startlinie b eine gleichgroße rechteckige Fläche wie über der Startlinie a markiert, die den im ultravioletten Licht dunklen Fleck einschließt und weitgehend von diesem ausgefüllt wird. Die Adsorptionsschicht der Fläche wird abgeschabt und, wie vorstehend angegeben, weiterbehandelt.

Blindprobe: In dem frei gebliebenen Drittel der Dünnschichtplatte wird in gleicher Größe und Lage wie über der Startlinie a bzw. b eine rechteckige Fläche markiert. Die Adsorptionsschicht der Fläche wird abgeschabt und, wie vorstehend angegeben, weiterbehandelt.

Die Dichte der Substanz wird, wie unter „Bestimmung der Dichte" (III, 2.0.) angegeben, bestimmt.

Berechnung:

$$\% \text{ Kapsaizinoide, berechnet als Kapsaizin} = \frac{2 \cdot E_1 \cdot Ew}{E_2 \cdot \varrho}$$

E_1 = Extinktion der Lösung.
E_2 = Extinktion der Vergleichsprobe.
Ew = Einwaage der Kapsaizin-Vergleichssubstanz in Gramm.
ϱ = Dichte der Substanz.

Aufbewahrung

Vor Licht geschützt.
Höchstens 3 Jahre.

Tinctura Foeniculi

Fencheltinktur

Aus Fenchelfrüchten im Verhältnis 1:5 gewonnener äthanolischer Auszug.
Gehalt an Äthanol, berechnet als C_2H_5OH, 62,0 bis 67,0 Vol.-%.

Beschreibung

Grünlichbraune oder gelblichgrüne Flüssigkeit (Betrachtung im Gegenlicht).
Geruch charakteristisch.
Geschmack charakteristisch.

Identitätsprüfung

[*a*] Die Prüfung wird, wie unter „Dünnschichtchromatografische Prüfung" (III, 12.0.) angegeben, durchgeführt.
Adsorptionsschicht: Kieselgel G
Aufzutragende Lösung: 2,00 ml Substanz werden mit 2,00 ml n-Pentan ausgeschüttelt. 20,0 µl der n-Pentanlösung werden als Startband a aufgetragen.
Aufzutragende Lösung der Testsubstanz: 0,200 g Anethol-Standard werden in Chloroform zu 10,0 ml gelöst. 10,0 µl der Lösung werden als Startband b aufgetragen.
Laufmittel: Benzol—Äthylazetat (95 + 5)
Detektion: Reagenz: Vanillin-Schwefelsäure-RL
Die noch feuchte Dünnschichtplatte wird mit 0,1 bis 0,3 ml Reagenz besprüht und bei 120°C 3 min erhitzt. Nach dem Erkalten wird das Chromatogramm unverzüglich im Tageslicht betrachtet.
Auswertung: Der R_F-Wert des rötlichen Testsubstanzfleckes muß im Bereich von 0,60 bis 0,75 liegen.
Das Chromatogramm zeigt über der Startlinie a einen rötlichen Fleck mit dem R_F-Wert des Fleckes der Testsubstanz. Weitere Flecke sind vorhanden.

Gehaltsbestimmung

[*b*] Äthanol: 25,00 ml Substanz werden, wie unter „Bestimmung des Äthanolgehaltes" (VII, 2.0.) angegeben, behandelt.

Aufbewahrung

Vor Licht geschützt.

Tinctura Gentianae

Enziantinktur

Aus Enzianwurzel im Verhältnis 1:5 gewonnener äthanolischer Auszug.
Gehalt an Äthanol, berechnet als C_2H_5OH, 62,0 bis 67,0 Vol.-%.

Beschreibung

Bräunlichgelbe Flüssigkeit (Betrachtung im Gegenlicht).
Geruch wahrnehmbar.
Geschmack brennend und stark bitter.

Identitätsprüfung

[*a*] Die Prüfung wird, wie unter „Dünnschichtchromatografische Prüfung" (III, 12.0.) angegeben, durchgeführt.

Adsorptionsschicht: Kieselgel G. Die Glasplatte wird mit der doppelten Menge der Adsorbenssuspension beschichtet.

Aufzutragende Lösung: 2,50 ml Substanz werden auf dem Wasserbad auf 1,0 ml eingedampft und mit 10,0 ml 1 N Schwefelsäure versetzt. Die Mischung wird mit 5,0 ml Äther ausgeschüttelt. Die wäßrige Schicht wird zum Sieden erhitzt und auf 20 °C abgekühlt. Nach Zusatz von 5,0 ml 6 N Ammoniaklösung, Abkühlen auf 20 °C und Zusatz von 5,0 ml Äther wird die Mischung vorsichtig ausgeschüttelt. 2,00 ml der Ätherlösung werden auf 20 bis 50 µl eingedampft und als Startband a aufgetragen.

Aufzutragende Lösung der Testsubstanz: 0,010 g Papaverinhydrochlorid-Vergleichssubstanz wird in 10,0 ml Chloroform gelöst. 10,0 µl der Lösung werden als Startfleck b aufgetragen.

Laufmittel: Äthylazetat—Methanol—Wasser (100 + 17 + 13)

Trocknung: Die Dünnschichtplatte wird in einem Heißluftstrom getrocknet, bis das Laufmittel verdunstet ist.

Detektion: Reagenz: Jodplateat-RL
Die Dünnschichtplatte wird mit dem Reagenz besprüht, bis sie gerade durchfeuchtet ist.

Auswertung: Der R_F-Wert des blauvioletten oder bräunlichvioletten Testsubstanzfleckes muß im Bereich von 0,50 bis 0,70 liegen.
Das Chromatogramm zeigt über der Startlinie a einen gelbbraunen oder grünbraunen Fleck mit einem R_X-Wert im Bereich von 0,90 bis 1,0. Weitere Flecke können vorhanden sein.

Gehaltsbestimmung

[b] 25,00 ml Substanz werden, wie unter „Bestimmung des Äthanolgehaltes" (VII, 2.0.) angegeben, behandelt.

Wertbestimmung

[c] *Bitterwert:* 1,00 ml Substanz wird mit Trinkwasser zu 300,0 ml aufgefüllt und die Lösung, wie unter „Bestimmung des Bitterwertes" (XI, 7.0.) angegeben, behandelt.

Aufbewahrung

Vor Licht geschützt.
Höchstens 2 Jahre.

Tinctura Ipecacuanhae

Brechwurzeltinktur

Ipecacuanhae tinctura

Aus Brechwurzel im Verhältnis 1:10 gewonnener äthanolischer Auszug.
Gehalt an Alkaloiden, berechnet als Emetin [$C_{29}H_{40}N_2O_4$ (480,7)], 0,19 bis 0,21%.
Gehalt an Äthanol, berechnet als C_2H_5OH, 62,0 bis 67,0 Vol.-%.

Beschreibung

Bräunliche Flüssigkeit (Betrachtung im Gegenlicht).
Geruch wahrnehmbar.
Geschmack brennend, süßlich und bitter.

Identitätsprüfung

[*a*] Die Prüfung wird, wie unter „Dünnschichtchromatografische Prüfung" (III, 12.0.) angegeben, durchgeführt.
Adsorptionsschicht: Kieselgel G
Aufzutragende Lösung: 5 bis 6 µl Substanz werden als Startfleck a aufgetragen. Beim Auftragen ist das Trocknen durch einen Heißluftstrom zu beschleunigen.
Aufzutragende Lösung der Testsubstanz: 0,0100 g Emetindihydrochlorid-Vergleichssubstanz wird mit 1 Tropfen 6 N Ammoniaklösung versetzt und in 100,0 ml Methanol gelöst. 10,0 µl der Lösung werden als Startfleck b aufgetragen.
Laufmittel: Chloroform—Methanol (85 + 15)
Trocknung: Die Dünnschichtplatte wird an der Luft aufbewahrt, bis das Laufmittel verdunstet ist.
Detektion: Reagenz: 0,200 g Jod werden in 20,0 ml Chloroform gelöst.
Die Dünnschichtplatte wird mit 9 bis 10 ml Reagenz besprüht, bei 60 °C erwärmt, bis sie nicht mehr braun oder gelb gefärbt ist, und nach dem Erkalten im ultravioletten Licht betrachtet.
Auswertung: Der R_F-Wert des gelb fluoreszierenden Testsubstanzfleckes muß im Bereich von 0,40 bis 0,60 liegen.
Das Chromatogramm zeigt über dem Startpunkt a einen gelb fluoreszierenden Fleck mit dem R_F-Wert des Fleckes der Testsubstanz. Weitere Flecke sind vorhanden.

Gehaltsbestimmung

[*b*] *Alkaloide:* 1,500 g Substanz werden in einer gewogenen Porzellanschale mit 1,00 ml 3 N Salzsäure versetzt und vorsichtig auf dem Wasserbad auf 1 bis 1,5 g eingedampft. Nach dem Erkalten wird der Rückstand mit 1,00 g gepulvertem Trinatriumphosphat

versetzt. Die Mischung wird mit 10,0 g Aluminiumoxid „alkalisch" Aktivität III in kleinen Anteilen gleichmäßig verrieben, bis ein frei fließendes Pulver entsteht. Dieses wird in ein Allihnsches Rohr 15 G 3 gefüllt. Die Säule wird mit 100,0 ml Chloroform eluiert. Das Eluat wird in einem 100-ml-Meßkolben aufgefangen und mit Chloroform zu 100,00 ml aufgefüllt. Die Extinktion (III, 5.0.) der Lösung wird bei 286 nm ± 2 nm im Maximum gegen Chloroform gemessen.
Vergleichsprobe: 0,0500 g bei 110 °C bis zur Massekonstanz getrocknete Emetindihydrochlorid-Vergleichssubstanz werden in Chloroform zu 100,00 ml gelöst. 5,00 ml der Lösung werden mit Chloroform zu 100,00 ml aufgefüllt. Die Extinktion dieser Lösung wird bei 286 nm ± 2 nm im Maximum gegen Chloroform gemessen.

Berechnung:

$$\% \text{ Alkaloide, berechnet als Emetin} = \frac{E_1 \cdot Ew_2 \cdot 4{,}342}{E_2 \cdot Ew_1}$$

E_1 = Extinktion der Lösung.
E_2 = Extinktion der Vergleichsprobe.
Ew_1 = Einwaage der Substanz in Gramm.
Ew_2 = Einwaage der Emetindihydrochlorid-Vergleichssubstanz in Gramm.

[c] *Äthanol:* 25,00 ml Substanz werden, wie unter „Bestimmung des Äthanolgehaltes" (VII, 2.0.) angegeben, behandelt.

Aufbewahrung

Vorsichtig!
Vor Licht geschützt.
Höchstens 2 Jahre.

Dosierung

Einzelmaximaldosis: oral 10 g   Tagesmaximaldosis: oral 20 g

Tinctura Menthae piperitae

Pfefferminztinktur

Aus Pfefferminzblättern im Verhältnis 1:5 gewonnener äthanolischer Auszug.
Gehalt an Äthanol, berechnet als C_2H_5OH, 62,0 bis 67,0 Vol.-%.

Beschreibung

Grünlichbraune Flüssigkeit (Betrachtung im Gegenlicht).
Geruch charakteristisch.
Geschmack charakteristisch.

Identitätsprüfung

[*a*] Die Prüfung wird, wie unter „Dünnschichtchromatografische Prüfung“ (III, 12.0.) angegeben, durchgeführt.
Adsorptionsschicht: Kieselgel G
Aufzutragende Lösung: 2,00 ml Substanz werden mit 2,00 ml n-Pentan ausgeschüttelt. 20,0 µl der Pentanlösung werden als Startband a aufgetragen.
Aufzutragende Lösung der Testsubstanz: 0,100 g Menthol wird in Chloroform zu 10,0 ml gelöst. 5,0 µl der Lösung werden als Startband b aufgetragen.
Laufmittel: Benzol—Äthylazetat (95+5)
Detektion: Reagenz: Vanillin-Schwefelsäure-RL
Die noch feuchte Dünnschichtplatte wird nach dem Besprühen mit 0,1 bis 0,3 ml Reagenz bei 120 °C 5 min erhitzt. Nach dem Erkalten wird das Chromatogramm unverzüglich betrachtet.
Auswertung: Der R_F-Wert des violetten oder violettblauen Testsubstanzfleckes muß im Bereich von 0,25 bis 0,30 liegen.
Das Chromatogramm zeigt über der Startlinie a einen violetten oder violettblauen Fleck mit dem R_F-Wert des Fleckes der Testsubstanz. Weitere Flecke sind vorhanden.

Gehaltsbestimmung

[*b*] 25,00 ml Substanz werden, wie unter „Bestimmung des Äthanolgehaltes“ (VII, 2.0.) angegeben, behandelt.

Aufbewahrung

Vor Licht geschützt.

Tinctura Myrrhae

Myrrhentinktur

Aus Myrrhe im Verhältnis 1:5 gewonnener äthanolischer Auszug.
Gehalt an Äthanol, berechnet als C_2H_5OH, 84,0 bis 89,0 Vol.-%.

Beschreibung

Bräunlichgelbe Flüssigkeit (Betrachtung im Gegenlicht).
Geruch charakteristisch.
Geschmack charakteristisch.

Identitätsprüfung

[*a*] Die Prüfung wird, wie unter „Dünnschichtchromatografische Prüfung“ (III, 12.0.) angegeben, durchgeführt.
Adsorptionsschicht: Kieselgel G. Die Glasplatte wird mit der doppelten Menge der Adsorbenssuspension beschichtet.
Aufzutragende Lösung: 18 bis 20 µl Substanz werden als Startfleck a aufgetragen. Beim Auftragen ist das Trocknen durch einen Heißluftstrom zu beschleunigen.
Aufzutragende Lösung der Testsubstanz: 0,050 ml Dipenten-Vergleichssubstanz werden in 10,0 ml Chloroform gelöst. 10,0 µl der Lösung werden nach dem Erkalten der Dünnschichtplatte als Startfleck b aufgetragen.
Laufmittel: Zyklohexan
Detektion: Reagenz: Antimon(III)-chlorid-RL*
Die Dünnschichtplatte wird nach dem Besprühen mit 9 bis 10 ml Reagenz bei 120 °C 10 min erhitzt. Nach dem Erkalten wird das Chromatogramm im ultravioletten Licht betrachtet.
Auswertung: Der R_F-Wert des rötlichen Testsubstanzfleckes muß im Bereich von 0,45 bis 0,60 liegen.
Das Chromatogramm zeigt über dem Startpunkt a einen hellvioletten Fleck mit einem R_X-Wert im Bereich von 1,0 bis 1,10. Weitere Flecke sind vorhanden.

Reinheitsprüfung

[*b*] *Verdampfungsrückstand* (VI, 20.0.): 10,00 g Substanz werden, wie unter „Bestimmung des Verdampfungsrückstandes“ angegeben, behandelt, wobei der Rückstand 120 min getrocknet wird.
Die Substanz darf nicht weniger als 3,5% und nicht mehr als 5,0% Rückstand hinterlassen.

Gehaltsbestimmung

[*c*] 25,00 ml Substanz werden, wie unter „Bestimmung des Äthanolgehaltes“ (VII, 2.0.) angegeben, behandelt.

Aufbewahrung

Vor Licht geschützt.

Tinctura Opii †

Opiumtinktur

Opii tinctura

Aus Opium oder Opiumpulver im Verhältnis 1:5 gewonnener äthanolischer Auszug.
Gehalt an wasserfreiem Morphin [$C_{17}H_{19}NO_3$ (285,3)] 0,95 bis 1,05%.
Gehalt an Äthanol, berechnet als C_2H_5OH, 33,0 bis 38,0 Vol.-%.

Beschreibung

Braune Flüssigkeit (Betrachtung im Gegenlicht).
Geruch wahrnehmbar.
Geschmack bitter.

Identitätsprüfung

[*a*] Die Prüfung wird, wie unter „Dünnschichtchromatografische Prüfung" (III, 12.0.) angegeben, durchgeführt.
Adsorptionsschicht: Kieselgel G. Die Glasplatte wird mit der doppelten Menge der Adsorbenssuspension beschichtet.
Aufzutragende Lösung: 5,0 µl Substanz werden als Startfleck a aufgetragen.
Beim Auftragen ist das Trocknen durch einen Heißluftstrom zu beschleunigen.
Aufzutragende Lösung der Testsubstanz: 0,020 g Papaverinhydrochlorid-Vergleichssubstanz werden in 10,0 ml Chloroform gelöst. 10,0 µl der Lösung werden als Startfleck b aufgetragen.
Laufmittel: Xylol—Methyläthylketon—Methanol—Diäthylamin (20 + 20 + 3 + 1)
Trocknung: Die Dünnschichtplatte wird bei 120 °C 40 min getrocknet.
Detektion: Reagenz: Kaliumtetrajodowismutat(III)-RL
Auswertung: Der R_F-Wert des orangefarbenen Testsubstanzfleckes muß im Bereich von 0,35 bis 0,55 liegen.
Das Chromatogramm zeigt über dem Startpunkt a einen orangefarbenen Fleck mit dem R_F-Wert des Fleckes der Testsubstanz. Weitere Flecke sind vorhanden.

Gehaltsbestimmung

[*b*] *Wasserfreies Morphin:* Zur Herstellung der Adsorptionssäule werden in ein Allihnsches Rohr 15 G 3, dessen Ablauf mit einem Hahn versehen ist und dessen Filterplatte mit einer 3 bis 5 mm hohen Watteschicht bedeckt ist, 25,0 ml Wasser gefüllt. 10,0 g Aluminiumoxid „sauer" Aktivität I werden in dünnem Strahl in das Wasser geschüttet. Nach dem Absetzen des Aluminiumoxids und Entfernen von Luft-

blasen durch Rühren mit einem Glasstab wird die Adsorptionssäule mit einer 3 bis 5 mm hohen Watteschicht bedeckt und der Hahn geöffnet. Nach dem Abtropfen der überstehenden Flüssigkeit wird die Säule mit 30,0 ml Wasser gewaschen. Ein geringer Rest Wasser muß die Säule bedecken.
Zur Gehaltsbestimmung werden 10,000 g Substanz in einer gewogenen Porzellanschale auf dem Wasserbad auf 5,0 g eingedampft. Der Rückstand wird portionsweise unter Spülen mit insgesamt 8,0 ml Wasser auf die gewaschene Adsorptionssäule gebracht. Wenn die Flüssigkeit jeweils gerade in die Säule eingezogen ist, wird mit Wasser in Anteilen von 10,0 ml Wasser eluiert, bis 80,0 ml Eluat vorliegen. Das Eluat wird in einem Scheidetrichter nach Zusatz von 1,00 ml 6 N Natronlauge mit 30,0 ml und anschließend 2mal mit je 20,0 ml der Mischung aus 75,0 ml Chloroform und 25,0 ml iso-Propanol vorsichtig unter Vermeidung von Emulsionsbildung ausgeschüttelt. Die wäßrige Lösung wird in einen 200-ml-Erlenmeyerkolben übergeführt und der Scheidetrichter 2mal mit je 2,0 ml 0,1 N Natronlauge gespült. In der Lösung werden 0,60 g Weinsäure gelöst. Anschließend werden 40,0 ml der frisch bereiteten Lösung von 1,250 g 1-Chlor-2.4-dinitrobenzol in 100,0 ml Azeton sowie 4,0 ml konzentrierte Ammoniaklösung hinzugefügt. Die Mischung wird in dem verschlossenen Gefäß bei 20 °C 6 h und danach bei 0 bis 5 °C 18 h stehengelassen.
Der entstandene kristalline Niederschlag wird in einem bei 105 °C bis zur Massekonstanz getrockneten Glasfiltertiegel G 3 gesammelt. Die im Erlenmeyerkolben verbliebenen Kristalle werden mit einigen Millilitern des Filtrates in den Glasfiltertiegel gespült. Der Niederschlag wird 2mal mit je 2,0 ml Methanol, 2mal mit je 2,0 ml Wasser und erneut 2mal mit je 2,0 ml Methanol gewaschen. Beim Waschen dürfen Methanol und Niederschlag jeweils nicht länger als 10 s miteinander in Berührung sein.
Der Niederschlag wird bei 105 °C bis zur Massekonstanz getrocknet und nach dem Erkalten im Exsikkator gewogen.

1 g Morphindinitrophenyläther ist 632,1 mg wasserfreiem Morphin äquivalent.

[c] *Äthanol:* 25,00 ml Substanz werden, wie unter „Bestimmung des Äthanolgehaltes“ (VII, 2.0.) angegeben, behandelt.

Aufbewahrung

Vorsichtig!
Vor Licht geschützt.
Höchstens 3 Jahre.

Dosierung

Einzelmaximaldosis: oral 1,5 g — Tagesmaximaldosis: oral 5 g
Für Säuglinge und Kinder gelten die Angaben der Spalte B (IX, 1.0.).

Tinctura Ratanhiae

Ratanhiatinktur

Aus Ratanhiawurzel im Verhältnis 1:5 gewonnener äthanolischer Auszug.
Gehalt an Gerbstoffen, berechnet als Pyrogallol [$C_6H_6O_3$ (126,1)], 0,30 bis 0,50%.
Gehalt an Äthanol, berechnet als C_2H_5OH, 61,0 bis 67,0 Vol.-%.

Beschreibung

Rötlichschwarze (Betrachtung im Gegenlicht), in dünner Schicht orangerote Flüssigkeit.
Geruch wahrnehmbar.
Geschmack süßlich, brennend und zusammenziehend.

Gehaltsbestimmung

[*a*] *Gerbstoffe:* 5,000 g Substanz werden mit Wasser zu 250,0 ml aufgefüllt. Die Mischung wird durch ein Filterpapier der Sorte h von 12,5 cm Durchmesser filtriert. Die ersten 50 ml Filtrat werden verworfen. Das folgende Filtrat wird, wie unter „Gehaltsbestimmung von Gerbstoffdrogen" (XI, 8.0.) angegeben, behandelt.

Berechnung:

$$\% \text{ Gerbstoffe, berechnet als Pyrogallol} = \frac{3{,}125(E_1 - E_2)}{Ew \cdot E_3}$$

E_1 = Extinktion der Gesamtpolyphenole.
E_2 = Extinktion der mit Hautpulver nicht reagierenden Polyphenole.
E_3 = Extinktion der Vergleichslösung.
Ew = Einwaage der Substanz in Gramm.

[*b*] *Äthanol:* 25,00 ml Substanz werden, wie unter „Bestimmung des Äthanolgehaltes" (VII, 2.0.) angegeben, behandelt.

Aufbewahrung

Vor Licht geschützt.
Höchstens 18 Monate.

Tinctura Strychni

Brechnußtinktur

Aus Brechnuß im Verhältnis 1:10 gewonnener äthanolischer Auszug.
Gehalt an Strychnin 0,12 bis 0,13%.
Gehalt an Äthanol, berechnet als C_2H_5OH, 62,0 bis 67,0 Vol.-%.

Beschreibung

Hellgelbe oder gelbe Flüssigkeit (Betrachtung im Gegenlicht).
Geruch wahrnehmbar.
Geschmack brennend und anhaltend bitter.

Identitätsprüfung

[*a*] Die Prüfung wird, wie unter „Dünnschichtchromatografische Prüfung" (III, 12.0.) angegeben, durchgeführt.
Adsorptionsschicht: Kieselgel G
Aufzutragende Lösung: 9 bis 10 µl Substanz werden als Startband a aufgetragen. Beim Auftragen ist das Trocknen durch einen Heißluftstrom zu beschleunigen.
Aufzutragende Lösung der Testsubstanz: 0,020 g Strychnin-Vergleichssubstanz werden in 10,0 ml Chloroform gelöst. 5,0 µl der Lösung werden als Startband b aufgetragen.
Laufmittel: Chloroform—Azeton—Diäthylamin (50 + 40 + 10)
Trocknung: Die Dünnschichtplatte wird bei 120 °C 40 min getrocknet.
Detektion: Reagenz: Kaliumtetrajodowismutat(III)-RL*
Auswertung: Der R_F-Wert des orangefarbenen Testsubstanzfleckes muß im Bereich von 0,40 bis 0,50 liegen.
Das Chromatogramm zeigt über der Startlinie a einen orangefarbenen Fleck mit dem R_F-Wert des Fleckes der Testsubstanz und einen orangefarbenen Fleck mit einem R_X-Wert im Bereich von 0,80 bis 0,90. Weitere Flecke können vorhanden sein.

Gehaltsbestimmung

[*b*] *Strychnin:* 0,500 g Substanz werden in einem 100-ml-Erlenmeyerkolben nach Zusatz von 2,00 ml Äthanol und 2 Tropfen 1 N Schwefelsäure auf dem Wasserbad erhitzt, bis das Lösungsmittel gerade verdampft ist. Der Rückstand wird auf dem Wasserbad 120 s stehengelassen und anschließend mit 10 Tropfen 1 N Natronlauge sowie 10,0 ml siedendem Wasser versetzt. Die Mischung wird auf dem Wasserbad weitere 5 min erhitzt. Nach dem Erkalten wird die Mischung mit 8 Tropfen Natriumkarbonatlösung (20,0 g/100,0 ml) sowie 20,00 ml Chloroform versetzt und in dem verschlossenen Gefäß 5 min geschüttelt. Nach Zusatz von 0,50 g Tragantpulver wird erneut geschüttelt. Anschließend wird die überstehende Lösung durch wenig Watte filtriert. 10,00 ml des

klaren Filtrates werden in einem 50-ml-Erlenmeyerkolben nach Zusatz von 5,00 ml 0,1 N Salzsäure auf dem Wasserbad erhitzt, bis der Geruch des Chloroforms nicht mehr wahrnehmbar ist. Die Mischung wird nach dem Abkühlen auf 20 °C in einen 50-ml-Meßkolben übergeführt, wobei der Erlenmeyerkolben 3mal mit je 10,0 ml 0,1 N Salzsäure gewaschen wird. Die vereinigten Flüssigkeiten werden mit 0,1 N Salzsäure zu 50,00 ml aufgefüllt. Die Mischung wird durch ein trockenes Filterpapier der Sorte h von 7 cm Durchmesser filtriert. Die ersten 10,0 ml Filtrat werden verworfen. Die Extinktion (III, 5.0.) des Filtrates wird bei 300 nm ± 2 nm im Maximum und bei 262,5 nm gegen 0,1 N Salzsäure gemessen.

Vergleichsprobe I: 0,0195 bis 0,0205 g bei 105 °C bis zur Massekonstanz getrocknete Strychnin-Vergleichssubstanz werden in 0,1 N Salzsäure zu 100,00 ml gelöst. 10,00 ml der Lösung werden mit 0,1 N Salzsäure zu 100,00 ml aufgefüllt. Die Extinktion dieser Lösung wird bei 300 nm ± 2 nm im Maximum und bei 262,5 nm gegen 0,1 N Salzsäure gemessen.

Vergleichsprobe II: 0,0195 bis 0,0205 g bei 105 °C bis zur Massekonstanz getrocknete Bruzin-Vergleichssubstanz werden in 0,1 N Salzsäure zu 100,00 ml gelöst. 10,00 ml der Lösung werden mit 0,1 N Salzsäure zu 100,00 ml aufgefüllt. Die Extinktion dieser Lösung wird bei 300 nm ± 2 nm im Maximum und bei 262,5 nm gegen 0,1 N Salzsäure gemessen.

Berechnung:

$$\% \text{ Strychnin} = \frac{E_1 \cdot E_6 - \frac{(E_2 + E_3)\, E_4}{2}}{2{,}5 \cdot Ew\, (E_2 + E_3)\, (E_6 - E_5)}$$

E_1 = Extinktion des Filtrates bei 262,5 nm.
E_2 = Extinktion der Vergleichsprobe I bei 262,5 nm.
E_3 = Extinktion der Vergleichsprobe II bei 262,5 nm.
E_4 = Extinktion des Filtrates bei 300 nm.
E_5 = Extinktion der Vergleichsprobe I bei 300 nm.
E_6 = Extinktion der Vergleichsprobe II bei 300 nm.
Ew = Einwaage der Substanz in Gramm.

[c] *Äthanol:* 25,00 ml Substanz werden, wie unter „Bestimmung des Äthanolgehaltes" (VII, 2.0.) angegeben, behandelt.

Aufbewahrung

Vorsichtig!
Vor Licht geschützt.
Höchstens 3 Jahre.

Dosierung

Einzelmaximaldosis: oral 1 g | Tagesmaximaldosis: oral 2 g

Tinctura Valerianae

Baldriantinktur

Aus Baldrian im Verhältnis 1:5 gewonnener Auszug.
Gehalt an Äthanol, berechnet als C_2H_5OH, 62,0 bis 67,0 Vol.-%.

Beschreibung

Braune Flüssigkeit (Betrachtung im Gegenlicht).
Geruch charakteristisch.
Geschmack charakteristisch.

Gehaltsbestimmung

[*a*] 25,00 ml Substanz werden, wie unter „Bestimmung des Äthanolgehaltes" (VII, 2.0.) angegeben, behandelt.

Aufbewahrung

Vor Licht geschützt.

Tinctura Veratri

Nieswurztinktur

Aus weißer Nieswurz im Verhältnis 1:10 gewonnener äthanolischer Auszug.
Gehalt an Alkaloiden, berechnet als Protoveratrin A [$C_{41}H_{63}O_{14}N$ (794,0)] 0,09 bis 0,11%.
Gehalt an Äthanol, berechnet als C_2H_5OH, 62,0 bis 67,0 Vol.-%.

Beschreibung

Gelbbraune Flüssigkeit (Betrachtung im Gegenlicht).
Geruch wahrnehmbar.

Identitätsprüfung

[*a*] Die Prüfung wird, wie unter „Dünnschichtchromatografische Prüfung" (III, 12.0.) angegeben, durchgeführt.

Adsorptionsschicht: Kieselgel G. Die Glasplatte wird mit der doppelten Menge der Adsorbenssuspension beschichtet.

Aufzutragende Lösung: 18 bis 20 µl Substanz werden als Startband a aufgetragen.

Aufzutragende Lösung der Testsubstanz: 0,0050 g Rutosid-Vergleichssubstanz werden in 20,0 ml Methanol gelöst. 9 bis 10 µl der Lösung werden als Startband b aufgetragen.

Beim Auftragen ist das Trocknen durch einen Heißluftstrom zu beschleunigen.

Laufmittel: Äthylazetat—Ameisensäure—Wasser (60 + 20 + 20)

Trocknung: Die Dünnschichtplatte wird in einem Heißluftstrom getrocknet.

Detektion: Reagenz: 9 N Kalilauge

Die Dünnschichtplatte wird im ultravioletten Licht betrachtet, anschließend mit dem Reagenz besprüht und im Tageslicht sowie im ultravioletten Licht betrachtet.

Auswertung: Der R_F-Wert des nach dem Besprühen mit dem Reagenz im Tageslicht gelben Testsubstanzfleckes muß im Bereich von 0,50 bis 0,60 liegen.

Das Chromatogramm zeigt über der Startlinie a einen im ultravioletten Licht violettblau fluoreszierenden Fleck mit einem R_X-Wert im Bereich von 0,80 bis 0,90, der nach dem Besprühen mit dem Reagenz hellblau oder hellgrünlichblau fluoresziert. Weitere Flecke sind vorhanden.

Gehaltsbestimmung

[*b*] *Alkaloide:* 3,000 g Substanz werden in einem gewogenen 100-ml-Erlenmeyerkolben auf dem Wasserbad unter Einleiten von Luft auf 1,0 g eingedampft. Der Rückstand wird mit 40,00 g Äther und 0,50 g konzentrierter Ammoniaklösung versetzt. Die

Mischung wird in dem verschlossenen Gefäß 20 min stehengelassen und innerhalb dieser Zeit häufig und kräftig geschüttelt. Danach wird mit Äther auf die ursprüngliche Masse ergänzt und die Mischung durch ein Filterpapier der Sorte h von 9 cm Durchmesser filtriert, wobei der Trichter mit einem Uhrglas zu bedecken ist.

10,00 g des Filtrates werden in einem Scheidetrichter 5mal mit je 5,0 ml 0,1 N Salzsäure jeweils 120 s ausgeschüttelt. Die vereinigten salzsauren Auszüge werden in einem Scheidetrichter nach Zusatz von 3,00 ml 6 N Ammoniaklösung 4mal mit je 10,0 ml Chloroform jeweils 120 s ausgeschüttelt.

Die Chloroformauszüge werden durch ein Filterpapier der Sorte h von 9 cm Durchmesser in einen 100-ml-Erlenmeyerkolben filtriert, wobei der Trichter mit einem Uhrglas zu bedecken ist. Das Filterpapier wird 2mal mit je 5,0 ml Chloroform gewaschen. Die vereinigten Filtrate werden im Wasserbad auf 0,5 bis 1 ml eingedampft. Der Rest des Lösungsmittels wird durch Einblasen von Luft entfernt. Der Erlenmeyerkolben mit dem Rückstand wird nach dem Erkalten auf 0,1 g genau gewogen. Der Rückstand wird mit 5,0 ml Äther sowie 10,0 ml Zitronensäure-Phosphat-Puffer Nr. 2 versetzt und die Mischung im Wasserbad erhitzt, bis der Äther verdunstet ist. Nach dem Abkühlen auf 20 °C wird diese Mischung mit Wasser zu 10,00 g ergänzt und durch ein Filterpapier der Sorte h von 7 cm Durchmesser filtriert.

5,00 ml des Filtrates werden in einem Scheidetrichter mit 5,00 ml Zitronensäure-Phosphat-Puffer Nr. 2 sowie 2,00 ml Bromkresolgrün-RL versetzt und anschließend 5mal mit je 10,0 ml Chloroform jeweils 60 s geschüttelt. Die Chloroformauszüge werden durch Watte filtriert und durch eine Adsorptionssäule aus 1,0 g Aluminiumoxid „neutral“ Aktivität I, die einen Durchmesser von 15 bis 16 mm hat, gegeben. Danach wird 3 min Luft durch die Säule gesaugt. Anschließend wird nacheinander mit 5,0 ml Methanol, 3mal mit je 5,0 ml Wasser und mit 5,0 ml 0,1 N Natronlauge eluiert. Die Säule wird mit Wasser gewaschen, bis das Eluat keine blaue Färbung mehr zeigt. Das Eluat wird mit Wasser zu 50,00 ml aufgefüllt und durch ein Filterpapier der Sorte m von 9 cm Durchmesser filtriert. Die Extinktion (III, 5.0.) des Filtrates wird bei 620 nm $\pm$ 2 nm im Maximum gegen die nachstehend beschriebene Blindprobe gemessen.

Blindprobe: 10,00 ml Zitronensäure-Phosphat-Puffer Nr. 2 werden in einem Scheidetrichter mit 2,00 ml Bromkresolgrün-RL versetzt und, wie vorstehend angegeben, weiterbehandelt.

Vergleichsprobe: 0,0200 g Protoveratrin-A-Vergleichssubstanz werden in Chloroform zu 500,0 ml gelöst. 10,00 ml der Lösung werden in einem Scheidetrichter mit 10,00 ml Zitronensäure-Phosphat-Puffer Nr. 2 sowie 2,00 ml Bromkresolgrün-RL versetzt und 60 s geschüttelt. Die Chloroformschicht wird abgetrennt und durch Watte filtriert. Die wäßrige Lösung wird 4mal mit je 10,0 ml Chloroform jeweils 60 s ausgeschüttelt. Die Chloroformauszüge werden durch die bereits benutzte Watte filtriert. Die vereinigten Filtrate werden, wie vorstehend angegeben, weiterbehandelt.

Berechnung:

$$\text{\% Alkaloide, berechnet als Protoveratrin A} = \frac{16 \cdot E_1 \cdot Ew_2}{E_2 \cdot Ew_1}$$

E_1 = Extinktion des Filtrates.
E_2 = Extinktion der Vergleichsprobe.
Ew_1 = Einwaage der Substanz in Gramm.
Ew_2 = Einwaage der Protoveratrin-A-Vergleichssubstanz in Gramm.

[c] *Äthanol:* 25,00 ml Substanz werden, wie unter „Bestimmung des Äthanolgehaltes" (VII, 2.0.) angegeben, behandelt.

Aufbewahrung

Vor Licht geschützt.
Höchstens 3 Jahre.
Die Substanz ist nur für veterinärmedizinische Zwecke bestimmt.

Titanium dioxydatum

Titan(IV)-oxid

TiO_2 (79,90)

Beschreibung

Weißes oder schwach gelbliches Pulver.
Geruch nicht wahrnehmbar.
Geschmack nicht wahrnehmbar.

Löslichkeit: Wasser . . . . fast unlöslich

Prüflösung: 1,000 g Substanz wird mit 0,100 g Ammoniumchlorid und 20,0 ml 1 N Salzsäure versetzt. Die Mischung wird unter Rückflußkühlung 30 min im Sieden gehalten und mit 20,0 ml Wasser versetzt. Diese Mischung wird auf 10 °C abgekühlt, bis zum Absetzen der ungelösten Bestandteile stehengelassen und die überstehende Flüssigkeit durch ein Filterpapier der Sorte h filtriert. Das klare Filtrat wird als Prüflösung verwendet.

Identitätsprüfung

[*a*] 0,50 g Substanz werden in einem Porzellantiegel nach Zusatz von 5,0 g Kaliumhydrogensulfat erhitzt, bis eine klare Schmelze entstanden ist. Nach dem Erkalten wird der Rückstand in 20,0 ml heißer 3 N Schwefelsäure suspendiert. Die Suspension wird nach dem Abkühlen auf 10 °C filtriert. 3,0 ml des Filtrates geben nach Zusatz von 7,0 ml 3 N Ammoniaklösung einen weißen, gallertartigen Niederschlag.
Der Rest des Filtrates ist für die Prüfung nach [*b*] aufzubewahren.

[*b*] 5,0 ml des Filtrates von [*a*] zeigen nach Zusatz von 3 Tropfen verdünnter Wasserstoffperoxidlösung eine gelbe oder gelborange Färbung, die nach Zusatz von 10 Tropfen verdünnter Wasserstoffperoxidlösung in eine orangerote oder rote übergeht.

Reinheitsprüfung

[*c*] *Wasserlösliche Verunreinigungen:* 2,000 g Substanz werden mit 50,0 ml Wasser versetzt. Die Mischung wird unter Verwendung eines Magnetrührwerkes 60 min gerührt und anschließend filtriert. Die ersten 5,0 ml Filtrat werden verworfen. 25,0 ml des klaren Filtrates werden, wie unter ,,Bestimmung des Verdampfungsrückstandes" (VI, 20.0.) angegeben, behandelt und der Rückstand bei 105 °C 3 h getrocknet. Es dürfen höchstens 0,0040 g Rückstand verbleiben.

[*d*] *Reaktion:* 1,600 g Substanz werden mit 20,0 ml Wasser versetzt und 120 s geschüttelt. Die Mischung muß einen pH-Wert (III, 7.0.) im Bereich von 3,5 bis 5,0 zeigen.

[*e*] *Arsen-Ionen* (VI, 5.0.): 0,100 g Substanz wird nach Zusatz von 30,0 ml Wasser, wie unter „Prüfung auf Arsen-Ionen" angegeben, behandelt. Das Quecksilberbromidpapier darf keine stärkere Färbung als das der Vergleichsprobe zeigen (höchstens 0,001% $As^{3\oplus}/As^{5\oplus}$).

[*f*] *Eisen-Ionen* (VI, 8.0.): 0,400 ml Prüflösung dürfen nach Zusatz von 9,6 ml Wasser bei der „Prüfung auf Eisen-Ionen" keine stärkere Färbung als die Vergleichsprobe zeigen (höchstens 0,1% $Fe^{2\oplus}/Fe^{3\oplus}$).

[*g*] *Schwermetall-Ionen* (VI, 15.0.): 10,0 ml Prüflösung dürfen bei der „Prüfung auf Schwermetall-Ionen" nach Methode II keine stärkere Färbung und gegebenenfalls keine stärkere Trübung als die Vergleichsprobe zeigen (höchstens 0,004%, berechnet als $Pb^{2\oplus}$).

[*h*] *Glührückstand* (VI, 17.0.): 1,0000 g Substanz wird, wie unter „Bestimmung des Glührückstandes" angegeben, behandelt. Die Substanz muß mindestens 98,0% Rückstand hinterlassen.

[*i*] *Trocknungsverlust* (VI, 19.0.): 0,5000 g Substanz werden, wie unter „Bestimmung des Trocknungsverlustes" angegeben, behandelt und bei 105 °C 3 h getrocknet. Die Substanz darf höchstens 0,40% Masse verlieren.

Aufbewahrung

Höchstens 10 Jahre.

α-Tocopherolum aceticum

α-Tokopherolazetat

DL-2.5.7.8-Tetramethyl-2-[4.8.12-trimethyltridezyl]-6-azetoxychroman

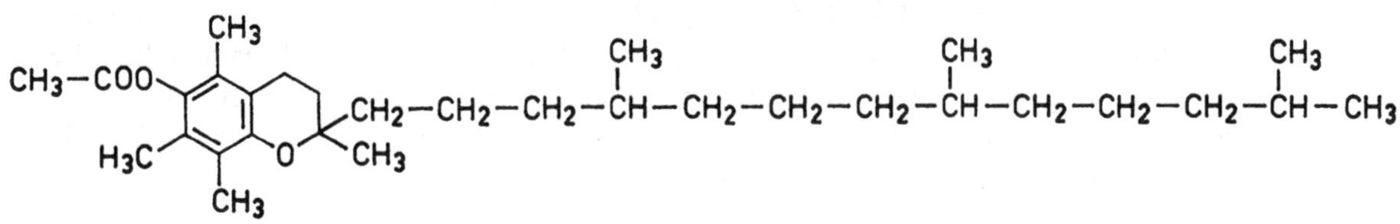

$C_{31}H_{52}O_3$ (472,8)

Gehalt 97,0 bis 102,0% α-Tokopherolazetat.

Beschreibung

Klare, gelbliche, zähe Flüssigkeit.
Geruch höchstens schwach wahrnehmbar.
Geschmack höchstens schwach wahrnehmbar.

Löslichkeit: Wasser . . . . fast unlöslich
Äthanol. . . . . löslich
Erdnußöl . . . . mischbar

Prüflösung: 0,250 g Substanz werden in wasserfreiem Äthanol zu 20,0 ml gelöst.

Identitätsprüfung

[a] *Brechungsindex* (III, 1.0.): 1,495 bis 1,499

[b] *Lichtabsorption* (III, 5.0.): 0,1000 bis 0,1200 g Substanz werden in wasserfreiem Äthanol zu 50,00 ml gelöst. 2,00 ml der Lösung werden mit wasserfreiem Äthanol zu 50,00 ml aufgefüllt.
Extinktion: 0,336 bis 0,376 bei 285 nm ± 1 nm im Maximum, bezogen auf eine Einwaage von 0,1 g Substanz.

[c] Die Lösung von [d] wird vorsichtig mit 2,00 ml konzentrierter Salpetersäure versetzt und in einem Wasserbad von 65 bis 75 °C 20 min erwärmt. Die Mischung zeigt eine rote Färbung.

Reinheitsprüfung

[d] *Unlösliche Verunreinigungen, Farbe* (VI, 2.0./3.0.): 8,0 ml Prüflösung müssen nach Zusatz von 2,0 ml wasserfreiem Äthanol klar und dürfen nicht stärker gefärbt sein als 5,0 ml Farb-VL Ge 2.
Die Lösung ist für die Prüfung nach [c] aufzubewahren.

[*e*] *Tokopherol:* 4,0 ml Prüflösung müssen nach Zusatz von 1 Tropfen Diphenylamin-Schwefelsäure-RL und 10 Tropfen 0,01 N Zer(IV)-sulfatlösung sofort eine dunkle blauviolette Färbung zeigen.

Gehaltsbestimmung

[*f*] 0,0500 g Substanz werden in einem 50-ml-Rundkolben in 15,0 ml wasserfreiem Äthanol gelöst. Die Lösung wird mit 10,0 ml der Mischung aus 22,0 ml wasserfreiem Äthanol und 3,0 ml konzentrierter Schwefelsäure versetzt. Diese Lösung wird auf dem Wasserbad unter Rückflußkühlung 120 min im Sieden gehalten, danach auf 20 °C abgekühlt, in einen 50-ml-Meßkolben übergeführt und mit wasserfreiem Äthanol zu 50,00 ml aufgefüllt. 20,00 ml der Lösung werden nach Zusatz von 2 Tropfen Diphenylamin-Schwefelsäure-RL mit 0,01 N Zer(IV)-sulfatlösung bis zur 10 s währenden Blauviolettfärbung titriert (Feinbürette).
Unter den gleichen Bedingungen ist ein Blindversuch durchzuführen.

1 ml 0,01 N Zer(IV)-sulfatlösung ist 2,364 mg α-Tokopherolazetat äquivalent.

Aufbewahrung

In sehr gut verschlossenen Gefäßen.
Vor Licht geschützt.
Kühl.

Tolazolinum hydrochloricum

Tolazolinhydrochlorid

Tolazolini hydrochloridum

2-Benzylimidazolin-(2)-hydrochlorid

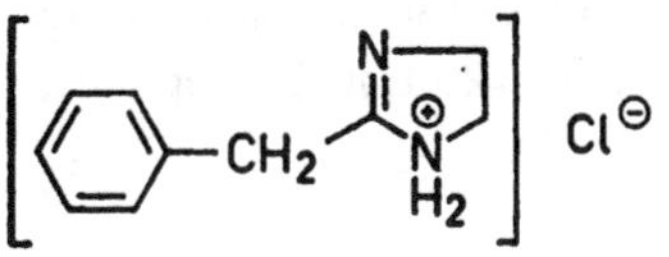

$(C_{10}H_{12}N_2)HCl$ (196,7)

Gehalt 99,0 bis 101,0% Tolazolinhydrochlorid, berechnet auf die bei 105 °C getrocknete Substanz.

Beschreibung

Weißes oder nahezu weißes, kristallines oder mikrokristallines Pulver.
Geruch wahrnehmbar.
Geschmack brennend und bitter.

Löslichkeit: Wasser . . . . sehr leicht löslich
Äthanol . . . . leicht löslich

Prüflösung: 0,500 g Substanz werden in kohlendioxidfreiem Wasser zu 50,0 ml gelöst.

Identitätsprüfung

[a] *Schmelzbereich* (III, 8.0.): 171 bis 176 °C

[b] 0,003 bis 0,004 g Substanz werden mit 1,00 ml der unmittelbar vor der Verwendung bereiteten Mischung aus 2 Tropfen Formaldehydlösung und 3,0 ml konzentrierter Schwefelsäure versetzt. Es entsteht eine farblose oder nahezu farblose Lösung. Innerhalb 5 min zeigt die Lösung eine orange Färbung.

[c] 1,0 ml Prüflösung gibt nach Zusatz von 4,0 ml Wasser, 5 Tropfen 5 N Salpetersäure und 1,0 ml 0,1 N Silbernitratlösung einen weißen Niederschlag, der sich nach Zusatz von 2,0 ml 6 N Ammoniaklösung löst.

Reinheitsprüfung

[d] *Unlösliche Verunreinigungen, Farbe* (VI, 2.0./3.0.): 10,0 ml Prüflösung müssen klar und farblos sein.

[e] *Reaktion:* Die Prüflösung muß einen pH-Wert (III, 7.0.) im Bereich von 5,0 bis 6,0 zeigen.

[*f*] *Schwermetall-Ionen* (VI, 15.0.): 10,0 ml Prüflösung dürfen bei der „Prüfung auf Schwermetall-Ionen" nach Methode I keine stärkere Färbung und gegebenenfalls keine stärkere Trübung als die Blindprobe zeigen.

[*g*] *Primäre Amine:* 2,00 ml Prüflösung werden mit 2,00 ml Dimethylaminobenzaldehyd-RL versetzt. Die Lösung darf nach 10 min keine stärkere Färbung als 5,0 ml Farb-VL Gr 4 (VI, 3.0.) zeigen.

[*h*] *Sulfatasche* (VI, 18.0.): 1,000 g Substanz wird, wie unter „Bestimmung der Sulfatasche" angegeben, behandelt. Die Substanz darf höchstens 0,10% Rückstand hinterlassen.

[*i*] *Trocknungsverlust* (VI, 19.0.): 0,4000 g Substanz werden, wie unter „Bestimmung des Trocknungsverlustes" angegeben, behandelt und bei 105 °C 120 min getrocknet. Die Substanz darf höchstens 0,50% Masse verlieren.

Gehaltsbestimmung

[*j*] 0,1500 g Substanz werden in 10,0 ml wasserfreier Essigsäure gelöst. Nach Zusatz von 10,0 ml Quecksilber(II)-azetat-RL und 3 Tropfen Kristallviolett-I wird die Lösung mit 0,1 N Perchlorsäure bis zum Farbumschlag nach Blau titriert (Feinbürette).

1 ml 0,1 N Perchlorsäure ist 19,67 mg Tolazolinhydrochlorid äquivalent.
Der Gehalt wird auf die bei 105 °C getrocknete Substanz berechnet.

Aufbewahrung

Vorsichtig!
Vor Licht geschützt.

Dosierung

Einzelmaximaldosis:		Tagesmaximaldosis:	
oral	0,05 g	oral	0,25 g
im.	0,03 g	im.	0,15 g
iv.	0,02 g	iv.	0,1 g
sk.	0,03 g	sk.	0,15 g

Maximalkonzentration: 10% zur Anwendung am Auge

Tolbutamidum

Tolbutamid

Tolbutamidum

N-[4-Methylbenzolsulfonyl]-N'-butylharnstoff

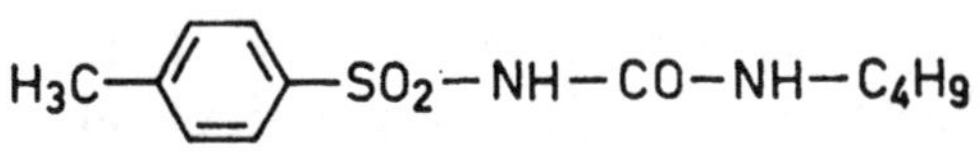

$C_{12}H_{18}N_2O_3S$ (270,4)

Gehalt 98,5 bis 100,6% Tolbutamid, berechnet auf die bei 105 °C getrocknete Substanz.

Beschreibung

Farblose Kristalle oder weißes oder nahezu weißes, kristallines Pulver.
Geruch nicht wahrnehmbar.
Geschmack schwach bitter.

Löslichkeit: Wasser . . . . fast unlöslich
Äthanol . . . . löslich

Prüflösung: 1,500 g Substanz werden in 12,0 ml 1 N Kalilauge gelöst. Die Lösung wird mit Wasser zu 30,0 ml aufgefüllt.

Identitätsprüfung

[*a*] *Schmelzbereich* (III, 8.0.): 124 bis 130 °C

[*b*] Die Prüfung wird, wie unter „Dünnschichtchromatografische Prüfung" (III, 12.0.) angegeben, durchgeführt.

Adsorptionsschicht: Kieselgel GF_{254}

Aufzutragende Lösung: 0,250 g Substanz werden in 10,0 ml Azeton gelöst. 20,0 µl der Lösung werden als Startfleck a und 2,0 µl als Startfleck b aufgetragen.

Aufzutragende Lösung der Testsubstanz: 0,025 g Glibenklamid-Vergleichssubstanz werden in 10,0 ml Azeton gelöst. 10,0 µl der Lösung werden als Startfleck c aufgetragen.

Laufmittel: Chloroform—Essigsäure (90 + 10)

Trocknung: Die Dünnschichtplatte wird an der Luft aufbewahrt, bis das Laufmittel verdunstet ist.

Detektion: Die Dünnschichtplatte wird im ultravioletten Licht der Wellenlänge von 254 nm betrachtet.

3046/I
2. AB – DDR/768/75

Auswertung: Der R_F-Wert des dunklen Testsubstanzfleckes muß im Bereich von 0,55 bis 0,75 liegen.

Das Chromatogramm zeigt über dem Startpunkt b einen dunklen Fleck mit einem R_X-Wert im Bereich von 1,05 bis 1,30.

Das Chromatogramm ist für die Prüfung nach [*g*] aufzubewahren.

Reinheitsprüfung

[*c*] *Unlösliche Verunreinigungen, Farbe* (VI, 2.0./3.0.): 5,0 ml Prüflösung dürfen nicht stärker getrübt sein als 5,0 ml der unter „Prüfung auf Sulfat-Ionen" (VI, 16.0.) angegebenen Vergleichsprobe und dürfen nicht stärker gefärbt sein als 5,0 ml Farb-VL Ge 2.

[*d*] *Schwermetall-Ionen:* 10,0 ml Prüflösung werden mit 3,0 ml Essigsäure versetzt. Die Gefäßwand wird gegebenenfalls mit einem Glasstab gerieben, bis sich Kristalle abscheiden. Nach 5 min wird die Mischung durch einen Glasfiltertiegel G 3 filtriert. Das unter Waschen des Rückstandes mit Wasser zu 13,0 ml aufgefüllte Filtrat wird zu 2,0 ml Schwefelwasserstoff-RL gegeben und geschüttelt. Die Lösung darf nach 10 min keine stärkere Färbung und gegebenenfalls keine stärkere Trübung als die nachstehend beschriebene Vergleichsprobe zeigen (höchstens 0,002%, berechnet als $Pb^{2\oplus}$).

Vergleichsprobe: 0,100 ml konzentrierte Blei-VL (VI, 15.0.) wird mit 6,0 ml Wasser, 3,0 ml Essigsäure und 4,0 ml 1 N Kalilauge versetzt. Die Lösung wird zu 2,0 ml Schwefelwasserstoff-RL gegeben und geschüttelt.

[*e*] *Chlorid-Ionen* (VI, 7.0.): 7,5 ml Prüflösung werden mit 20,0 ml Wasser und 4,00 ml 2 N Salpetersäure versetzt. Die Gefäßwand wird gegebenenfalls mit einem Glasstab gerieben, bis sich Kristalle abscheiden. Nach 5 min wird die Mischung filtriert. 4,00 ml des Filtrates dürfen nach Zusatz von 6,0 ml Wasser bei der „Prüfung auf Chlorid-Ionen" keine stärkere Trübung als die Vergleichsprobe zeigen (höchstens 0,02% $Cl^{\ominus}$).

Der Rest des Filtrates ist für die Prüfung nach [*f*] aufzubewahren.

[*f*] *Sulfat-Ionen* (VI, 16.0.): 10,0 ml des Filtrates von [*e*] dürfen bei der „Prüfung auf Sulfat-Ionen" keine stärkere Trübung als die Vergleichsprobe zeigen (höchstens 0,04% $SO_4^{2\ominus}$).

[*g*] 4-*Methylbenzolsulfonamid*, 4-*Methylbenzolsulfonylharnstoff:* Das Chromatogramm von [*b*] darf über dem Startpunkt a außer dem genannten dunklen Fleck keinen weiteren Fleck zeigen.

[*h*] *Sulfatasche* (VI, 18.0.): 1,000 g Substanz wird, wie unter „Bestimmung der Sulfatasche" angegeben, behandelt. Die Substanz darf höchstens 0,10% Rückstand hinterlassen.

[*i*] *Trocknungsverlust* (VI, 19.0.): 0,5000 g Substanz werden, wie unter „Bestimmung des Trocknungsverlustes" angegeben, behandelt und bei 105 °C 3 h getrocknet. Die Substanz darf höchstens 0,50% Masse verlieren.

Gehaltsbestimmung

[j] 0,5000 g Substanz werden in 30,0 ml Äthanol gelöst. Nach Zusatz von 3 Tropfen Phenolphthalein-I wird die Lösung mit 0,1 N Kalilauge bis zur Rosafärbung titriert.

1 ml 0,1 N Kalilauge ist 27,04 mg Tolbutamid äquivalent.
Der Gehalt wird auf die bei 105 °C getrocknete Substanz berechnet.

Aufbewahrung

Vorsichtig!

Dosierung

Einzelmaximaldosis: oral 2 g Tagesmaximaldosis: oral 4 g

Tollwut-Impfstoff

Aufschwemmung von mit Virus fixe infizierten Schafen gewonnener Hirnsubstanz, die mit Äther vorbehandelt, in Glyzerol abgelagert, inaktiviert und homogenisiert wurde.
Der Impfstoff dient der postexpositionellen aktiven Immunisierung tollwutgefährdeter Menschen.
Die Wirksamkeit der Substanz darf nicht weniger als 50% der Wirksamkeit des Tollwut-Impfstoff-Standards betragen.
Die Substanz muß 5,0 bis 7,5 mg Phenol je Milliliter enthalten.
Die Substanz ist unmittelbar vor jeder Prüfung und Entnahme mindestens 60 s zu schütteln.

Beschreibung

Weißgraue, gleichmäßige Suspension ohne makroskopisch erkennbare, gröbere Teilchen. Geruch nach Phenol.

Reinheitsprüfung

[*a*] *Reaktion:* Die Substanz muß einen pH-Wert (III, 7.0.) im Bereich von 5,7 bis 7,0 zeigen.

Biologische Wertbestimmung

[*b*] Die Bestimmung beruht auf der Wirkung des Impfstoffes, Mäuse gegen eine durch Virus fixe hervorgerufene Erkrankung zu immunisieren. Es wird die Anzahl der nach einer Infektion gestorbenen und die der unter typischen Tollwutsymptomen erkrankten Tiere festgestellt.

Versuchstiere

Die Wertbestimmung ist an gesunden, 14 bis 16 g schweren, 4 bis 6 Wochen alten männlichen oder weiblichen Mäusen vorzunehmen. Die Tiere werden 8 d vor dem Versuch und während des Versuches unter gleichen Bedingungen gehalten und erhalten Futter gleichbleibender Zusammensetzung.

Ausführung

Der Tollwut-Impfstoff-Standard und die Substanz werden mit isotonischer Natriumchlorid-Injektionslösung verdünnt. Die Standardsuspensionen S_{I}, S_{II} bzw. S_{III} werden so hergestellt, daß sie je 0,500 ml 0,010, 0,050 bzw. 0,250 ml Tollwut-Impfstoff-Standard enthalten. Die Substanz wird so verdünnt, daß die Prüfsuspensionen P_{I}, P_{II} und P_{III} je 0,500 ml, 0,010 ml, 0,050 ml bzw. 0,250 ml Substanz enthalten.

Die Mäuse werden zufallsmäßig in 7 Gruppen zu je 25 Tieren aufgeteilt. Jeweils allen Mäusen einer Gruppe werden am 1. und am 8. Versuchstage 0,50 ml der Standardsuspensionen S_{I}, S_{II} oder S_{III} bzw. der Prüfsuspensionen P_{I}, P_{II} oder P_{III} intraperitoneal injiziert. Die 7. Gruppe ist die Kontrollgruppe und erhält keine Injektionen.
14 d nach der ersten Injektion werden den Mäusen aller Gruppen jeweils 0,030 ml der Suspension von Tollwuttestvirus intrazerebral injiziert. Zur Herstellung der Suspension wird Tollwuttestvirus mit der Mischung aus 98 Volumenteilen nach Verfahren a_1) (XV, 1.0.) sterilisiertem Wasser und 2 Volumenteilen unter aseptischen Bedingungen gewonnenem Kälberserum, das vor der Verwendung bei 56 °C ± 1 °C 30 min aufbewahrt wird, so verdünnt, daß die Suspension in 0,030 ml nicht weniger als 10 und nicht mehr als 100 ID_{50} enthält. Die Bestimmung der ID_{50} wird, wie unter „Ermittlung der ED_{50} (Methode nach SPEARMAN und KÄRBER)“ (X, 8.0.) angegeben, durchgeführt. Dabei werden als Versuchstiere 14 bis 16 g schwere, 4 bis 6 Wochen alte männliche oder weibliche Mäuse verwendet. Jeweils allen Mäusen einer Gruppe werden 0,030 ml einer der mit der vorstehend angegebenen Kälberserum-Wasser-Mischung nach der geometrischen Reihe 10^n hergestellten Virussuspensionen intrazerebral injiziert. Die Auswertung erfolgt nach der Beobachtungszeit von 14 d.

Auswertung

Die nach der Infektion gestorbenen und die unter typischen Tollwutsymptomen erkrankten Mäuse aller Gruppen werden festgestellt. Die Auswertung erfolgt nach dem unter „Statistische Auswertung biologischer Prüfungen“ (X, 8.0.) angegebenen (3 + 3)-Dosen-Verfahren der Probitanalyse.
Das Ergebnis der Wertbestimmung muß bei einer Irrtumswahrscheinlichkeit von $\alpha = 0{,}33$ innerhalb der Vertrauensgrenzen von mindestens 50% und höchstens 200% liegen.

Gehaltsbestimmung

[c] *Phenol:* 5,00 ml Substanz werden, wie unter „Bestimmung von Phenol in Antitoxinen“ (XVI, 3.0.) angegeben, behandelt.

Sonstige Prüfungen

[d] *Sterilität* (X, 4.0.)*:* Die Substanz muß den unter „Prüfung auf Sterilität“ angegebenen Forderungen entsprechen. Zur Prüfung werden die Kulturmedien 2, 3, 4 und 5 (X, 7.0.) verwendet. Das feste Kulturmedium sowie je 10,0 ml der flüssigen Kulturmedien werden mit 0,10 ml Substanz beimpft.

[e] *Verträglichkeit:* I. Die Prüfung ist an 5 gesunden, 18 bis 22 g schweren Mäusen und an 5 gesunden, 300 bis 400 g schweren Meerschweinchen vorzunehmen. Jeder Maus

werden 0,50 ml Substanz oberhalb des Schwanzansatzes subkutan injiziert. Jedem Meerschweinchen werden 2,00 ml Substanz an der seitlichen Brustwand subkutan injiziert.
Die Substanz ist als verträglich anzusehen, wenn die Tiere innerhalb 21 d weder örtliche oder allgemeine Unverträglichkeitserscheinungen zeigen noch sterben.
II. Die Prüfung ist an 5 gesunden, 18 bis 22 g schweren Mäusen und an 5 gesunden, 2000 bis 2500 g schweren Kaninchen vorzunehmen.
Jeder Maus werden 0,030 ml und jedem Kaninchen 0,200 ml der Verdünnung von 1,00 ml Substanz mit 2,00 ml isotonischer Natriumchlorid-Injektionslösung intrazerebral injiziert.
Die Substanz ist als verträglich anzusehen, wenn die Mäuse innerhalb 14 d und die Kaninchen innerhalb 21 d weder Tollwutsymptome zeigen noch sterben.

Aufbewahrung

In Ampullen.
Vor Licht geschützt.
Sehr kühl.
Höchstens ein Jahr.
Die Substanz ist klinisch an mindestens 10 Probanden auf Verträglichkeit in dazu bestimmten Einrichtungen zu prüfen.

Tosylchloramidum Natrium

Tosylchloramid-Natrium

Tosylchloramidum Natricum

Natriumsalz des N-Chlor-4-methylbenzolsulfonamids

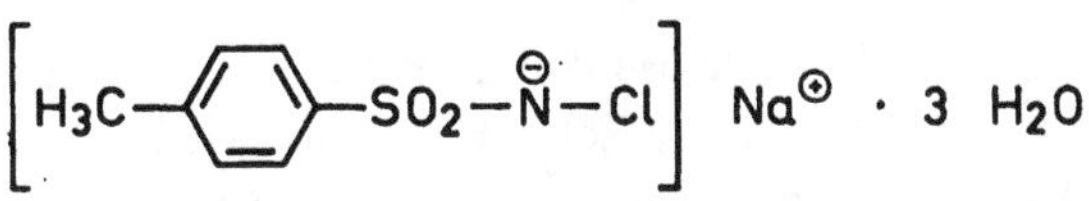

$C_7H_7ClNNaO_2S \cdot 3\,H_2O$ (281,7)

Gehalt 97,0 bis 103,0% Tosylchloramid-Natrium.

Beschreibung

Weißes, kristallines Pulver.
Geruch nach Chlor.

Löslichkeit: Wasser . . . . leicht löslich
Äthanol . . . . mäßig löslich

Prüflösung: 1,000 g Substanz wird in Wasser zu 20,0 ml gelöst.
Die Prüflösung ist innerhalb 60 min zu verwenden.

Identitätsprüfung

[*a*] 0,30 g Substanz werden in einem Porzellantiegel 20 min geglüht. Der mit konzentrierter Salzsäure befeuchtete Rückstand färbt beim Erhitzen am Platindraht die nichtleuchtende Flamme kräftig und anhaltend gelb.
Der Rest des mit konzentrierter Salzsäure befeuchteten Rückstandes ist für die Prüfung nach [*c*] aufzubewahren.

[*b*] 2,0 ml Prüflösung zeigen nach Zusatz von 1,0 ml frisch bereiteter Kaliumjodidlösung (10,0 g/100,0 ml) eine rotbraune Färbung.

[*c*] Der Rest des mit konzentrierter Salzsäure befeuchteten Rückstandes von [*a*] wird in 3,0 ml Wasser gelöst. Die gegebenenfalls filtrierte Lösung gibt nach Zusatz von 10 Tropfen Bariumchloridlösung (5,0 g/100,0 ml) einen weißen, kristallinen Niederschlag.

Reinheitsprüfung

[*d*] *Unlösliche Verunreinigungen, Farbe* (VI, 2.0./3.0.): 10,0 ml Prüflösung dürfen nicht stärker getrübt sein als die unter „Prüfung auf Sulfat-Ionen“ (VI, 16.0.) angegebene Vergleichsprobe.
5,0 ml Prüflösung dürfen nicht stärker gefärbt sein als 5,0 ml Farb-VL B 1.
Die Prüflösung ist für die Prüfung nach [*f*] aufzubewahren.

[e] *Natriumchlorid:* 1,000 g Substanz wird nach Zusatz von 15,0 ml wasserfreiem Äthanol 5 min geschüttelt. Die Mischung wird durch einen bei 105 °C bis zur Massekonstanz getrockneten Glasfiltertiegel G 4 filtriert. Der Rückstand wird 2mal mit je 5,0 ml wasserfreiem Äthanol gewaschen und bei 105 °C 120 min getrocknet. Die Substanz darf höchstens 1,5% Rückstand hinterlassen.

[f] *Oxydierende Verunreinigungen:* 10,0 ml Prüflösung werden mit 0,50 ml Kaliumbromidlösung (20,0 g/100,0 ml) versetzt. Die Lösung darf nach 60 s keine stärkere Färbung als 5,0 ml Farb-VL Gr 3 (VI, 3.0.) zeigen.

Gehaltsbestimmung

[g] 0,3000 g Substanz werden in 25,0 ml Wasser gelöst. Die Lösung wird mit 1,00 g Kaliumjodid und 5,0 ml 3 N Salzsäure versetzt. Das ausgeschiedene Jod wird mit 0,1 N Natriumthiosulfatlösung titriert. Sobald die Lösung nur noch schwach gelb gefärbt ist, werden 2,0 ml Stärke-I hinzugefügt.

1 ml 0,1 N Natriumthiosulfatlösung ist 14,08 mg Tosylchloramid-Natrium äquivalent.

Aufbewahrung

Vor Licht geschützt.

Tosylchloramidum Natrium crudum

Rohes Tosylchloramid-Natrium

Tosylchloramidum Natricum

Natriumsalz des N-Chlor-4-methylbenzolsulfonamids

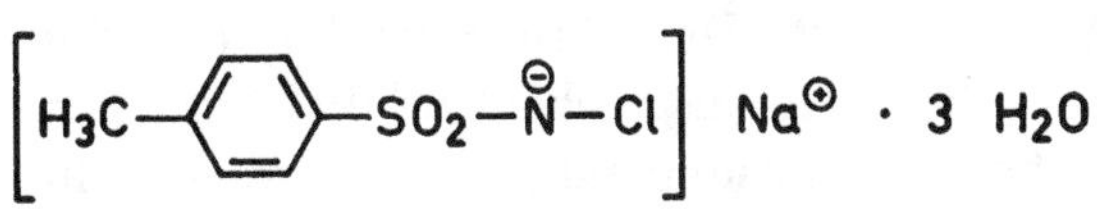

$C_7H_7ClNNaO_2S \cdot 3\,H_2O$ (281,7)

Gehalt 95,5 bis 104,0% Tosylchloramid-Natrium.

Beschreibung

Weißes oder bräunlichgelbes, kristallines Pulver.
Geruch nach Chlor.

Löslichkeit: Wasser . . . . leicht löslich
Äthanol . . . . mäßig löslich

Prüflösung: 0,500 g Substanz werden in Wasser zu 10,0 ml gelöst.

Identitätsprüfung

[*a*] 0,30 g Substanz werden in einem Porzellantiegel 20 min geglüht. Der mit konzentrierter Salzsäure befeuchtete Rückstand färbt beim Erhitzen am Platindraht die nichtleuchtende Flamme kräftig und anhaltend gelb.
Der Rest des mit konzentrierter Salzsäure befeuchteten Rückstandes ist für die Prüfung nach [*c*] aufzubewahren.

[*b*] 2,0 ml Prüflösung zeigen nach Zusatz von 1,0 ml frisch bereiteter Kaliumjodidlösung (10,0 g/100,0 ml) eine rotbraune Färbung.

[*c*] Der Rest des mit konzentrierter Salzsäure befeuchteten Rückstandes von [*a*] wird in 3,0 ml Wasser gelöst. Die gegebenenfalls filtrierte Lösung gibt nach Zusatz von 10 Tropfen Bariumchloridlösung (5,0 g/100,0 ml) einen weißen, kristallinen Niederschlag.

Reinheitsprüfung

[*d*] *Unlösliche Verunreinigungen, Farbe* (VI, 2.0./3.0.): 2,00 ml Prüflösung dürfen nach Zusatz von 8,0 ml Wasser nicht stärker getrübt sein als die unter „Prüfung auf Sulfat-Ionen“ (VI, 16.0.) angegebene Vergleichsprobe.

3046/I
2. AB – DDR/771/75

1,00 ml Prüflösung darf nach Zusatz von 4,0 ml Wasser nicht stärker gefärbt sein als 5,0 ml Farb-VL Gr 4.

[e] *Natriumchlorid:* 1,000 g Substanz wird nach Zusatz von 15,0 ml wasserfreiem Äthanol 5 min geschüttelt. Die Mischung wird durch einen bei 105 °C bis zur Massekonstanz getrockneten Glasfiltertiegel G 4 filtriert. Der Rückstand wird 2mal mit je 5,0 ml wasserfreiem Äthanol gewaschen und bei 105 °C 120 min getrocknet. Die Substanz darf höchstens 3,0% Rückstand hinterlassen.

Gehaltsbestimmung

[f] 0,3000 g Substanz werden in 25,0 ml Wasser gelöst. Die Lösung wird mit 1,00 g Kaliumjodid und 5,0 ml 3 N Salzsäure versetzt. Das ausgeschiedene Jod wird mit 0,1 N Natriumthiosulfatlösung titriert. Sobald die Lösung nur noch schwach gelb gefärbt ist, werden 2,0 ml Stärke-I hinzugefügt.

1 ml 0,1 N Natriumthiosulfatlösung ist 14,08 mg Tosylchloramid-Natrium äquivalent.

Aufbewahrung

Vor Licht geschützt.

Tragacantha

Tragant

Aus den Stämmen und Zweigen von Astragalusarten (Fabaceae) ausgetretener, getrockneter Schleim.

Beschreibung

Weißliche oder gelbliche, bandartige, sichelförmige oder annähernd fächerförmige, durchscheinende, oft gestreifte, hornartige Stücke bzw. weißes oder gelblichweißes Pulver.
Geruch nicht wahrnehmbar.
Geschmack schwach wahrnehmbar.

Identitätsprüfung

[*a*] Die fein gepulverte Substanz zeigt bei der Betrachtung unter dem Mikroskop bei 200facher Vergrößerung Schleimteilchen, die häufig eine deutliche Schichtung erkennen lassen, und Gruppen von rundlichen, teilweise zusammengesetzten Stärkekörnern, deren Durchmesser etwa 5 bis 15 µm, höchstens vereinzelt etwa 20 µm beträgt.

Reinheitsprüfung

[*b*] *Sterkulia-Gummi:* 1,00 g fein gepulverte Substanz wird in einem 25-ml-Erlenmeyerkolben mit 10,0 ml Wasser versetzt. Der Erlenmeyerkolben wird mit zwei durchbohrten Uhrgläsern bedeckt, zwischen denen im Bereich der 8 bis 10 mm weiten Bohrungen ein 10 mm breiter Streifen angefeuchtetes blaues Lackmuspapier liegt. Die Mischung wird im Wasserbad, dessen Flüssigkeitsoberfläche sich mit der der im Gefäß vorhandenen Mischung auf gleicher Höhe befinden muß, 5 min erhitzt. Das Lackmuspapier darf keine rote Färbung zeigen.

[*c*] *Asche* (XI, 5.0.): 1,000 g fein gepulverte Substanz wird, wie unter „Bestimmung der Asche" angegeben, behandelt. Die Substanz darf höchstens 2,5% Rückstand hinterlassen.

Wertbestimmung

[*d*] *Viskosität:* 2,80 bis 3,10 cSt. Zur Bestimmung wird 0,1000 g fein gepulverte Substanz in einem 250-ml-Rundkolben mit 0,50 ml Äthanol befeuchtet. Die Mischung wird unter Schwenken anteilweise mit 100,0 ml Wasser versetzt, wobei Klumpenbildung weitgehend zu vermeiden ist. Anschließend wird diese Mischung im Wasserbad unter Rück-

3046/I
2. AB – DDR/772/75

flußkühlung 60 min erhitzt, unverzüglich auf 20 °C abgekühlt und bei 1 800 bis 2 300 g 10 min zentrifugiert. Die überstehende Flüssigkeit wird durch einen Glasfiltertiegel 11 G 2 gesaugt. Die Viskosität dieses Auszuges wird unter Verwendung eines Kapillarviskosimeters bestimmt.

Berechnung:

Viskosität, berechnet auf einen Auszug, der in 100 ml

0,1 g bei 105 °C getrocknete Substanz enthält $= \frac{10a}{Ew(100 - b)}$

a = Viskosität des Auszuges in Zentistokes.
b = Trocknungsverlust in Masseprozent.
Ew = Einwaage der Substanz in Gramm.

Trapidilum

Trapidil

Trapidilum

5-Methyl-7-diäthylamino-s-triazolo-[1.5 : a]-pyrimidin

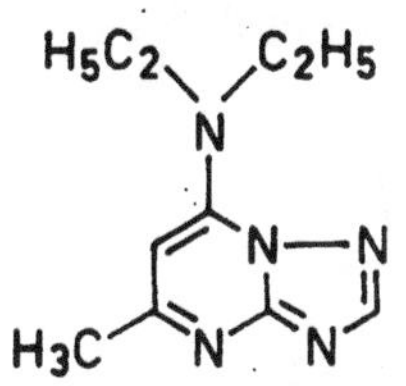

$C_{10}H_{15}N_5$ (205,3)

Gehalt 99,0 bis 101,0% Trapidil, berechnet auf die über Phosphor(V)-oxid getrocknete Substanz.

Beschreibung

Weißes oder gelbliches, kristallines oder mikrokristallines Pulver.
Geruch höchstens schwach wahrnehmbar.
Geschmack brennend und bitter.

Löslichkeit: Wasser . . . . sehr leicht löslich
Äthanol . . . . leicht löslich

Prüflösung: 0,400 g Substanz werden in kohlendioxidfreiem Wasser zu 40,0 ml gelöst.

Identitätsprüfung

[a] *Lichtabsorption* (III, 5.0.): 0,0500 g Substanz werden in Wasser zu 100,0 ml gelöst. 1,00 ml der Lösung wird mit 0,1 N Salzsäure zu 100,0 ml aufgefüllt. Diese Lösung zeigt bei 221 nm ± 2nm und 301 nm ± 2 nm je ein Absorptionsmaximum.

[b] *Schmelzbereich* (III, 8.0.): 98 bis 103 °C

[c] Die Prüfung wird, wie unter „Dünnschichtchromatografische Prüfung" (III, 12.0.) angegeben, durchgeführt.
Adsorptionsschicht: Kieselgel G
Aufzutragende Lösung: 0,100 g Substanz wird in 50,0 ml Chloroform gelöst. 10,0 µl der Lösung werden als Startfleck a aufgetragen.
Aufzutragende Lösung der Testsubstanz: 0,100 g Trapidil-Vergleichssubstanz wird in 50,0 ml Chloroform gelöst. 10,0 µl der Lösung werden als Startfleck b aufgetragen.
Laufmittel: Chloroform—Methanol (95 + 5)

Trocknung: Die Dünnschichtplatte wird an der Luft aufbewahrt, bis das Laufmittel verdunstet ist.

Detektion: Reagenz I: 4,0 ml 0,1 N Silbernitratlösung und 16,0 ml 6 N Ammoniaklösung werden gemischt.

Reagenz II: 0,1 N Natriumchloridlösung

Die Dünnschichtplatte wird nacheinander mit den Reagenzien I und II besprüht, im ultravioletten Licht der Wellenlänge von 254 nm oder 366 nm 3 min aufbewahrt und anschließend im Tageslicht betrachtet.

Auswertung: Der R_F-Wert des weißen oder gelbbraunen Testsubstanzfleckes muß im Bereich von 0,25 bis 0,50 liegen.

Das Chromatogramm zeigt über dem Startpunkt a einen weißen oder gelbbraunen Fleck mit dem R_F-Wert des Fleckes der Testsubstanz.

Das Chromatogramm ist für die Prüfung nach [*h*] aufzubewahren.

Reinheitsprüfung

[*d*] *Unlösliche Verunreinigungen, Farbe* (VI, 2.0./3.0.): 10,0 ml Prüflösung müssen klar und dürfen nicht stärker gefärbt sein als 5,0 ml Farb-VL Ge 1 oder Gr 1.

[*e*] *Reaktion:* Die Prüflösung muß einen pH-Wert (III, 7.0.) im Bereich von 6,0 bis 8,0 zeigen.

[*f*] *Ammonium:* Auf einen Hohlschliffobjektträger wird ein beiderseits plangeschliffener Glasring von 10 mm Höhe und 17 mm innerem Durchmesser aufgesetzt, wobei die Ansatzfläche des Ringes mit Vaselin einzufetten ist. In diesen Ring werden 0,050 g Substanz eingebracht und mit 10 Tropfen 3 N Natronlauge gut durchfeuchtet. Der Ring wird mit einem zweiten Hohlschliffobjektträger, in dessen Vertiefung rotes Lackmuspapier mit einem Tropfen Wasser befestigt ist, verschlossen. Nach 15 min darf das Lackmuspapier nicht blau gefärbt sein.

[*g*] *Chlorid-Ionen* (VI, 7.0.): 10,0 ml Prüflösung dürfen bei der „Prüfung auf Chlorid-Ionen" keine stärkere Trübung als die Vergleichsprobe zeigen (höchstens 0,01% $Cl^{\ominus}$).

[*h*] *3-Amino-1.2.4-triazol:* Das Chromatogramm von [*c*] darf über dem Startpunkt a keinen anderen als den genannten weißen oder gelbbraunen Fleck zeigen.

[*i*] *Sulfatasche* (VI, 18.0.): 1,000 g Substanz wird, wie unter „Bestimmung der Sulfatasche" angegeben, behandelt. Die Substanz darf höchstens 0,10% Rückstand hinterlassen.

[*j*] *Trocknungsverlust* (VI, 19.0.): 0,4000 g Substanz werden, wie unter „Bestimmung des Trocknungsverlustes" angegeben, behandelt und über Phosphor(V)-oxid 8 h getrocknet. Die Substanz darf höchstens 0,50% Masse verlieren.

Gehaltsbestimmung

[*k*] 0,1800 g Substanz werden in 10,0 ml wasserfreier Essigsäure gelöst. Die Lösung wird nach Zusatz von 3 Tropfen Orazetblau-B-I mit 0,1 N Perchlorsäure bis zum Farbumschlag nach Rosa titriert (Feinbürette).

1 ml 0,1 N Perchlorsäure ist 20,53 mg Trapidil äquivalent.

Der Gehalt wird auf die über Phosphor(V)-oxid getrocknete Substanz berechnet.

Aufbewahrung

Vorsichtig!

Dosierung

Einzelmaximaldosis:			Tagesmaximaldosis:		
	oral	0,2 g		oral	0,6 g
	iv.	0,1 g		iv.	0,3 g

Triaethylenglycolum

Triäthylenglykol

1.2-Bis-[β-hydroxyäthoxy]-äthan

$HO-(CH_2)_2-O-(CH_2)_2-O-(CH_2)_2-OH$

$C_6H_{14}O_4$ (150,2)

Beschreibung

Klare, farblose, sirupöse Flüssigkeit.
Geruch nicht wahrnehmbar.
Geschmack sehr schwach süß.
Die Substanz ist hygroskopisch.

Löslichkeit: Wasser, Äthanol . . . . mischbar

Kennzahlen

[a] *Hydroxylzahl* (IV, 3.0.): 700 bis 760. Zur Titration wird äthanolische 1 N Kalilauge verwendet.

Identitätsprüfung

[b] *Brechungsindex* (III, 1.0.): 1,455 bis 1,457

[c] 4 Tropfen Substanz werden nach Zusatz von 2,0 ml konzentrierter Schwefelsäure im Wasserbad 60 s erhitzt und anschließend unverzüglich auf 20 °C abgekühlt. Die Mischung zeigt nach Zusatz von 2 Tropfen Guajakol-RL und 5,0 ml Wasser eine rote Färbung.

Reinheitsprüfung

[d] *Unlösliche Verunreinigungen, Farbe* (VI, 2.0./3.0.): 1,00 ml Substanz wird mit 4,0 ml kohlendioxidfreiem Wasser versetzt. Die Lösung muß klar und farblos sein.
Die Lösung ist für die Prüfung nach [e] aufzubewahren.

[e] *Alkalisch oder sauer reagierende Verunreinigungen:* Die Lösung von [d] muß nach Zusatz von 1 Tropfen Bromthymolblau-I und 0,50 ml 0,01 N Salzsäure gelb und nach darauffolgendem Zusatz von 1,00 ml 0,01 N Kalilauge blau gefärbt sein.

[f] *Chlorid-Ionen, organisch gebundenes Chlor:* 5,00 ml Substanz werden in einem 50-ml-Rundkolben mit der Lösung von 5,0 g Kaliumhydroxid in 13,0 ml Wasser versetzt und unter Rückflußkühlung 120 min im Sieden gehalten. Nach dem Erkalten wird die

Lösung mit Wasser zu 50,0 ml aufgefüllt und gegebenenfalls filtriert. 2,00 ml dieser Lösung werden nach Zusatz von 2,00 ml 5 N Salpetersäure sowie 6,0 ml Wasser zu 3 Tropfen 0,1 N Silbernitratlösung gegeben und geschüttelt. Die Lösung darf keine stärkere Trübung als die nachstehend beschriebene Vergleichsprobe zeigen (höchstens 0,004%, berechnet als $Cl^{\ominus}$).

Vergleichsprobe: 0,200 g Kaliumhydroxid werden in 8,0 ml Wasser gelöst. Die Lösung wird nach Zusatz von 2,00 ml 5 N Salpetersäure sowie 0,100 ml konzentrierter Chlorid-VL (VI, 7.0.) zu 3 Tropfen 0,1 N Silbernitratlösung gegeben und geschüttelt.

[*g*] *Aldehyde:* 1,00 ml Substanz wird mit 8,0 ml Wasser sowie 1,00 ml Fuchsin-Schweflige-Säure-RL versetzt und im verschlossenen Reagenzglas 60 min stehengelassen. Danach darf die Mischung keine stärkere Färbung zeigen als 10,0 ml der Mischung aus 2,50 ml 0,01 N Kaliumpermanganatlösung und 97,5 ml Wasser.

Aufbewahrung

Höchstens 10 Jahre.

Triamterenum

Triamteren

Triamterenum

2.4.7-Triamino-6-phenylpteridin

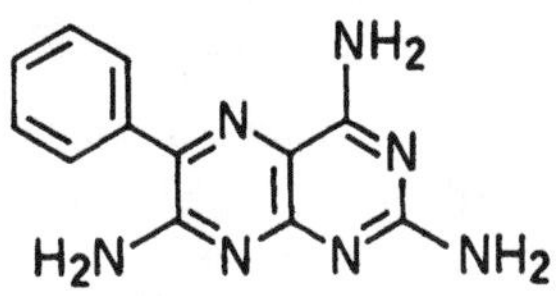

$C_{12}H_{11}N_7$ (253,3)

Gehalt 98,5 bis 100,5% Triamteren, berechnet auf die bei 105 °C getrocknete Substanz.

Beschreibung

Gelbes Pulver.
Geruch nicht wahrnehmbar.
Geschmack zunächst nicht wahrnehmbar, dann schwach bitter.

Löslichkeit: Wasser . . . . fast unlöslich
Äthanol . . . . fast unlöslich

Prüflösung: 0,0250 g Substanz werden in Äthanol zu 250,0 ml gelöst.

Identitätsprüfung

[*a*] *Lichtabsorption* (III, 5.0.): 5,00 ml Prüflösung werden mit Äthanol zu 100,00 ml aufgefüllt.

Extinktion: 0,045 bis 0,070 bei 314 nm ± 2 nm im Minimum
0,365 bis 0,400 bei 369 nm ± 2 nm im Maximum

[*b*] 5,0 ml Prüflösung zeigen im ultravioletten Licht der Wellenlänge von 366 nm eine hellblaue Fluoreszenz.

Reinheitsprüfung

[*c*] *Eisen-Ionen* (VI, 8.0.): Der Rückstand von [*g*] wird nach Zusatz von 2,00 ml 3 N Salzsäure im Wasserbad 3 min erhitzt. Die Lösung wird unter Waschen des Tiegels mit 30,0 ml Wasser in einen 100-ml-Meßkolben übergeführt, mit 3 N Ammoniaklösung auf einen pH-Wert im Bereich von 6 bis 7 eingestellt, nach dem Erkalten mit Wasser zu 100,00 ml aufgefüllt und gegebenenfalls filtriert.
1,70 ml der Lösung sind für die Prüfung nach [*d*] aufzubewahren.

10,0 ml der Lösung dürfen bei der „Prüfung auf Eisen-Ionen" keine stärkere Färbung als die Vergleichsprobe zeigen (höchstens 0,01% $Fe^{2\oplus}/Fe^{3\oplus}$).

[*d*] *Kalzium-Ionen* (VI, 10.0.): 1,70 ml der Lösung von [*c*] dürfen nach Zusatz von 8,3 ml Wasser bei der „Prüfung auf Kalzium-Ionen" keine stärkere Trübung als die Vergleichsprobe zeigen (höchstens 0,3% $Ca^{2\oplus}$).

[*e*] *Chlorid-Ionen* (VI, 7.0.): 0,050 g Substanz werden mit 9,0 ml Wasser versetzt. Die Mischung wird 120 s geschüttelt und filtriert. Das unter Waschen des Rückstandes mit Wasser zu 10,0 ml aufgefüllte Filtrat darf bei der „Prüfung auf Chlorid-Ionen" keine stärkere Trübung als die nachstehend beschriebene Vergleichsprobe zeigen (höchstens 0,02% $Cl^{\ominus}$).
Vergleichsprobe: 0,0020 g Substanz werden mit 10,0 ml Chlorid-VL versetzt. Die Mischung wird 120 s geschüttelt und filtriert. Das Filtrat wird unter Waschen des Rückstandes mit Wasser zu 10,0 ml aufgefüllt und, wie unter „Prüfung auf Chlorid-Ionen" angegeben, behandelt.

[*f*] *Benzylzyanid:* 0,200 g Substanz werden mit 15,0 ml Äther versetzt. Die Mischung wird 3 min geschüttelt und filtriert. Der Rückstand wird mit 10,0 ml Äther gewaschen. Die vereinigten Filtrate werden in einem Wasserbad von 40 bis 50 °C eingedampft. Dieser Rückstand wird in 1,0 ml Äthanol gelöst und die Lösung mit 5,00 ml der Mischung aus 15,0 ml Pikrinsäure-RL und 5,0 ml 1 N Natronlauge versetzt. Nach Zusatz von 5,0 ml Wasser wird die Lösung geschüttelt und anschließend 5 min stehengelassen. Danach darf die Lösung keine stärker orange Färbung als die nachstehend beschriebene Vergleichsprobe zeigen (höchstens 0,03% Benzylzyanid).
Vergleichsprobe: 0,100 g Benzylzyanid wird in Äthanol zu 100,00 ml gelöst. 5,00 ml der Lösung werden mit Äthanol zu 100,00 ml aufgefüllt. 1,20 ml dieser Lösung werden mit 5,00 ml der Mischung aus 15,0 ml Pikrinsäure-RL und 5,0 ml 1 N Natronlauge versetzt. Nach Zusatz von 5,0 ml Wasser wird die Lösung geschüttelt und anschließend 5 min stehengelassen.

[*g*] *Glührückstand* (VI, 17.0.): 1,000 g Substanz wird, wie unter „Bestimmung des Glührückstandes" angegeben, behandelt. Die Substanz darf höchstens 0,35% Rückstand hinterlassen.
Der Rückstand ist für die Prüfung nach [*c*] aufzubewahren.

[*h*] *Trocknungsverlust* (VI, 18.0.): 0,4000 g Substanz werden, wie unter „Bestimmung des Trocknungsverlustes" angegeben, behandelt und bei 105 °C getrocknet. Die Substanz darf höchstens 0,50% Masse verlieren.

Gehaltsbestimmung

[*i*] 0,2000 g Substanz werden in einem Erlenmeyerkolben mit aufgesetztem Silikagelrohr in 100,0 ml wasserfreier Essigsäure unter Erhitzen zum Sieden gelöst. Die Lösung wird unverzüglich auf 20 °C abgekühlt und nach Zusatz von 2 Tropfen Kristall-

violett-I mit 0,1 N Perchlorsäure bis zum Farbumschlag nach rein Blau titriert (Feinbürette).

1 ml 0,1 N Perchlorsäure ist 25,33 mg Triamteren äquivalent.
Der Gehalt wird auf die bei 105 °C getrocknete Substanz berechnet.

Aufbewahrung

Vorsichtig!
Höchstens 10 Jahre.

Dosierung

Einzelmaximaldosis: oral 0,1 g Tagesmaximaldosis: oral 0,25 g

---

Trihexyphenidylum hydrochloricum

Trihexyphenidylhydrochlorid

Trihexyphenidyli hydrochloridum

1-Phenyl-3-piperidino-1-zyklohexylpropanol-(1)-hydrochlorid

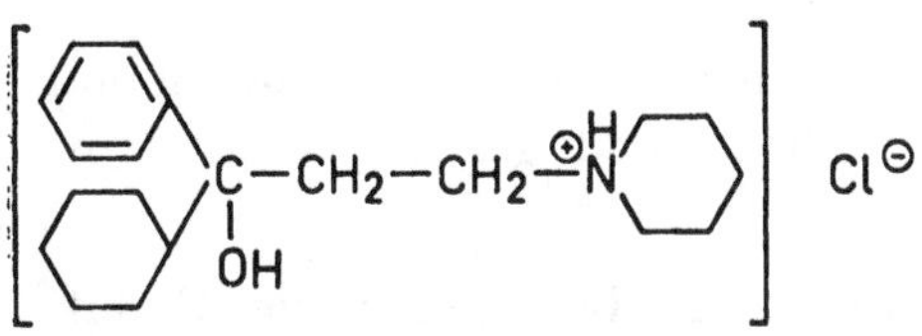

$(C_{20}H_{31}NO)HCl$ (337,9)

Gehalt 99,0 bis 100,5% Trihexyphenidylhydrochlorid, berechnet auf die bei 105 °C getrocknete Substanz.

Beschreibung

Weißes, kristallines oder mikrokristallines Pulver.
Geruch nicht wahrnehmbar.
Geschmack bitter.

Löslichkeit: Wasser . . . . schwer löslich
Äthanol . . . . mäßig löslich

Prüflösung: 0,500 g Substanz werden in 45,0 ml kohlendioxidfreiem Wasser unter Erhitzen gelöst. Die auf 20 °C abgekühlte Lösung wird mit kohlendioxidfreiem Wasser zu 50,0 ml aufgefüllt.

Identitätsprüfung

[*a*] 5,0 ml Prüflösung werden nach Zusatz von 5 Tropfen 6 N Ammoniaklösung zum Sieden erhitzt. Die Mischung wird auf 20 °C abgekühlt und der entstandene Niederschlag auf einem Filterpapier der Sorte h gesammelt.
Das Filtrat ist für die Prüfung nach [*c*] aufzubewahren.
Die aus 1 bis 2 ml siedendem Methanol umkristallisierten und bei 80 °C 30 min getrockneten Kristalle schmelzen im Bereich von 113 bis 117 °C (III, 8.0.).

[*b*] 0,0050 g Substanz werden mit 2,0 ml konzentrierter Schwefelsäure versetzt. Die Lösung zeigt im ultravioletten Licht der Wellenlänge von 366 nm eine hellgrüne Fluoreszenz.

[c] Das Filtrat von [a] gibt nach Zusatz von 10 Tropfen 5 N Salpetersäure und 1,0 ml 0,1 N Silbernitratlösung einen weißen Niederschlag, der sich nach Zusatz von 3,0 ml 6 N Ammoniaklösung löst.

Reinheitsprüfung

[d] *Unlösliche Verunreinigungen, Farbe* (VI, 2.0./3.0.): 10,0 ml Prüflösung müssen klar und farblos sein.

[e] *Reaktion:* Die Prüflösung muß einen pH-Wert (III, 7.0.) im Bereich von 4,5 bis 6,0 zeigen.

[f] *Schwermetall-Ionen* (VI, 15.0.): 10,0 ml Prüflösung dürfen bei der „Prüfung auf Schwermetall-Ionen" nach Methode II keine Färbung und gegebenenfalls keine stärkere Trübung als die Blindprobe zeigen.

[g] *Sulfatasche* (VI, 18.0.): 1,000 g Substanz wird, wie unter „Bestimmung der Sulfatasche" angegeben, behandelt. Die Substanz darf höchstens 0,10% Rückstand hinterlassen.

[h] *Trocknungsverlust* (VI, 19.0.): 0,4000 g Substanz werden, wie unter „Bestimmung des Trocknungsverlustes" angegeben, behandelt und bei 105 °C 120 min getrocknet. Die Substanz darf höchstens 1,0% Masse verlieren.

Gehaltsbestimmung

[i] 0,2800 g Substanz werden in einem Erlenmeyerkolben mit aufgesetztem Silikagelrohr in 20,0 ml wasserfreier Essigsäure unter Erwärmen gelöst. Nach dem Abkühlen auf 20 °C wird die Lösung mit 15,0 ml Quecksilber(II)-azetat-RL sowie 3 Tropfen Kristallviolett-I versetzt und mit 0,1 N Perchlorsäure bis zum Farbumschlag nach Blau titriert (Feinbürette).

1 ml 0,1 N Perchlorsäure ist 33,79 mg Trihexyphenidylhydrochlorid äquivalent.
Der Gehalt wird auf die bei 105 °C getrocknete Substanz berechnet.

Aufbewahrung

Vorsichtig!

Dosierung

Einzelmaximaldosis: oral 0,005 g Tagesmaximaldosis: oral 0,02 g

Triperidenum hydrochloricum

Triperidenhydrochlorid

Stereoisomere des 1-Phenyl-3-piperidino-1-trizyklo-[2.2.1.$0^{2,6}$]-heptyl-(3)-propanol-(1)-hydrochlorids

$(C_{21}H_{29}NO)HCl$ (347,9)

Gehalt 99,0 bis 100,5% Triperidenhydrochlorid, berechnet auf die bei 105 °C getrocknete Substanz.

Beschreibung

Weißes, kristallines oder mikrokristallines Pulver.
Geruch nicht wahrnehmbar.
Geschmack bitter.

Löslichkeit: Wasser . . . . schwer löslich
Äthanol . . . . mäßig löslich

Prüflösung: 0,500 g Substanz werden in 45,0 ml kohlendioxidfreiem Wasser unter Erwärmen gelöst. Die Lösung wird nach dem Erkalten mit kohlendioxidfreiem Wasser zu 50,0 ml aufgefüllt.

Identitätsprüfung

[*a*] 5,0 ml Prüflösung werden nach Zusatz von 5 Tropfen 6 N Ammoniaklösung unter wiederholtem Schütteln 120 min stehengelassen. Der entstandene Niederschlag wird auf einem Filter gesammelt.
Das klare Filtrat ist für die Prüfung nach [*c*] aufzubewahren.
Die aus 1 bis 2 ml Äthanol (70 Vol.-%) umkristallisierten und bei 70 °C 30 min getrockneten Kristalle schmelzen im Bereich von 97 bis 103 °C (III, 8.0.).

[*b*] 0,0050 g Substanz werden mit 2,0 ml konzentrierter Schwefelsäure versetzt. Die Lösung zeigt eine orange Färbung und grüngelbe Fluoreszenz, die innerhalb 40 min in eine dunkelgrüne Färbung und gelblichgrüne Fluoreszenz übergehen.

[*c*] Das klare Filtrat von [*a*] gibt nach Zusatz von 5 Tropfen 5 N Salpetersäure und 1,0 ml 0,1 N Silbernitratlösung einen weißen Niederschlag, der sich nach Zusatz von 3,0 ml 6 N Ammoniaklösung löst.

Reinheitsprüfung

[*d*] *Farbe* (VI, 3.0.): 10,0 ml des klaren Filtrates von [*f*] müssen farblos sein.

[*e*] *Reaktion:* Die Prüflösung muß einen pH-Wert (III, 7.0.) im Bereich von 4,6 bis 5,6 zeigen.

[*f*] *Schwermetall-Ionen* (VI, 15.0.): 30,0 ml Prüflösung werden durch ein Filterpapier der Sorte h filtriert.
15,0 ml des klaren Filtrates sind für die Prüfungen nach [*d*] und [*g*] aufzubewahren.
10,0 ml des klaren Filtrates dürfen bei der „Prüfung auf Schwermetall-Ionen" nach Methode II keine Färbung und gegebenenfalls keine stärkere Trübung als die Blindprobe zeigen.

[*g*] *Sulfat-Ionen* (VI, 16.0.): 5,0 ml des klaren Filtrates von [*f*] dürfen nach Zusatz von 5,0 ml Wasser bei der „Prüfung auf Sulfat-Ionen" keine Trübung zeigen.

[*h*] *Sulfatasche* (VI, 18.0.): 0,500 g Substanz werden, wie unter „Bestimmung der Sulfatasche" angegeben, behandelt. Die Substanz darf höchstens 0,20% Rückstand hinterlassen.

[*i*] *Trocknungsverlust* (VI, 19.0.): 0,4000 g Substanz werden, wie unter „Bestimmung des Trocknungsverlustes" angegeben, behandelt und bei 105 °C getrocknet. Die Substanz darf höchstens 0,50% Masse verlieren.

Gehaltsbestimmung

[*j*] 0,3000 g Substanz werden in einem Erlenmeyerkolben mit aufgesetztem Silikagelrohr in 20,0 ml wasserfreier Essigsäure unter Erwärmen gelöst. Nach dem Abkühlen auf 20 °C wird die Lösung mit 15,0 ml Quecksilber(II)-azetat-RL sowie 3 Tropfen Kristallviolett-I versetzt und mit 0,1 N Perchlorsäure bis zum Farbumschlag nach Blau titriert (Feinbürette).

1 ml 0,1 N Perchlorsäure ist 34,79 mg Triperidenhydrochlorid äquivalent.
Der Gehalt wird auf die bei 105 °C getrocknete Substanz berechnet.

Aufbewahrung

Vorsichtig!

Dosierung

Einzelmaximaldosis:		Tagesmaximaldosis:	
oral	0,01 g	oral	0,03 g
im.	0,01 g	im.	0,02 g
iv.	0,01 g	iv.	0,02 g

Trituratio Paraoxoni

Paraoxonverreibung

Verreibung des Paraoxons (4-Nitrophenyldiäthylphosphat) mit Natriumchlorid.
Gehalt an Paraoxon [$C_{10}H_{14}NO_6P$ (275,2)] 1,50 bis 1,75%.

Beschreibung

Weißes, kristallines Pulver.
Geruch höchstens schwach wahrnehmbar.

Löslichkeit: Wasser . . . . löslich
Äthanol . . . . schwer löslich

Identitätsprüfung

[*a*] Die Prüfung wird, wie unter „Dünnschichtchromatografische Prüfung" (III, 12.0.) angegeben, durchgeführt.
Adsorptionsschicht: Kieselgel G
Aufzutragende Lösung: 0,250 g Substanz werden nach Zusatz von 2,00 ml Chloroform 120 s geschüttelt. 50 µl der überstehenden, klaren Lösung werden als Startfleck a aufgetragen.
Aufzutragende Lösung der Testsubstanz: 0,050 g 4-Nitrophenol werden in 25,00 ml Äthanol gelöst. 20,0 µl der Lösung werden als Startfleck b aufgetragen.
Laufmittel: Äthylazetat
Trocknung: Die Dünnschichtplatte wird an der Luft aufbewahrt, bis das Laufmittel verdunstet ist.
Detektion: Reagenz: 6 N Natronlauge
Auswertung: Der R_F-Wert des gelben Testsubstanzfleckes muß im Bereich von 0,55 bis 0,70 liegen.
Das Chromatogramm zeigt über dem Startpunkt a einen gelben Fleck mit dem R_F-Wert des Fleckes der Testsubstanz und einen gelben Fleck mit einem R_X-Wert im Bereich von 0,75 bis 0,95.

[*b*] Die mit konzentrierter Salzsäure befeuchtete Substanz färbt beim Erhitzen am Platindraht die nichtleuchtende Flamme kräftig und anhaltend gelb.

[*c*] 0,050 g Substanz werden in 2,0 ml Wasser gelöst. Die Lösung gibt nach Zusatz von 1,0 ml 0,1 N Silbernitratlösung einen weißen Niederschlag, der sich nach Zusatz von 2,0 ml 6 N Ammoniaklösung unter Gelbfärbung der Lösung löst und durch Ansäuern mit 5 N Salpetersäure erneut entsteht. Dabei verschwindet die gelbe Färbung wieder.

Reinheitsprüfung

[*d*] *Unlösliche Verunreinigungen,* Farbe (VI, 2.0./3.0.): 0,050 g Substanz müssen sich in 5,0 ml kohlendioxidfreiem Wasser lösen. Die Lösung muß klar und farblos sein. Die Lösung ist für die Prüfung nach [*e*] aufzubewahren.

[*e*] *Reaktion:* Die Lösung von [*d*] muß einen pH-Wert (III, 7.0.) im Bereich von 4,5 bis 6,0 zeigen.

[*f*] *4-Nitrophenol:* 0,1500 g Substanz werden in Borat-Puffer Nr. 2 zu 25,00 ml gelöst. Die Lichtabsorption (III, 5.0.) der Lösung wird bei 400 nm ± 2 nm im Maximum gemessen. Die Extinktion darf nicht höher sein als die der nachstehend beschriebenen Vergleichsprobe (höchstens 0,08% 4-Nitrophenol).
Vergleichsprobe: 0,0500 g 4-Nitrophenol werden in Wasser zu 100,00 ml gelöst. 1,00 ml der Lösung wird mit Borat-Puffer Nr. 2 zu 100,00 ml aufgefüllt.

Gehaltsbestimmung

[*g*] 1,0000 g Substanz wird in der Mischung aus 1 Volumenteil Methanol und 4 Volumenteilen Wasser zu 50,00 ml gelöst.
2,50 ml der Lösung sind für die Blindprobe aufzubewahren.
25,00 ml der Lösung werden in einem 100-ml-Rundkolben mit 0,50 g Kaliumhydroxid versetzt. Die Mischung wird unter Rückflußkühlung 60 min im Sieden gehalten. Die erkaltete Lösung wird mit Wasser zu 100,00 ml aufgefüllt. 10,00 ml der Lösung werden mit Wasser zu 100,00 ml aufgefüllt. Die Extinktion (III, 5.0.) dieser Lösung wird bei 400 nm ± 2 nm im Maximum gegen die nachstehend beschriebene Blindprobe gemessen.
Blindprobe: 2,50 ml der vorstehend angegebenen Lösung werden mit Borat-Puffer Nr. 2 zu 100,00 ml aufgefüllt.

Berechnung:

$$\% \text{ Paraoxon} = \frac{3{,}226 \cdot E}{Ew}$$

E = Extinktion der Lösung.
Ew = Einwaage der Substanz in Gramm.

Aufbewahrung

Sehr vorsichtig!
Vor Licht geschützt.
Die Substanz ist mindestens in Abständen von einem Jahr nach [*g*] zu prüfen.

Dosierung

Maximalkonzentration: 2% zur Anwendung am Auge

Trituratio Pentaerythrityli tetranitrici

Pentaerythrityltetranitratverreibung

Verreibung des Pentaerythrityltetranitrates (2.2-Bis-[hydroxymethyl]-propandiol-(1.3)-tetranitrat) mit Laktose und Kartoffelstärke.
Gehalt der bei 105 °C getrockneten Substanz an Pentaerythrityltetranitrat [$C_5H_8N_4O_{12}$ (316,1)] 14,0 bis 15,5%.

Beschreibung

Weißes, kristallines oder mikrokristallines Pulver.
Geruch nicht wahrnehmbar.
Geschmack schwach süß.

Identitätsprüfung

[*a*] 1,00 ml des Filtrates von [*b*] wird mit 10 Tropfen 5 N Essigsäure sowie 0,020 g Zinkstaub versetzt und 30 s geschüttelt. Nach Zusatz von 5,0 ml Sulfanilsäure-Naphthylamin-RL zeigt die Mischung sofort eine violettrote Färbung.

[*b*] 0,50 g Substanz werden mit 10,0 ml Azeton* versetzt. Die Mischung wird 60 s geschüttelt und danach durch ein mit Azeton* getränktes Filterpapier der Sorte h filtriert.
Der Rückstand ist für die Prüfung nach [*c*] aufzubewahren.
1,00 ml des Filtrates ist für die Prüfung nach [*a*] aufzubewahren.
Der Rest des Filtrates wird in einem Wasserbad von 40 °C zur Trockne eingedampft.
Der bei 60 °C 3 h getrocknete Rückstand schmilzt im Bereich von 138 bis 140 °C (III, 8.0.).
Das für die Bestimmung des Schmelzbereiches isolierte Pentaerythrityltetranitrat kann durch Reiben oder Schlag explodieren. Der nach der Prüfung verbliebene Rest des Pentaerythrityltetranitrates wird in Azeton gelöst und die Lösung mit äthanolischer 1 N Kalilauge versetzt. Nach 24 h wird diese Lösung verworfen.

[*c*] Der Rückstand von [*b*] wird mit 20,0 ml Wasser versetzt. Die Mischung wird zum Sieden erhitzt und anschließend durch ein mit heißem Wasser getränktes Filterpapier der Sorte w filtriert.
2,0 ml des Filtrates sind für die Prüfung nach [*d*] aufzubewahren.
2,0 ml des Filtrates geben nach Zusatz von 2,0 ml Fehling-RL beim Erhitzen zum Sieden einen roten Niederschlag, der allmählich in einen braunroten übergeht.

[*d*] 2,0 ml des Filtrates von [*c*] zeigen nach Zusatz von 3,0 ml Wasser und 1 Tropfen 0,1 N Jodlösung eine dunkelblaue Färbung.

Reinheitsprüfung

[e] *Sauer reagierende Verunreinigungen:* 1,000 g Substanz wird mit 20,0 ml Wasser versetzt. Die Mischung wird 60 s geschüttelt und anschließend durch ein Filterpapier der Sorte h filtriert.
1,00 ml des trüben Filtrates ist für die Prüfung nach [g] aufzubewahren.
10,0 ml des trüben Filtrates müssen nach Zusatz von 2 Tropfen Bromthymolblau-I gelb oder grün und nach darauffolgendem Zusatz von 0,300 ml 0,01 N Kalilauge blau gefärbt sein.

[f] *Schwermetall-Ionen* (VI, 15.0.): 1,000 g Substanz wird in einem Porzellantiegel nach Zusatz von 15 Tropfen konzentrierter Schwefelsäure verascht. Der Rückstand wird in 3,0 ml 3 N Salzsäure unter Erhitzen gelöst. Nach Zusatz von 10,0 ml Wasser wird die Lösung mit 3 N Ammoniaklösung auf einen pH-Wert im Bereich von 6 bis 8 eingestellt. Die gegebenenfalls filtrierte Lösung wird mit Wasser zu 20,0 ml aufgefüllt. 10,0 ml dieser Lösung dürfen bei der „Prüfung auf Schwermetall-Ionen" nach Methode II keine stärkere Färbung und gegebenenfalls keine stärkere Trübung als die Vergleichsprobe zeigen (höchstens 0,002%, berechnet als $Pb^{2\oplus}$).

[g] *Nitrat-Ionen* (VI, 13.0.): 1,00 ml des trüben Filtrates von [e] darf nach Zusatz von 2,00 ml Wasser bei der „Prüfung auf Nitrat-Ionen" keinen blauen Ring zeigen.

[h] *Trocknungsverlust* (VI, 19.0.): 2,0000 g Substanz werden, wie unter „Bestimmung des Trocknungsverlustes" angegeben, behandelt und bei 105 °C 5 h getrocknet. Die Substanz darf höchstens 3,0% Masse verlieren.
Die getrocknete Substanz ist für die Prüfung nach [i] aufzubewahren.

Gehaltsbestimmung

[i] 0,1500 g getrocknete Substanz von [h] werden in einem 100-ml-Meßkolben mit 2,00 ml Essigsäure* versetzt. Die Mischung wird in dem verschlossenen Gefäß in einem Wasserbad von 70 bis 80 °C unter wiederholtem Schwenken 15 min erhitzt. Nach dem Abkühlen auf 20 °C wird die Mischung mit Eisen(II)-sulfat-RL zu 100,00 ml aufgefüllt und gemischt. Diese Mischung wird bei 600 bis 900 *g* 5 min zentrifugiert. Die Extinktion (III, 5.0.) der überstehenden Lösung wird innerhalb 15 min nach dem Auffüllen mit Eisen(II)-sulfat-RL bei 530 nm ± 2 nm im Maximum gegen Eisen(II)-sulfat-RL gemessen.
Vergleichsprobe: 0,3000 g bei 105 °C 3 h getrocknetes Kaliumnitrat werden in Wasser zu 25,00 ml gelöst. 1,00 ml der Lösung wird in einem 50-ml-Meßkolben bei 110 °C zur Trockne eingedampft und der Rückstand bei 110 °C 10 min getrocknet. Nach Zusatz von 1,00 ml Essigsäure* wird die Mischung in dem verschlossenen Gefäß in einem Wasserbad von 70 bis 80 °C unter wiederholtem Schwenken 15 min erhitzt. Nach dem Abkühlen auf 20 °C wird die Mischung mit Eisen(II)-sulfat-RL zu 50,00 ml aufgefüllt und gemischt. Die Extinktion der Lösung wird innerhalb 15 min bei 530 nm ± 2 nm im Maximum gegen Eisen(II)-sulfat-RL gemessen.

Berechnung:

$$\% \text{ Pentaerythrityltetranitrat} = \frac{6{,}253 \cdot E_1 \cdot Ew_2}{E_2 \cdot Ew_1}$$

E_1 = Extinktion der Lösung.
E_2 = Extinktion der Vergleichsprobe.
Ew_1 = Einwaage der getrockneten Substanz in Gramm.
Ew_2 = Einwaage des getrockneten Kaliumnitrates in Gramm.

Aufbewahrung

Sehr vorsichtig!
Vor Licht geschützt.

Dosierung

Einzelmaximaldosis: oral 0,06 g Tagesmaximaldosis: oral 0,18 g
Die Angaben beziehen sich nicht auf die Pentaerythrityltetranitratverreibung (Gehalt 14,0 bis 15,5%), sondern auf 100%iges Pentaerythrityltetranitrat.

Tromethamolum

Tromethamol

Trometamolum

2-Amino-2-hydroxymethylpropandiol-(1.3)

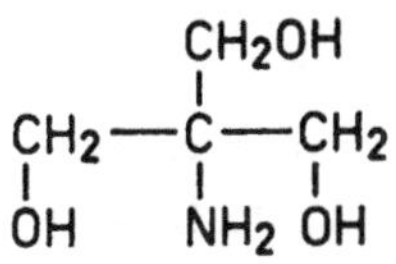

$C_4H_{11}NO_3$ (121,1)

Gehalt 99,0 bis 100,5% Tromethamol, berechnet auf die bei 105 °C getrocknete Substanz.

Beschreibung

Farblose Kristalle oder weißes, kristallines Pulver.
Geruch nicht wahrnehmbar.
Geschmack kühlend und salzig.

Löslichkeit:	Wasser	leicht löslich
	Äthanol	mäßig löslich

Prüflösung: 2,500 g Substanz werden in Wasser zu 50,0 ml gelöst.
Die Prüflösung ist unverzüglich für die Prüfung nach [*d*] zu verwenden.

Identitätsprüfung

[*a*] *Schmelzbereich* (III, 8.0.): 170 bis 174 °C

[*b*] 0,100 g Substanz wird in der Lösung von 0,300 g Pikrinsäure in 5,0 ml Äthanol unter Erwärmen gelöst. Beim Erkalten dieser Lösung und Reiben der Gefäßwand mit einem Glasstab entsteht ein gelber, kristalliner Niederschlag. Der Niederschlag wird auf einem Filter gesammelt. Die mit Äthanol gewaschenen, aus Äthanol umkristallisierten und an der Luft 30 min getrockneten Kristalle schmelzen im Bereich von 163 bis 168 °C (III, 8.0.).

Reinheitsprüfung

[*c*] *Unlösliche Verunreinigungen, Farbe* (VI, 2.0./3.0.): 5,0 ml Prüflösung müssen klar und dürfen nicht stärker gefärbt sein als 5,0 ml Farb-VL B 1.

[*d*] *Reaktion:* 3,00 ml Prüflösung werden mit Wasser zu 25,0 ml aufgefüllt. Die Lösung muß einen pH-Wert (III, 7.0.) im Bereich von 9,8 bis 10,4 zeigen.

[*e*] *Arsen-Ionen* (VI, 5.0.): 20,0 ml Prüflösung werden nach Zusatz von 10,0 ml Wasser, wie unter „Prüfung auf Arsen-Ionen" angegeben, behandelt. Das Quecksilberbromidpapier darf keine stärkere Färbung als das der Vergleichsprobe zeigen (höchstens 0,0001% $As^{3\oplus}/As^{5\oplus}$).

[*f*] *Schwermetall-Ionen* (VI, 15.0.): 10,0 ml Prüflösung dürfen bei der „Prüfung auf Schwermetall-Ionen" nach Methode I keine stärkere Färbung und gegebenenfalls keine stärkere Trübung als die Vergleichsprobe zeigen (höchstens 0,002%, berechnet als $Pb^{2\oplus}$).

[*g*] *Chlorid-Ionen* (VI, 7.0.): 4,00 ml Prüflösung dürfen nach Zusatz von 6,0 ml Wasser bei der „Prüfung auf Chlorid-Ionen" keine stärkere Trübung als die Vergleichsprobe zeigen (höchstens 0,005% $Cl^{\ominus}$).

[*h*] *Sulfatasche* (VI, 18.0.): 1,000 g Substanz wird, wie unter „Bestimmung der Sulfatasche" angegeben, behandelt. Die Substanz darf höchstens 0,10% Rückstand hinterlassen.

[*i*] *Trocknungsverlust* (VI, 19.0.): 0,4000 g Substanz werden, wie unter „Bestimmung des Trocknungsverlustes" angegeben, behandelt und bei 105 °C 3 h getrocknet. Die Substanz darf höchstens 0,50% Masse verlieren.

Gehaltsbestimmung

[*j*] 0,2000 g Substanz werden in 30,0 ml Wasser gelöst. Die Lösung wird nach Zusatz von 5 Tropfen Methylrot-I mit 0,1 N Salzsäure bis zur Rotfärbung titriert.

1 ml 0,1 N Salzsäure ist 12,11 mg Trometamol äquivalent.
Der Gehalt wird auf die bei 105 °C getrocknete Substanz berechnet.

Aufbewahrung

Vorsichtig!

Dosierung

Maximalkonzentration: 5% als Dauerinfusion

Tropicamidum

Tropikamid

Tropicamidum

DL-N-Äthyl-N-[pyridyl-(4)-methyl]-tropasäureamid

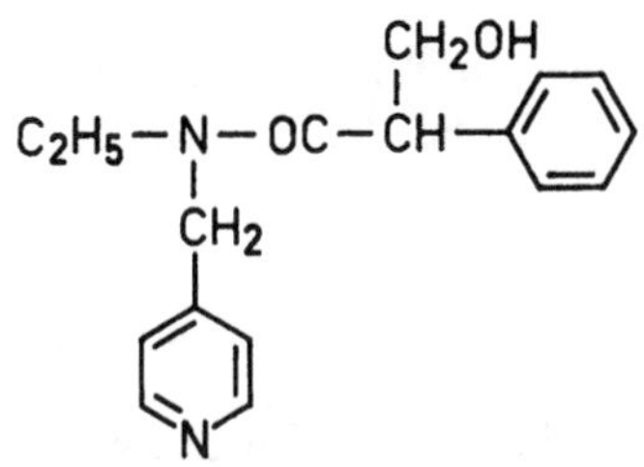

$C_{17}H_{20}N_2O_2$ (284,4)

Gehalt 98,5 bis 101,0% Tropikamid.

Beschreibung

Weißes, mikrokristallines Pulver.
Geruch nicht wahrnehmbar.
Geschmack schwach bitter.

Löslichkeit: Wasser . . . . schwer löslich
Äthanol . . . . leicht löslich

Prüflösung: 1,000 g Substanz wird in 8,0 ml 5 N Essigsäure unter Erwärmen gelöst. Nach dem Abkühlen auf 20 °C wird die Lösung mit 5 N Essigsäure zu 10,00 ml aufgefüllt.

Identitätsprüfung

[*a*] *Lichtabsorption* (III, 5.0.): 0,0500 g Substanz werden in 0,1 N Salzsäure zu 100,00 ml gelöst. 5,00 ml der Lösung werden mit 0,1 N Salzsäure zu 50,00 ml aufgefüllt.
Extinktion: 0,830 bis 0,890 bei 254 nm ± 1 nm im Maximum
0,480 bis 0,540 bei 236 nm ± 2 nm im Minimum

[*b*] *Schmelzbereich* (III, 8.0.): 95 bis 98 °C

Reinheitsprüfung

[*c*] *Unlösliche Verunreinigungen, Farbe* (VI, 2.0./3.0.): 5,0 ml Prüflösung müssen klar und dürfen nicht stärker gefärbt sein als 5,0 ml Farb-VL Ge 2.
Die Prüflösung ist für die Prüfung nach [*d*] aufzubewahren.

[*d*] *Schwermetall-Ionen* (VI, 15.0.): 5,0 ml Prüflösung dürfen nach Zusatz von 5,0 ml Wasser bei der „Prüfung auf Schwermetall-Ionen" nach Methode II keine stärkere Färbung und gegebenenfalls keine stärkere Trübung als die Vergleichsprobe zeigen (höchstens 0,002%, berechnet als $Pb^{2\oplus}$).

[*e*] *Chlorid-Ionen* (VI, 7.0.): 1,00 ml Prüflösung darf nach Zusatz von 9,0 ml Wasser bei der „Prüfung auf Chlorid-Ionen" keine stärkere Trübung als die Vergleichsprobe zeigen (höchstens 0,01% $Cl^{\ominus}$).

[*f*] *Sulfat-Ionen* (VI, 16.0.): 1,00 ml Prüflösung darf nach Zusatz von 9,0 ml Wasser bei der „Prüfung auf Sulfat-Ionen" keine stärkere Trübung als die Vergleichsprobe zeigen (höchstens 0,05% $SO_4^{2\ominus}$).

[*g*] *Sulfatasche* (VI, 18.0.): 1,000 g Substanz wird, wie unter „Bestimmung der Sulfatasche" angegeben, behandelt. Die Substanz darf höchstens 0,10% Rückstand hinterlassen.

Gehaltsbestimmung

[*h*] 0,2500 g Substanz werden in 20,0 ml wasserfreier Essigsäure gelöst. Nach Zusatz von 3 Tropfen Kristallviolett-I und 25,0 ml wasserfreiem Benzol wird die Lösung mit 0,1 N Perchlorsäure bis zum Farbumschlag nach Blau titriert (Feinbürette).

1 ml 0,1 N Perchlorsäure ist 28,44 mg Tropikamid äquivalent.

Aufbewahrung

Sehr vorsichtig!
Vor Licht geschützt.

Dosierung

Maximalkonzentration: 1% zur Anwendung am Auge

Tuberkulin für Säugetiere

Aus den vereinigten Kulturfiltraten von Mycobacterium tuberculosis und Mycobacterium bovis durch Fällung mit Trichloressigsäure gewonnene und in Barbital-Natrium-Puffer gelöste Proteinfraktion.
Die Substanz dient der Diagnose der Tuberkulose bei Rindern und anderen Säugetieren. Sie verursacht bei Tieren, die an Tuberkulose erkrankt sind, nach intrakutaner Injektion allergische Hautreaktionen.
Die Wirksamkeit der Substanz darf nicht weniger als 80% und nicht mehr als 125% der deklarierten, in Internationalen Einheiten angegebenen Wirksamkeit betragen.
Eine Internationale Einheit ist die spezifische Wirksamkeit von 0,000028 mg der Internationalen Standardsubstanz.
Die Substanz muß 4,5 bis 5,0 mg Phenol je Milliliter enthalten.

Beschreibung

Klare, farblose Flüssigkeit.
Geruch nach Phenol.

Identitätsprüfung

[*a*] 3 männlichen Albino-Meerschweinchen, die, wie bei der Prüfung nach [*c*] angegeben, vorbereitet wurden und sich dabei für diese Prüfung als geeignet erwiesen haben, sowie 3 gesunden, 450 bis 550 g schweren männlichen Albino-Meerschweinchen, die 7 d vor dem Versuch und während des Versuches unter gleichen Bedingungen gehalten wurden und Futter gleichbleibender Zusammensetzung erhielten, wird die Prüflösung P_I von [*c*] subkutan injiziert, wobei wie unter [*c*] angegeben, zu verfahren ist.
Die Beurteilung der Hautreaktionen erfolgt nach 48 h. Die sensibilisierten Albino-Meerschweinchen müssen allergisch bedingte Infiltrate zeigen, während die gesunden Albino-Meerschweinchen keine Reaktion zeigen dürfen.

[*b*] 8 gesunde, 2 bis 4 Monate alte Kälber werden zufallsmäßig in 2 Gruppen geteilt. Die Tiere werden 7 d vor dem Versuch und während des Versuches unter gleichen Bedingungen gehalten und erhalten Futter gleichbleibender Zusammensetzung.
Das Kulturmedium 52 wird mit dem Stamm AN 5 von Mycobacterium bovis beimpft und bei 37 °C ± 1 °C einige Wochen aufbewahrt, bis ausreichendes Wachstum eingetreten ist. Danach wird der Bakterienrasen abgenommen und in so viel isotonischer Natriumchlorid-Injektionslösung suspendiert, daß in 1 ml der Suspension 2 mg Bakterienfeuchtmasse enthalten sind.
Die Tiere einer Gruppe erhalten je 1,00 ml der Suspension subkutan am Triel injiziert. 6 Wochen nach der Injektion wird den Tieren beider Gruppen jeweils auf beiden Seiten des Halses eine geeignete Fläche freigeschoren. Jedem Tier wird auf der linken

Halsseite 0,10 ml Substanz und auf der rechten Halsseite 0,10 ml Standard „Tuberkulin für Säugetiere", der gegebenenfalls mit Phosphat-Pepton-Puffer Nr. 1 der deklarierten Wirksamkeit der Substanz entsprechend verdünnt wurde, intrakutan injiziert. Nach 72 h wird die Hautreaktion der Tiere an den Injektionsstellen festgestellt. Die Substanz darf in Übereinstimmung mit dem Standard „Tuberkulin für Säugetiere" nur bei den mit dem Stamm AN 5 von Mycobacterium bovis infizierten Tieren eine Hautreaktion hervorrufen.

Biologische Wertbestimmung

[*c*] Die Bestimmung beruht auf der Wirkung der Substanz, bei Albino-Meerschweinchen, die mit Mycobacterium tuberculosis sensibilisiert wurden, nach intrakutaner Injektion allergisch bedingte Infiltrate der Haut hervorzurufen. Der Durchmesser der Infiltrate wird der Auswertung zugrunde gelegt.

Versuchstiere

Die Wertbestimmung wird an gesunden, 450 bis 550 g schweren männlichen Albino-Meerschweinchen durchgeführt. Die Albino-Meerschweinchen werden 7 d vor dem Versuch und während des Versuches unter gleichen Bedingungen gehalten und erhalten Futter gleichbleibender Zusammensetzung.

Vorbereitung

2,0 mg des von der Kultur abgenommenen Bakterienrasens von Mycobacterium tuberculosis H 37 Rv werden in 2,00 ml isotonischer Natriumchlorid-Injektionslösung suspendiert. 15 Albino-Meerschweinchen wird je 0,10 ml dieser Suspension subkutan injiziert.

Zur Ermittlung der für die Bestimmung geeigneten Tiere wird 28 d nach der Sensibilisierung jedem Albino-Meerschweinchen an einer enthaarten Stelle eines Oberschenkels 0,10 ml der Verdünnung des Standards „Tuberkulin für Säugetiere" mit Phosphat-Pepton-Puffer Nr. 1, die je Milliliter 300 I.E. enthält, intrakutan injiziert. Die Albino-Meerschweinchen, die nach 48 h eine positive Hautreaktion zeigen, sich in einem guten Allgemeinzustand befinden und die vorgeschriebene Masse haben, sind für die Bestimmung geeignet.

Ausführung

Die Bestimmung wird 7 d nach der festgestellten Eignung der Albino-Meerschweinchen durchgeführt.

Der Standard „Tuberkulin für Säugetiere" und die Substanz werden mit Phosphat-Pepton-Puffer Nr. 1 verdünnt. Die Standardlösungen S_{I}, S_{II} und S_{III} müssen 750, 1500 bzw. 3000 I.E. je Milliliter enthalten. Die Substanz wird so verdünnt, daß die Prüflösungen P_{I}, P_{II} und P_{III} annähernd die gleiche Wirksamkeit wie die Standardlösungen haben.

12 geeigneten Albino-Meerschweinchen wird auf beiden Seiten des Rückens je eine Fläche von 12 cm × 4 cm enthaart.

Jedem Tier werden an 6 Stellen der enthaarten Rückenhaut jeweils 0,10 ml der Standardlösungen S_{I}, S_{II}, S_{III} sowie der Prüflösungen P_{I}, P_{II} bzw. P_{III} intrakutan injiziert. Auf jeder Körperseite werden 3 Injektionen in untereinander gleichen Abständen von mindestens 3 cm vorgenommen. Die Injektionsstellen müssen gleich weit von der Wirbelsäule entfernt liegen. Die Zuweisung der Injektionslösungen erfolgt nach einer ausgeglichenen Zufallsverteilung, bei der jede Injektionslösung gleich oft jeder Injektionsstelle zugewiesen und jede Injektionslösung jeder anderen Injektionslösung gleich oft benachbart injiziert wird. Die Beurteilung der Hautreaktionen erfolgt nach 48 h, wobei der Durchmesser der Infiltrate auf 0,5 Millimeter genau zu ermitteln ist.

Auswertung

Die Auswertung erfolgt nach dem unter „Statistische Auswertung biologischer Prüfungen" (X, 8.0.) angegebenen (3 + 3)-Dosen-Verfahren der Varianzanalyse.
Das Ergebnis der Wertbestimmung muß innerhalb des Vertrauensintervalles von mindestens 75% und höchstens 130% liegen.

Gehaltsbestimmung

[*d*] *Phenol:* 5,00 ml Substanz werden, wie unter „Bestimmung von Phenol in Antitoxinen" (XVI, 3.0.) angegeben, behandelt.

Sonstige Prüfungen

[*e*] *Sterilität* (X, 4.0.): Die Substanz muß den unter „Prüfung auf Sterilität" angegebenen Forderungen entsprechen.

[*f*] *Verträglichkeit:* I. Die Prüfung wird an 5 gesunden, 18 bis 20 g schweren Mäusen durchgeführt. Jeder Maus werden 0,50 ml Substanz subkutan injiziert.
Die Substanz ist als verträglich anzusehen, wenn die Mäuse den durch Phenol bedingten Krampf innerhalb 30 min überstanden haben und innerhalb 6 d nach der Injektion weder örtliche oder allgemeine anormale Reaktionen zeigen noch sterben.
II. Die Prüfung wird an 3 gesunden, 250 bis 350 g schweren, bunten Meerschweinchen durchgeführt. Jedem Meerschweinchen werden 3,0 ml Substanz subkutan am Bauch injiziert.
Die Substanz ist als verträglich anzusehen, wenn die Meerschweinchen innerhalb 6 d weder örtliche Reaktionen, wie entzündliche Ödeme oder Nekrosen, zeigen noch sterben.

[*g*] *Ausschluß sensibilisierender Wirkung:* Die Substanz wird mit Phosphat-Pepton-Puffer Nr. 1 so verdünnt, daß 1 ml der Verdünnung 5000 I.E. enthält. 3 gesunden, 250 bis 350 g schweren Albino-Meerschweinchen wird 3mal im Abstand von 5 d je 0,10 ml der Verdünnung intrakutan injiziert. 15 d nach der dritten Injektion wird diesen Albino-Meerschweinchen und 3 weiteren nicht vorbehandelten, 250 bis 350 g schweren Albino-Meerschweinchen je 0,10 ml der Verdünnung intrakutan injiziert. Die Tiere beider Gruppen dürfen keine unterschiedlichen Reaktionen zeigen.

Aufbewahrung

In Ampullen oder Gefäßen, die eine mehrmalige sterile Entnahme ermöglichen.
Vor Licht geschützt.
Kühl.
Höchstens 2 Jahre nach Abschluß der staatlichen Prüfung.
Die Substanz ist nur für veterinärmedizinische Zwecke bestimmt.

Vanillinum

Vanillin

4-Hydroxy-3-methoxybenzaldehyd

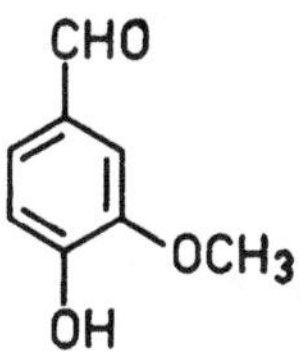

$C_8H_8O_3$ (152,2)

Beschreibung

Weiße oder schwach gelblichweiße, nadelförmige Kristalle.
Geruch charakteristisch.
Geschmack brennend.

Löslichkeit: Wasser . . . . schwer löslich
Äthanol . . . . leicht löslich

Prüflösung: 1,000 g Substanz wird mit 20,0 ml Wasser versetzt. Die Mischung wird zum Sieden erhitzt, auf 18 bis 20 °C abgekühlt und filtriert. Das Filtrat wird als Prüflösung verwendet.

Identitätsprüfung

[*a*] *Schmelzbereich* (III, 8.0.): 79 bis 83 °C. Vor der Bestimmung ist die Substanz über Silikagel 4 h zu trocknen.

[*b*] 1,0 ml Prüflösung zeigt nach Zusatz von 4,0 ml Wasser und 1 Tropfen Eisen(III)-chloridlösung (5,0 g/100,0 ml) eine blaue Färbung.

[*c*] 0,100 g Substanz wird nach Zusatz von 0,200 g Phlorogluzin in 5,0 ml Äthanol gelöst. Die Lösung zeigt nach Zusatz von 5,0 ml konzentrierter Salzsäure eine rote Färbung.

Reinheitsprüfung

[*d*] *Unlösliche Verunreinigungen, Farbe* (VI, 2.0./3.0.): 0,050 g Substanz müssen sich in 10,0 ml Äthanol lösen. Die Lösung muß klar und farblos sein.

[*e*] *Sauer reagierende Verunreinigungen:* 5,0 ml Prüflösung dürfen nach Zusatz von 2 Tropfen Methylorange-I nicht rot gefärbt sein.

[*f*] *Organische Verunreinigungen:* 0,050 g Substanz werden in 5,0 ml konzentrierter Schwefelsäure unter Schütteln gelöst. 15 min nach dem Schwefelsäurezusatz darf die Lösung keine stärkere Färbung als 5,0 ml Farb-VL Ge 7 (VI, 3.0.) zeigen.

[*g*] *Sulfatasche* (VI, 18.0.): 0,750 g Substanz werden, wie unter „Bestimmung der Sulfatasche“ angegeben, behandelt. Die Substanz darf höchstens 0,15% Rückstand hinterlassen.

Aufbewahrung

Vor Licht geschützt.

Vaselinum album

Weißes Vaselin

Mischung aus gereinigten, gebleichten gesättigten Kohlenwasserstoffen.

Beschreibung

Weiße, höchstens schwach grünlich oder schwach gelblich durchscheinende, salbenartige Masse von gleichmäßiger Beschaffenheit, die auch im geschmolzenen Zustand bei 60 °C im Tageslicht nicht oder nur schwach bläulich fluoresziert.
Geruch auch im geschmolzenen Zustand bei 60 °C höchstens schwach wahrnehmbar.
Geschmack höchstens schwach wahrnehmbar.

Löslichkeit: Wasser . . . . fast unlöslich
Äthanol . . . . fast unlöslich

Identitätsprüfung

[*a*] *Tropfpunkt* (III, 10.0.): 38 bis 50 °C

Reinheitsprüfung

[*b*] *Hochschmelzende Paraffine:* 5,0 g Substanz müssen nach dem Erwärmen auf 60 bis 70 °C klar sein. Die Betrachtung erfolgt im Gegenlicht gegen einen mattschwarzen, schräg nach hinten geneigten Hintergrund.
Die geschmolzene Substanz ist für die Prüfung nach [*c*] aufzubewahren.

[*c*] *Farbe* (VI, 3.0.): Die geschmolzene Substanz von [*b*] darf nicht stärker gefärbt sein als 5,0 ml Farb-VL Gr 5.
Die geschmolzene Substanz ist für die Prüfung nach [*d*] aufzubewahren.

[*d*] *Alkalisch oder sauer reagierende Verunreinigungen:* Die geschmolzene Substanz von [*c*] wird mit 10,0 ml siedendem Wasser versetzt und 30 s geschüttelt. 5,0 ml der nach dem Erkalten abgetrennten wäßrigen Flüssigkeit müssen nach Zusatz von 1 Tropfen Phenolphthalein-I farblos und nach darauffolgendem Zusatz von 0,50 ml 0,01 N Kalilauge rot gefärbt sein.

[*e*] *Fette, Harze, Seifen:* 5,0 g Substanz werden mit 3,0 ml 3 N Natronlauge und 20,0 ml Wasser versetzt. Die Mischung wird unter Schwenken zum Sieden erhitzt und nach dem Erkalten filtriert. Das Filtrat wird mit 3,0 ml 6 N Salzsäure versetzt. 5,0 ml dieser Mischung dürfen keine Trübung zeigen.

[*f*] *Teerfarbstoffe:* 3,00 g Substanz werden in einem 100-ml-Erlenmeyerkolben auf dem Wasserbad geschmolzen, anschließend mit 20,0 ml siedendem Äthanol sowie 3 Tropfen

3 N Salzsäure versetzt und 10 s geschüttelt. Das Äthanol darf bei der Betrachtung in einem Reagenzglas gegen einen weißen Hintergrund keine Färbung zeigen.

[g] *Hochpolymere:* 1,5 g Substanz werden auf den Handballen verrieben. Es dürfen bei anschließendem, mehrfachem Zusammenschlagen und Auseinanderziehen der Handballen keine spinnwebartigen, dünnen Fäden entstehen.

[h] *Flüssige Kohlenwasserstoffe:* 50 g Substanz werden in einer Salbenschale auf dem Wasserbad geschmolzen. Die geschmolzene Substanz wird unter ständigem Rühren mit einem Pistill auf eine Temperatur von 35 °C ± 1 °C abgekühlt und danach bei 20 °C 24 h stehengelassen. Anschließend werden 0,20 g der Substanz so in einen Metallnippel des Tropfpunktapparates (III, 10.0.) eingestrichen, daß die Substanz in glatter Fläche die größere Öffnung des Metallnippels verschließt. Der Metallnippel wird mit der durch die Substanz verschlossenen Öffnung auf die Mitte eines Stückes Chromatografierpapier der Sorte D von der Abmessung 10 cm × 10 cm, das auf einer Kristallisierschale von 8 cm Durchmesser liegt, aufgesetzt und anschließend auf diesem bei 35 °C ± 1 °C 8 h stehengelassen. Danach wird der auf dem Chromatografierpapier entstandene ellipsenförmige Fleck mit einem Bleistift markiert und seine größte und kleinste Ausdehnung gemessen. Das daraus berechnete arithmetische Mittel wird als Durchmesser bezeichnet. Der mittlere Durchmesser als Ergebnis von mindestens 2 Bestimmungen darf höchstens 70 mm betragen.

[i] *Organische Verunreinigungen:* 5,0 ml der bei 70 °C geschmolzenen Substanz werden in einem Reagenzglas von 120 mm Länge und 20 mm innerem Durchmesser nach Zusatz von 5,0 ml Schwefelsäure (90,0%) in einem Wasserbad von 70 °C ± 1°C 10 min erwärmt. Nach der 5., 6. und 8. Minute wird das Reagenzglas für je höchstens 3 s aus dem Wasserbad genommen, verschlossen und 3mal kräftig 15 cm nach unten geschlagen. 5 min nach dem Erhitzen darf die Schwefelsäureschicht keine stärkere Färbung als 5,0 ml Farb-VL B 7 (VI, 3.0.) zeigen.

[j] *Glührückstand* (VI, 17.0.): 2,000 g Substanz werden, wie unter „Bestimmung des Glührückstandes" angegeben, behandelt. Die Substanz darf höchstens 0,050% Rückstand hinterlassen.

Sonstige Prüfungen

[k] *Konsistenz:* Die Substanz wird, wie unter „Salben" (XIV, 18.0.), Bestimmung der Konsistenz angegeben, behandelt. Die Bestimmung wird mit dem Penetrometer durchgeführt. Die Eindringtiefe muß im Bereich von 10 bis 20 mm liegen.

Aufbewahrung

Höchstens 10 Jahre.

Vaselinum flavum

Gelbes Vaselin

Mischung aus gereinigten gesättigten Kohlenwasserstoffen.

Beschreibung

Gelbliche oder gelbe, in dünner Schicht durchscheinende, salbenartige Masse von gleichmäßiger Beschaffenheit, die auch im geschmolzenen Zustand bei 60 °C im Tageslicht nicht oder nur schwach bläulich fluoresziert.
Geruch auch im geschmolzenen Zustand bei 60 °C höchstens schwach wahrnehmbar.
Geschmack höchstens schwach wahrnehmbar.

Löslichkeit: Wasser . . . . fast unlöslich
Äthanol . . . . fast unlöslich

Identitätsprüfung

[*a*] *Tropfpunkt* (III, 10.0.): 38 bis 50 °C

Reinheitsprüfung

[*b*] *Hochschmelzende Paraffine:* 5,0 g Substanz müssen nach dem Erwärmen auf 60 bis 70 °C klar sein. Die Betrachtung erfolgt im Gegenlicht gegen einen mattschwarzen, schräg nach hinten geneigten Hintergrund.
Die geschmolzene Substanz ist für die Prüfung nach [*c*] aufzubewahren.

[*c*] *Farbe* (VI, 3.0.): Die geschmolzene Substanz von [*b*] darf nicht stärker gefärbt sein als 5,0 ml Farb-VL B 7.
Die geschmolzene Substanz ist für die Prüfung nach [*d*] aufzubewahren.

[*d*] *Alkalisch oder sauer reagierende Verunreinigungen:* Die geschmolzene Substanz von [*c*] wird mit 10,0 ml siedendem Wasser versetzt und 30 s geschüttelt. 5,0 ml der nach dem Erkalten abgetrennten wäßrigen Flüssigkeit müssen nach Zusatz von 1 Tropfen Phenolphthalein-I farblos und nach darauffolgendem Zusatz von 0,50 ml 0,01 N Kalilauge rot gefärbt sein.

[*e*] *Fette, Harze, Seifen:* 5,0 g Substanz werden mit 3,0 ml 3 N Natronlauge und 20,0 ml Wasser versetzt. Die Mischung wird unter Schwenken zum Sieden erhitzt und nach dem Erkalten filtriert. Das Filtrat wird mit 3,0 ml 6 N Salzsäure versetzt. 5,0 ml dieser Mischung dürfen keine Trübung zeigen.

[*f*] *Teerfarbstoffe:* 3,00 g Substanz werden in einem 100-ml-Erlenmeyerkolben auf dem Wasserbad geschmolzen, anschließend mit 20,0 ml siedendem Äthanol sowie 3 Tropfen 3 N Salzsäure versetzt und in dem verschlossenen Gefäß 10 s geschüttelt. Das Äthanol

darf im Reagenzglas bei seitlicher Betrachtung gegen einen weißen Hintergrund keine Färbung zeigen.

[*g*] *Hochpolymere:* 1,5 g Substanz werden auf den Handballen verrieben. Es dürfen bei anschließendem, mehrfachem Zusammenschlagen und Auseinanderziehen der Handballen keine spinnwebartigen, dünnen Fäden entstehen.

[*h*] *Flüssige Kohlenwasserstoffe:* 50 g Substanz werden in einer Salbenschale auf dem Wasserbad geschmolzen. Die geschmolzene Substanz wird unter ständigem Rühren mit einem Pistill auf eine Temperatur von 35 °C ± 1 °C abgekühlt und danach bei 20°C 24 h stehengelassen. Anschließend werden 0,20 g der Substanz so in einen Metallnippel des Tropfpunktapparates (III, 10.0.) eingestrichen, daß die Substanz in glatter Fläche die größere Öffnung des Metallnippels verschließt. Der Metallnippel wird mit der durch die Substanz verschlossenen Öffnung auf die Mitte eines Stückes Chromatografierpapier der Sorte D von der Abmessung 10 cm × 10 cm, das auf einer Kristallisierschale von 8 cm Durchmesser liegt, aufgesetzt und anschließend auf diesem bei 35 °C ± 1°C 8 h stehengelassen. Danach wird der auf dem Chromatografierpapier entstandene ellipsenförmige Fleck mit einem Bleistift markiert und seine größte und kleinste Ausdehnung gemessen. Das daraus berechnete arithmetische Mittel wird als Durchmesser bezeichnet. Der mittlere Durchmesser als Ergebnis von mindestens 2 Bestimmungen darf höchstens 70 mm betragen.

[*i*] *Organische Verunreinigungen:* 5,0 ml der bei 70°C geschmolzenen Substanz werden in einem Reagenzglas von 120 mm Länge und 20 mm innerem Durchmesser nach Zusatz von 5,0 ml Schwefelsäure (80,0%) in einem Wasserbad von 70 °C ± 1°C 10 min erwärmt. Nach der 5., 6. und 8. Minute wird das Reagenzglas für je höchstens 3 s aus dem Wasserbad genommen, verschlossen und 3mal kräftig 15 cm nach unten geschlagen. 5 min nach dem Erhitzen darf die Schwefelsäureschicht keine stärkere Färbung als 5,0 ml Farb-VL B 7 (VI, 3.0.) zeigen.

[*j*] *Glührückstand* (VI, 17.0.): 2,000 g Substanz werden, wie unter „Bestimmung des Glührückstandes" angegeben, behandelt. Die Substanz darf höchstens 0,050% Rückstand hinterlassen.

Sonstige Prüfungen

[*k*] *Konsistenz:* Die Substanz wird, wie unter „Salben" (XIV, 18.0.), Bestimmung der Konsistenz angegeben, behandelt. Die Bestimmung wird mit dem Penetrometer durchgeführt. Die Eindringtiefe muß im Bereich von 10 bis 20 mm liegen.

Aufbewahrung

Höchstens 10 Jahre.

Verbandmull

Entfettetes und gebleichtes Gewebe aus gereinigter Baumwolle oder Zellwolle.

Beschreibung

Weißes oder gelbliches Gewebe.
Geruch nicht wahrnehmbar.
Geschmack nicht wahrnehmbar.

Prüflösung I: 15,00 g Verbandmull werden in einem Becherglas mit 150 ml siedendem Wasser versetzt und auf dem Wasserbad 15 min erhitzt. Die durch Absaugen erhaltene Flüssigkeit wird gegebenenfalls filtriert und als Prüflösung I verwendet.

Prüflösung II: Diese Lösung wird nur bereitet, wenn Verbandmull aus Zellwolle geprüft wird und die Prüflösung I nicht klar ist. Andernfalls wird anstelle der Prüflösung II für die Prüfungen nach [*c*], [*d*] und [*e*] Prüflösung I verwendet.
25,0 ml Prüflösung I werden mit 10 Tropfen konzentrierter Salpetersäure versetzt und 2mal mit je 20 ml Äther ausgeschüttelt. Die wäßrige Lösung wird filtriert und als Prüflösung II verwendet.

Reinheitsprüfung

[*a*] *Ätherlösliche Verunreinigungen:* 10,0 g Verbandmull werden in einem Soxhletapparat 4 h extrahiert. Als Extraktionsmittel wird bei Verbandmull aus gereinigter Baumwolle Äther und bei Verbandmull aus Zellwolle die Mischung gleicher Volumen Äther und Methylenchlorid verwendet. Der Extrakt wird, wie unter „Bestimmung des Verdampfungsrückstandes" (VI, 20.0.) angegeben, behandelt. Es dürfen höchstens 0,30% Rückstand verbleiben.

[*b*] *Alkalisch oder sauer reagierende Verunreinigungen:* 50,0 ml Prüflösung I müssen nach Zusatz von 3 Tropfen Phenolphthalein-I farblos und nach darauffolgendem Zusatz von 0,150 ml 0,1 N Kalilauge rot gefärbt sein.

[*c*] *Kalzium-Ionen* (VI, 10.0.): 2,00 ml Prüflösung II dürfen nach Zusatz von 8,0 ml Wasser bei der „Prüfung auf Kalzium-Ionen" keine stärkere Trübung als die Vergleichsprobe zeigen (höchstens 0,025% $Ca^{2\oplus}$).

[*d*] *Chlorid-Ionen* (VI, 7.0.): 0,50 ml Prüflösung II dürfen nach Zusatz von 9,5 ml Wasser bei der „Prüfung auf Chlorid-Ionen" keine stärkere Trübung als die Vergleichsprobe zeigen (höchstens 0,02% $Cl^{\ominus}$).

[*e*] *Sulfat-Ionen* (VI, 16.0.): 2,00 ml Prüflösung II dürfen nach Zusatz von 8,0 ml Wasser bei der „Prüfung auf Sulfat-Ionen“ keine stärkere Trübung als die Vergleichsprobe zeigen (höchstens 0,025% $SO_4^{2\ominus}$).

[*f*] *Stärke:* Verbandmull darf beim Betupfen mit 1 Tropfen 0,01 N Jodlösung keine blaue Färbung zeigen.

[*g*] *Schönungsmittel:* 5,0 ml Prüflösung I müssen farblos bzw. dürfen bei sterilisiertem Verbandmull nicht stärker gefärbt sein als 5,0 ml Farb-VL Ge 3 (VI, 3.0.).

[*h*] *Fluoreszierende Schönungsmittel:* Verbandmull darf im ultravioletten Licht der Wellenlänge von 366 nm höchstens eine schwach hell- oder schwach rötlichblaue, aber keine starke Fluoreszenz zeigen.

[*i*] *Kupferzahl* (XII, 1.0.): Verbandmull wird, wie unter „Bestimmung der Kupferzahl“ angegeben, behandelt. Zur Bestimmung werden bei Verbandmull aus gereinigter Baumwolle 60,0 ml und bei Verbandmull aus Zellwolle 80,0 ml Kupfertartrat-RL verwendet. Die Kupferzahl darf bei Verbandmull aus gereinigter Baumwolle höchstens 0,50 und nach der Sterilisation höchstens 0,65, bei Verbandmull aus Zellwolle höchstens 1,20 und nach der Sterilisation höchstens 1,65 betragen.

[*j*] *Glührückstand* (VI, 17.0.): 2,000 g Verbandmull werden, wie unter „Bestimmung des Glührückstandes“ angegeben, behandelt. Der Verbandmull darf höchstens 0,30% Rückstand hinterlassen.

[*k*] *Trocknungsverlust* (VI, 19.0.): 1,0000 g Verbandmull wird, wie unter „Bestimmung des Trocknungsverlustes“ angegeben, behandelt und bei 105 °C 120 min getrocknet. Der Verbandmull aus gereinigter Baumwolle darf höchstens 8,0% und der aus Zellwolle höchstens 11,0% Masse verlieren.

Wertbestimmung

[*l*] *Untersinkdauer:* 1,000 g Verbandmull von quadratischem Format wird mit einer Pinzette 4mal, d. h. auf 16 Lagen gefaltet, glattgestrichen und auf Wasser leicht aufgelegt. Die Zeit bis zum Untersinken wird mit der Stoppuhr gemessen. Die mittlere Untersinkdauer als Ergebnis von 5 Bestimmungen darf höchstens 10 s betragen.

Sonstige Prüfungen

[*m*] *Fadenzahl:* mindestens 19 Fäden je Quadratzentimeter in Kette und Schuß zusammen. Zur Bestimmung wird der Verbandmull glattgestrichen. Die Fäden werden an 3 verschiedenen Stellen jeweils an einer Fläche von 10 cm × 10 cm gezählt.

[*n*] *Flächenmasse:* mindestens 28,0 g je Quadratmeter. Zur Bestimmung wird eine Fläche von 50 cm × 50 cm Verbandmull herausgeschnitten. Die Masse darf nicht weniger als 7,00 g betragen.

Verbandzellstoff

Kurze oder längere, miteinander verfilzte Zellulosefasern, die in der Regel aus Nadel- oder Laubhölzern gewonnen, von Lignin und anderen Begleitstoffen weitgehend befreit und gebleicht sind.

Beschreibung

Übereinanderliegende weiße, sehr dünne, poröse und gekreppte Vliese.
Im mikroskopischen Bild sind bei Verbandzellstoff aus Nadelholz Gefäßteile mit Hoftüpfeln und bei Verbandzellstoff aus Laubholz einfach getüpfelte Gefäßteile erkennbar.
Geruch nicht wahrnehmbar.
Geschmack nicht wahrnehmbar.

Prüflösung: 15,00 g Verbandzellstoff werden in einem Becherglas mit 150 ml siedendem Wasser versetzt und auf dem Wasserbad 15 min erhitzt. Die durch Absaugen erhaltene Flüssigkeit wird gegebenenfalls filtriert und als Prüflösung verwendet.

Reinheitsprüfung

[a] *Alkalisch oder sauer reagierende Verunreinigungen:* 50,0 ml Prüflösung müssen nach Zusatz von 3 Tropfen Phenolphthalein-I farblos und nach darauffolgendem Zusatz von 0,150 ml 0,1 N Kalilauge rot gefärbt sein.

[b] *Kalzium-Ionen* (VI, 10.0.): 1,00 ml Prüflösung darf nach Zusatz von 9,0 ml Wasser bei der „Prüfung auf Kalzium-Ionen“ keine stärkere Trübung als die Vergleichsprobe zeigen (höchstens 0,05% $Ca^{2\oplus}$).

[c] *Chlorid-Ionen* (VI, 7.0.): 0,50 ml Prüflösung dürfen nach Zusatz von 9,5 ml Wasser bei der „Prüfung auf Chlorid-Ionen“ keine stärkere Trübung als die Vergleichsprobe zeigen (höchstens 0,02% $Cl^{\ominus}$).

[d] *Sulfat-Ionen* (VI, 16.0.): 1,00 ml Prüflösung darf nach Zusatz von 9,0 ml Wasser bei der „Prüfung auf Sulfat-Ionen“ keine stärkere Trübung als die Vergleichsprobe zeigen (höchstens 0,05% $SO_4^{2\ominus}$).

[e] *Lignin:* Verbandzellstoff wird mit 1 Tropfen Phlorogluzin-RL befeuchtet. Nach 60 s werden auf die befeuchtete Stelle 2 Tropfen 6 N Salzsäure gegeben. Der Verbandzellstoff darf höchstens eine schwache Rosafärbung, aber keine Rotfärbung zeigen.

[f] *Schönungsmittel:* 5,0 ml Prüflösung müssen farblos sein.

[*g*] *Fluoreszierende Schönungsmittel:* Verbandzellstoff darf im ultravioletten Licht der Wellenlänge von 366 nm höchstens eine schwach hellblaue oder schwach rötlichblaue, aber keine starke Fluoreszenz zeigen.

[*h*] *Unzulässige Mengen kurzer Fasern:* Verbandzellstoff darf beim Zerreißen nur wenig stäuben.

[*i*] *Glührückstand* (VI, 17.0.): 1,000 g Verbandzellstoff wird, wie unter „Bestimmung des Glührückstandes" angegeben, behandelt. Der Verbandzellstoff darf höchstens 0,50% Rückstand hinterlassen.

[*j*] *Trocknungsverlust* (VI, 19.0.): 1,0000 g Verbandzellstoff wird, wie unter „Bestimmung des Trocknungsverlustes" angegeben, behandelt und bei 105 °C 120 min getrocknet. Der Verbandzellstoff darf höchstens 8,0% Masse verlieren.

Wertbestimmung

[*k*] *Untersinkdauer* (XII, 2.0.): Verbandzellstoff wird, wie unter „Bestimmung der Untersinkdauer" angegeben, behandelt. Die Untersinkdauer darf höchstens 10 s betragen.

Sonstige Prüfungen

[*l*] *Flächenmasse:* Höchstens 24,0 g je Quadratmeter. Zur Bestimmung wird eine Fläche von 10 cm × 10 cm aus 10 übereinandergelegten Einzellagen Verbandzellstoff herausgeschnitten. Der Mittelwert der Ergebnisse von mindestens 5 Bestimmungen darf höchstens 2,40 g betragen.

Xanthocillinum

Xanthozillin

Xantocillinum

1.4-Bis-[4-hydroxyphenyl]-2.3-diisozyanobutadien-(1.3)

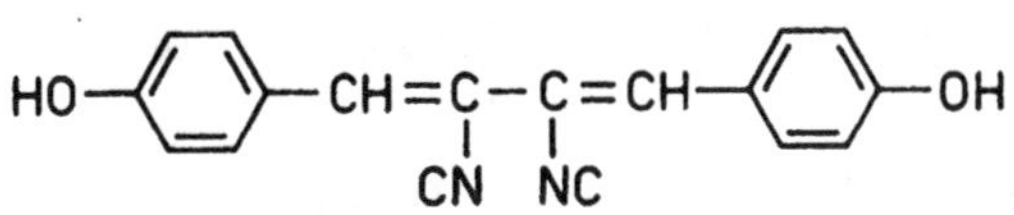

$C_{18}H_{12}N_2O_2$ (288,3)

Wirksamkeit mindestens 90,0% der Wirksamkeit des Xanthozillin-Standards.

Beschreibung

Gelbes, mikrokristallines Pulver.
Geruch nicht wahrnehmbar.
Geschmack nicht wahrnehmbar.

Löslichkeit:	Wasser	fast unlöslich
	Äthanol	schwer löslich

Identitätsprüfung

[*a*] *Lichtabsorption* (III, 5.0.): Die Prüfung ist unter Lichtschutz durchzuführen. 0,0400 g Substanz werden in Methanol zu 100,00 ml gelöst. 5,00 ml der Lösung werden mit Methanol zu 50,00 ml aufgefüllt. 5,00 ml dieser Lösung werden mit Methanol zu 100,00 ml aufgefüllt. Die Lösung zeigt bei 364 nm ± 1 nm ein Absorptionsmaximum. 20,0 ml der Lösung zeigen nach Zusatz von 5,0 ml 0,5 N Kalilauge bei 430 nm ± 3 nm ein Absorptionsmaximum.

[*b*] Die Prüfung wird, wie unter „Dünnschichtchromatografische Prüfung" (III, 12.0.) angegeben, durchgeführt.
Adsorptionsschicht: Kieselgel G
Aufzutragende Lösung: 0,0100 g Substanz wird in 5,0 ml Methanol gelöst. 5,0 µl der Lösung werden als Startfleck a aufgetragen.
Aufzutragende Lösung der Testsubstanz: 0,0100 g Xanthozillin-Standard wird in 5,0 ml Methanol gelöst. 5,0 µl der Lösung werden als Startfleck b aufgetragen.
Die Lösungen sind vor Licht geschützt aufzubewahren.
Laufmittel: Xylol—iso-Propanol (80+20)
Das Chromatografieren ist unter Lichtschutz durchzuführen.
Trocknung: Die Dünnschichtplatte wird bei 120 °C 30 min getrocknet.

Auswertung: Der R_F-Wert des braunen Testsubstanzfleckes muß im Bereich von 0,60 bis 0,75 liegen.
Das Chromatogramm zeigt über dem Startpunkt a einen braunen Fleck mit dem R_F-Wert des Fleckes der Testsubstanz.

Reinheitsprüfung

[c] *Unlösliche Verunreinigungen* (VI, 2.0.): 0,050 g Substanz müssen sich in 2,00 ml Dimethylformamid lösen. Die Lösung muß klar sein.

[d] *Reaktion:* 0,500 g Substanz werden mit 10,0 ml kohlendioxidfreiem Wasser versetzt. Die Mischung wird geschüttelt. Sie muß einen pH-Wert (III, 7.0.) im Bereich von 5,0 bis 7,5 zeigen.

[e] *Glührückstand* (VI, 17.0.): 0,2000 g Substanz werden, wie unter „Bestimmung des Glührückstandes" angegeben, behandelt. Die Substanz darf höchstens 0,50% Rückstand hinterlassen.

[f] *Trocknungsverlust* (VI, 19.0.): 0,2000 g Substanz werden, wie unter „Bestimmung des Trocknungsverlustes" angegeben, behandelt und bei 105 °C getrocknet. Die Substanz darf höchstens 1,0% Masse verlieren.

Biologische Wertbestimmung

[g] Die Substanz wird, wie unter „Bestimmung der Antibiotika" (X, 1.0.) angegeben, geprüft.
Alle Arbeiten sind unter Lichtschutz durchzuführen. Zur Prüfung wird 0,1000 g Xanthozillin-Standard in der Mischung aus 20 Volumenteilen 1 N Natronlauge und 80 Volumenteilen Wasser zu 100,00 ml gelöst. 10,00 ml der Lösung werden mit Wasser zu 100,00 ml aufgefüllt. Diese Lösung ist sehr kühl und vor Licht- und Lufteinwirkung geschützt aufzubewahren und darf höchstens 10 d verwendet werden.
Die Bestimmung wird unter Verwendung von Bacillus subtilis ATCC 6633 und Kulturmedium 2 (X, 7.0.) durchgeführt. Die Bebrütung erfolgt bei 37 °C ± 1 °C.

Aufbewahrung

Vorsichtig!
Vor Licht geschützt.

Dosierung

Maximalkonzentration: 5%

Xylosum

Xylose

α-D-Xylopyranose

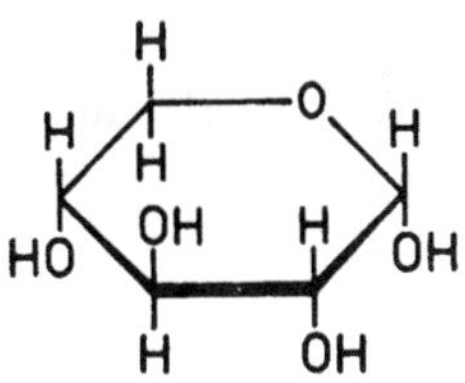

$C_5H_{10}O_5$ (150,1)

Beschreibung

Weißes, kristallines Pulver.
Geruch nicht wahrnehmbar.
Geschmack schwach süß.

Löslichkeit: Wasser . . . . leicht löslich
Äthanol . . . . sehr schwer löslich

Prüflösung: 2,000 g Substanz werden in kohlendioxidfreiem Wasser zu 40,0 ml gelöst.

Identitätsprüfung

[*a*] *Optische Drehung* (III, 6.0.): $[\alpha]_D^{20} = +19{,}0$ bis $+20{,}0°$. Zur Bestimmung werden 2,5000 g Substanz in 20,0 ml Wasser gelöst. Die Lösung wird nach Zusatz von 1 Tropfen 3 N Ammoniaklösung mit Wasser zu 25,00 ml aufgefüllt.
20,0 ml der Lösung sind für die Prüfungen nach [*e*] und [*f*] aufzubewahren.

[*b*] Die Prüfung wird, wie unter „Dünnschichtchromatografische Prüfung" (III, 12.0.) angegeben, durchgeführt.
Zelluloseschicht: Zellulosepulver FND
Aufzutragende Lösungen: Lösung 1: 0,150 g Substanz werden in 10,0 ml Wasser gelöst. 20,0 µl der Lösung werden als 20 mm langes Startband a aufgetragen.
Lösung 2: 1,00 ml Lösung 1 wird mit Wasser zu 25,0 ml aufgefüllt. 10,0 µl der Lösung werden als Startfleck b aufgetragen.
Lösung 3: 0,030 g Xylose-Standard werden in 2,00 ml Wasser gelöst. 20,0 µl der Lösung werden als 20 mm langes Startband c aufgetragen.
Aufzutragende Lösung der Testsubstanz: 1,00 ml Lösung 3 wird mit Wasser zu 25,0 ml aufgefüllt. 10,0 µl der Lösung werden als Startfleck d aufgetragen.
Die Startflecke b und d werden in der Mitte der Dünnschichtplatte zwischen den beiden

Startbändern in einer Entfernung von 10 mm voneinander aufgetragen. Beim Auftragen darf das Trocknen nicht durch einen Heißluftstrom beschleunigt werden.

Laufmittel: Äthylazetat-Pyridin-Wasser (61 + 23 + 16)

Es wird 3mal chromatografiert und die Dünnschichtplatte zwischendurch jeweils an der Luft 10 min aufbewahrt.

Trocknung: Die Dünnschichtplatte wird nach dem letzten Chromatografieren an der Luft aufbewahrt, bis das Laufmittel verdunstet ist.

Detektion: Reagenz: Anilin-RL*

Die Dünnschichtplatte wird nach dem Besprühen mit dem Reagenz bei 90 bis 105 °C 20 min erhitzt.

Auswertung: Das Chromatogramm zeigt über den Startpunkten b und d in gleicher Entfernung von den Startpunkten je einen braunen Fleck.

Das Chromatogramm ist für die Prüfung nach [*i*] aufzubewahren.

Reinheitsprüfung

[*c*] *Unlösliche Verunreinigungen, Farbe* (VI, 2.0./3.0.): 0,500 g Substanz müssen sich in 4,0 ml Wasser lösen. Die Lösung muß klar und farblos sein.

[*d*] *Alkalisch oder sauer reagierende Verunreinigungen:* 10,0 ml Prüflösung müssen nach Zusatz von 2 Tropfen Phenolphthalein-I farblos und nach darauffolgendem Zusatz von 0,300 ml 0,01 N Kalilauge rot gefärbt sein.

[*e*] *Kalzium-Ionen* (VI, 10.0.): 10,0 ml der Lösung von [*a*] dürfen bei der „Prüfung auf Kalzium-Ionen" keine stärkere Trübung als die Vergleichsprobe zeigen (höchstens 0,005% $Ca^{2\oplus}$).

[*f*] *Schwermetall-Ionen* (VI, 15.0.): 10,0 ml der Lösung von [*a*] dürfen bei der „Prüfung auf Schwermetall-Ionen" nach Methode I keine stärkere Färbung und gegebenenfalls keine stärkere Trübung als die Vergleichsprobe zeigen (höchstens 0,001%, berechnet als $Pb^{2\oplus}$).

[*g*] *Chlorid-Ionen* (VI, 7.0.): 4,00 ml Prüflösung dürfen nach Zusatz von 6,0 ml Wasser bei der „Prüfung auf Chlorid-Ionen" keine stärkere Trübung als die Vergleichsprobe zeigen (höchstens 0,005% $Cl^{\ominus}$).

[*h*] *Sulfat-Ionen* (VI, 16.0.): 10,0 ml Prüflösung dürfen bei der „Prüfung auf Sulfat-Ionen" keine stärkere Trübung als die Vergleichsprobe zeigen (höchstens 0,01% $SO_4^{2\ominus}$).

[*i*] *Fremde Zucker:* Das Chromatogramm von [*b*] darf über der Startlinie a außer einem braunen Fleck nur Flecke zeigen, die hinsichtlich Laufstrecke mit denen über der Startlinie c übereinstimmen und die nicht stärker gefärbt sind als diese.

[*j*] *Sulfatasche* (VI, 18.0.): 1,000 g Substanz wird, wie unter „Bestimmung der Sulfatasche" angegeben, behandelt. Die Substanz darf höchstens 0,10% Rückstand hinterlassen.

[k] *Trocknungsverlust* (VI, 19.0.): 0,4000 g Substanz werden, wie unter „Bestimmung des Trocknungsverlustes“ angegeben, behandelt und bei 105 °C 120 min getrocknet. Die Substanz darf höchstens 0,50% Masse verlieren.

Aufbewahrung

Höchstens 10 Jahre.

Yohimbinum hydrochloricum

Yohimbinhydrochlorid

1.1a.2.3.4.5.5a.6.12.13-Dekahydro-4-hydroxy-5-karbomethoxy-6aH-isochinolino-[3.2:a]-β-karbolinhydrochlorid

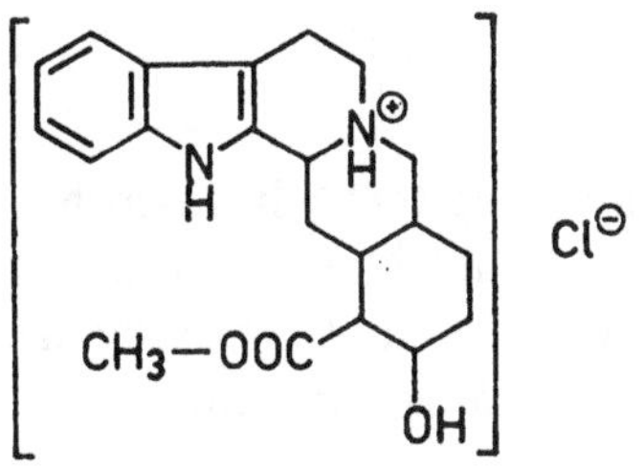

$(C_{21}H_{26}N_2O_3)HCl$ (390,9)

Gehalt 99,0 bis 101,0% Yohimbinhydrochlorid, berechnet auf die bei 105 °C getrocknete Substanz.

Beschreibung

Weißes oder nahezu weißes, kristallines Pulver.
Geruch nicht wahrnehmbar.
Geschmack schwach bitter.

Löslichkeit: Wasser . . . . schwer löslich
Wasser (100 °C) . . . . mäßig löslich
Äthanol . . . . schwer löslich

Prüflösung: 0,5000 g Substanz werden in kohlendioxidfreiem Wasser zu 50,00 ml gelöst.

Identitätsprüfung

[a] *Optische Drehung* (III, 6.0.): $[\alpha]_D^{20} = +98{,}0$ bis $+106{,}0°$. Zur Bestimmung werden die Prüflösung und ein Beobachtungsrohr von 20 cm Länge verwendet.
Die Prüflösung ist für die weiteren Prüfungen aufzubewahren.

[b] *Eutektische Temperatur der Mischung mit Dizyandiamid* (III, 8.0.): 189 bis 197 °C unter Zersetzung

[c] 5,0 ml Prüflösung geben nach Zusatz von 5 Tropfen 5 N Salpetersäure und 1,0 ml 0,1 N Silbernitratlösung einen weißen Niederschlag.

Reinheitsprüfung

[d] *Unlösliche Verunreinigungen, Farbe* (VI, 2.0./3.0.): 5,0 ml Prüflösung müssen klar und dürfen nicht stärker gefärbt sein als 5,0 ml Farb-VL Ge 1.

[e] *Alkalisch oder sauer reagierende Verunreinigungen:* Je 10,0 ml Prüflösung müssen nach Zusatz von 2 Tropfen Methylrot-I rot oder orange bzw. nach Zusatz von 2 Tropfen Bromphenolblau-I blau oder blaugrün gefärbt sein.

[f] *Sulfatasche* (VI, 18.0.): 1,000 g Substanz wird, wie unter „Bestimmung der Sulfatasche" angegeben, behandelt. Die Substanz darf höchstens 0,10% Rückstand hinterlassen.

[g] *Trocknungsverlust* (VI, 19.0.): 0,4000 g Substanz werden, wie unter „Bestimmung des Trocknungsverlustes" angegeben, behandelt und bei 105 °C 120 min getrocknet. Die Substanz darf höchstens 1,0% Masse verlieren.

Gehaltsbestimmung

[h] 0,3000 g Substanz werden in einem Erlenmeyerkolben mit aufgesetztem Silikagelrohr in der Mischung aus 40,0 ml wasserfreier Essigsäure und 10,0 ml Quecksilber(II)-azetat-RL unter Erwärmen gelöst. Nach dem Abkühlen auf 20 °C und Zusatz von 3 Tropfen Kristallviolett-I wird die Lösung mit 0,1 N Perchlorsäure bis zum Farbumschlag nach Grün titriert (Feinbürette).

1 ml 0,1 N Perchlorsäure ist 39,09 mg Yohimbinhydrochlorid äquivalent.
Der Gehalt wird auf die bei 105 °C getrocknete Substanz berechnet.

Aufbewahrung

Vorsichtig!
Vor Licht geschützt.

Dosierung

Einzelmaximaldosis:		Tagesmaximaldosis:	
oral	0,03 g	oral	0,1 g
sk.	0,02 g	sk.	0,06 g

Zellwolle

Regenerierte Zellulosefäden, die nach dem Viskoseverfahren hergestellt sind.

Beschreibung

Weiße oder gelbliche, glänzende, glatte, 3 bis 4 cm lange Fasern.
Geruch nicht wahrnehmbar.
Geschmack nicht wahrnehmbar.

Prüflösung I: 15,00 g Zellwolle werden in einem Becherglas mit 150 ml siedendem Wasser versetzt und auf dem Wasserbad 15 min erhitzt. Die durch Absaugen erhaltene Flüssigkeit wird gegebenenfalls filtriert und als Prüflösung I verwendet.

Prüflösung II: 25,0 ml Prüflösung I werden mit 10 Tropfen konzentrierter Salpetersäure versetzt und 2mal mit je 20 ml Äther ausgeschüttelt. Die wäßrige Lösung wird filtriert und als Prüflösung II verwendet.

Identitätsprüfung

[*a*] Zellwolle zeigt beim Betupfen mit 1 Tropfen Chlorzinkjod-RL eine blauviolette Färbung, die sofort an Intensität zunimmt.

Reinheitsprüfung

[*b*] *Ätherlösliche Verunreinigungen:* 10,0 g Zellwolle werden in einem Soxhletapparat mit der Mischung gleicher Volumen Äther und Methylenchlorid 4 h extrahiert. Der Extrakt wird, wie unter „Bestimmung des Verdampfungsrückstandes" (VI, 20.0.) angegeben, behandelt. Es dürfen höchstens 0,30% Rückstand verbleiben.

[*c*] *Alkalisch oder sauer reagierende Verunreinigungen:* 50,0 ml Prüflösung I müssen nach Zusatz von 3 Tropfen Phenolphthalein-I farblos und nach darauffolgendem Zusatz von 0,150 ml 0,1 N Kalilauge rot gefärbt sein.

[*d*] *Kalzium-Ionen* (VI, 10.0.): 2,00 ml Prüflösung II dürfen nach Zusatz von 8,0 ml Wasser bei der „Prüfung auf Kalzium-Ionen" keine stärkere Trübung als die Vergleichsprobe zeigen (höchstens 0,025% $Ca^{2\oplus}$).

[*e*] *Chlorid-Ionen* (VI, 7.0.): 1,00 ml Prüflösung II darf nach Zusatz von 9,0 ml Wasser bei der „Prüfung auf Chlorid-Ionen" keine stärkere Trübung als die Vergleichsprobe zeigen (höchstens 0,01% $Cl^{\ominus}$).

[*f*] *Sulfat-Ionen* (VI, 16.0.): 1,00 ml Prüflösung II darf nach Zusatz von 9,0 ml Wasser bei der „Prüfung auf Sulfat-Ionen" keine stärkere Trübung als die Vergleichsprobe zeigen (höchstens 0,05% $SO_4^{2\ominus}$).

3046/I
2. AB – DDR/163/75

[*g*] *Schönungsmittel:* 5,0 ml Prüflösung I dürfen nicht stärker gefärbt sein als 5,0 ml Farb-VL Ge 3 (VI, 3.0.).

[*h*] *Fluoreszierende Schönungsmittel:* Zellwolle darf im ultravioletten Licht der Wellenlänge von 366 nm höchstens eine schwach hellblaue oder schwach rötlichblaue, aber keine starke Fluoreszenz zeigen.

[*i*] *Kupferzahl* (XII, 1.0.): Zellwolle wird, wie unter „Bestimmung der Kupferzahl" angegeben, behandelt. Zur Bestimmung werden 80,0 ml Kupfertartrat-RL verwendet. Die Kupferzahl darf höchstens 1,20 und bei sterilisierter Zellwolle höchstens 1,65 betragen.

[*j*] *Glührückstand* (VI, 17.0.): 2,000 g Zellwolle werden, wie unter „Bestimmung des Glührückstandes" angegeben, behandelt. Die Zellwolle darf höchstens 0,30% Rückstand hinterlassen.

[*k*] *Trocknungsverlust* (VI, 19.0.): 1,0000 g Zellwolle wird, wie unter „Bestimmung des Trocknungsverlustes" angegeben, behandelt und bei 105 °C 120 min getrocknet. Die Zellwolle darf höchstens 11,0% Masse verlieren.

Wertbestimmung

[*l*] *Untersinkdauer* (XII, 2.0.): Zellwolle wird, wie unter „Bestimmung der Untersinkdauer" angegeben, behandelt. Die Untersinkdauer darf höchstens 10 s betragen.

[*m*] *Wasseraufnahmevermögen* (XII, 3.0.): Zellwolle wird, wie unter „Bestimmung des Wasseraufnahmevermögens" angegeben, behandelt. 1 g Zellwolle muß mindestens 18,0 g Wasser aufnehmen.

[*n*] *Wasserhaltevermögen* (XII, 4.0.): Zellwolle wird, wie unter „Bestimmung des Wasserhaltevermögens" angegeben, behandelt. 1 g Zellwolle muß mindestens 16,0 g Wasser festhalten.

Zincum chloratum

Zinkchlorid

$ZnCl_2$ (136,3)

Gehalt 95,0 bis 100,5% Zinkchlorid.

Beschreibung

Weißes, kristallines Pulver oder weiße Stangen.
Geruch nicht wahrnehmbar.
Geschmack brennend und stark zusammenziehend.
Die Substanz ist hygroskopisch.

Löslichkeit: Wasser . . . . sehr leicht löslich
Äthanol . . . . fast unlöslich

Prüflösung: 1,50 g Substanz werden unter Zusatz von 15 Tropfen 1 N Salzsäure in Wasser zu 30,0 ml gelöst.

Identitätsprüfung

[*a*] 8 Tropfen Prüflösung geben nach Zusatz von 5,0 ml Wasser, 5 Tropfen Kupfer(II)-sulfatlösung (1,00 g/100,0 ml) und 10 Tropfen Ammoniumtetrathiozyanatomerkurat-(II)-RL einen violetten, kristallinen Niederschlag.

[*b*] 0,10 g Substanz wird unter Zusatz von 10 Tropfen 5 N Salpetersäure in 5,0 ml Wasser gelöst. Die Lösung gibt nach Zusatz von 1,0 ml 0,1 N Silbernitratlösung einen weißen Niederschlag, der sich nach Zusatz von 2,0 ml 6 N Ammoniaklösung löst.

Reinheitsprüfung

[*c*] *Unlösliche Verunreinigungen, Farbe* (VI, 2.0./3.0.): 10,0 ml Prüflösung müssen klar und farblos sein.

[*d*] *Alkalisch oder sauer reagierende Verunreinigungen:* 1,00 g Substanz wird in 10,0 ml kohlendioxidfreiem Wasser gelöst. Die Lösung muß nach Zusatz von 3 Tropfen Methylorange-I gelb oder gelborange und nach darauffolgendem Zusatz von 4,90 ml 0,1 N Salzsäure rot gefärbt sein.

[*e*] *Aluminium-, Magnesium-, Kupfer-Ionen:* 1,50 ml Prüflösung dürfen nach Zusatz von 3,5 ml Wasser bei der „Prüfung auf Kupfer-Ionen“ (VI, 11.0.) nach 15 min weder eine Trübung noch eine Färbung zeigen.

[*f*] *Blei(II)-Ionen:* 5,0 ml Prüflösung werden mit 2,0 ml Natriumazetatlösung (20,0 g/100,0 ml), 3,0 ml Wasser sowie 10 Tropfen Kaliumdichromatlösung (0,50 g/100,0 ml)

versetzt und 5 s geschüttelt. Die Lösung darf keine stärkere Trübung als die nachstehend beschriebene Vergleichsprobe zeigen (höchstens 0,02% $Pb^{2\oplus}$).
Vergleichsprobe: 0,500 ml konzentrierte Blei-VL (VI, 15.0.) werden mit 2,0 ml Natriumazetatlösung (20,0 g/100,0 ml), 2 Tropfen 1 N Salzsäure, 7,5 ml Wasser sowie 10 Tropfen Kaliumdichromatlösung (0,50 g/100,0 ml) versetzt und 5 s geschüttelt.

[*g*] *Eisen-Ionen:* 10,0 ml Prüflösung werden mit 2,0 ml Zitronensäurelösung (20,0 g/100,0 ml) und 1,00 ml Thioglykolsäure versetzt. Die Lösung wird mit 6 N Ammoniaklösung auf einen pH-Wert im Bereich von 8 bis 10 eingestellt, mit Wasser zu 20,0 ml aufgefüllt und geschüttelt. Diese Lösung darf keine stärkere Färbung als die nachstehend beschriebene Vergleichsprobe zeigen (höchstens 0,002% $Fe^{2\oplus}/Fe^{3\oplus}$).
Vergleichsprobe: 1,00 ml Eisen-VL (VI, 8.0.) wird mit 9,0 ml Wasser, 2,0 ml Zitronensäurelösung (20,0 g/100,0 ml) und 1,00 ml Thioglykolsäure versetzt. Die Lösung wird mit 6 N Ammoniaklösung auf einen pH-Wert im Bereich von 8 bis 10 eingestellt, mit Wasser zu 20,0 ml aufgefüllt und geschüttelt.

[*h*] *Nitrat-Ionen* (VI, 13.0.): 0,50 ml Prüflösung dürfen nach Zusatz von 2,50 ml Wasser bei der „Prüfung auf Nitrat-Ionen" keinen blauen Ring zeigen.

[*i*] *Sulfat-Ionen* (VI, 16.0.): 1,00 ml Prüflösung darf nach Zusatz von 9,0 ml Wasser bei der „Prüfung auf Sulfat-Ionen" keine stärkere Trübung als die Vergleichsprobe zeigen (höchstens 0,1% $SO_4^{2\ominus}$).

Gehaltsbestimmung

[*j*] 0,5000 g Substanz werden unter Zusatz von 1,0 ml 1 N Salzsäure in Wasser zu 100,00 ml gelöst. 20,00 ml der Lösung werden nach Zusatz von 80 ml Wasser mit 1 N Kalilauge versetzt, bis eine Trübung entsteht. Nach Zusatz von 5,0 ml Ammoniumchlorid-Ammoniak-Puffer Nr. 1 und 0,30 g Eriochromschwarz-T-I wird die Lösung mit 0,1 M ÄDTA-Lösung bis zum Farbumschlag nach Blau titriert (Feinbürette).

1ml 0,1 M ÄDTA-Lösung ist 13,63 mg Zinkchlorid äquivalent.

Aufbewahrung

Vorsichtig!
In sehr gut verschlossenen Gefäßen.

Dosierung

Maximalkonzentration: 0,05% zur Anwendung am Auge
0,5% zu Spülungen

Zincum dijodphenolsulfonicum

Zinkdijodphenolsulfonat

Zinksalz der 4-Hydroxy-3.5-dijodbenzolsulfonsäure

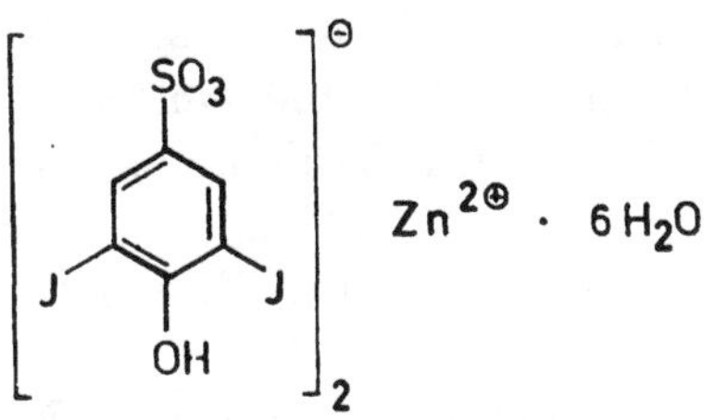

$C_{12}H_6J_4O_8S_2Zn \cdot 6\,H_2O$ (1023,4)

Gehalt mindestens 95,0% wasserfreies Zinkdijodphenolsulfonat [$C_{12}H_6J_4O_8S_2Zn$ (915,3)], berechnet auf die bei 105 °C getrocknete Substanz.

Beschreibung

Farblose Nadeln oder weißes, kristallines Pulver.
Geruch nicht wahrnehmbar.
Geschmack bitter und zusammenziehend.
Die Substanz verwittert an der Luft.

Löslichkeit: Wasser . . . . mäßig löslich
Äthanol . . . . leicht löslich

Prüflösung: 1,500 g Substanz werden in 60,0 ml Wasser unter Erwärmen gelöst. Nach dem Abkühlen auf 18 bis 20 °C wird die Mischung filtriert und das Filtrat unter Waschen des Rückstandes mit Wasser zu 60,0 ml aufgefüllt.

Identitätsprüfung

[*a*] 6,0 ml Prüflösung geben nach Zusatz von 5 Tropfen Kupfer(II)-sulfatlösung (1,00 g/ 100,0 ml) und 10 Tropfen Ammoniumtetrathiozyanatomerkurat(II)-RL einen violetten, kristallinen Niederschlag.

[*b*] 5,0 ml Prüflösung zeigen nach Zusatz von 1 Tropfen Eisen(III)-chloridlösung (5,0 g/ 100,0 ml) eine violette Färbung.

[*c*] 0,100 g Substanz wird über einer kleinen Flamme erhitzt. Die entweichenden Dämpfe zeigen eine violette Färbung. Es entsteht ein teerartiger Rückstand.

Reinheitsprüfung

[*d*] *Unlösliche Verunreinigungen, Farbe* (VI, 3.0.): 2,000 g Substanz werden in 40,0 ml Wasser unter Erwärmen gelöst. Die 48 bis 52 °C warme Lösung wird durch einen bei 105 °C bis zur Massekonstanz getrockneten Glasfiltertiegel G 4 filtriert. Der Rückstand

wird 3mal mit je 10,0 ml Wasser gewaschen und bei 105 °C bis zur Massekonstanz getrocknet. Die Substanz darf höchstens 0,050% Rückstand hinterlassen.

10,0 ml Prüflösung müssen farblos sein.

[e] *Aluminium-, Magnesium-, Kupfer-Ionen:* 5,0 ml Prüflösung dürfen bei der „Prüfung auf Kupfer-Ionen" (VI, 11.0.) nach 15 min weder eine Trübung noch eine Färbung zeigen.

[f] *Barium-Ionen* (VI, 6.0.): 5,0 ml Prüflösung dürfen bei der „Prüfung auf Barium-Ionen" keine Trübung zeigen.

[g] *Blei(II)-Ionen:* 0,375 g Substanz werden unter Erwärmen in Wasser zu 12,0 ml gelöst. Nach dem Abkühlen auf 10 bis 15 °C wird die Mischung filtriert. 8,0 ml des Filtrates dürfen nach Zusatz von 2,0 ml Natriumazetatlösung (20,0 g/100,0 ml) und 10 Tropfen Kaliumdichromatlösung (0,50 g/100,0 ml) keine stärkere Trübung als die nachstehend beschriebene Vergleichsprobe zeigen (höchstens 0,004% $Pb^{2\oplus}$).

Vergleichsprobe: 10,0 ml Blei-VL (VI, 15.0.) werden mit 10 Tropfen Kaliumdichromatlösung (0,50 g/100,0 ml) versetzt.

[h] *Kalzium-Ionen* (VI, 10.0.): 5,0 ml Prüflösung dürfen nach Zusatz von 1,00 ml 6 N Ammoniaklösung und 4,0 ml Wasser bei der „Prüfung auf Kalzium-Ionen" keine stärkere Trübung als die Vergleichsprobe zeigen (höchstens 0,04 % $Ca^{2\oplus}$).

[i] *Sulfat-Ionen:* 5,0 ml Prüflösung dürfen nach Zusatz von 1,00 ml 6 N Ammoniaklösung, 5,0 ml Wasser und 1,00 ml Bariumchloridlösung (5,0 g/100,0 ml) keine stärkere Trübung als die nachstehend beschriebene Vergleichsprobe zeigen (höchstens 0,04% $SO_4^{2\ominus}$).

Vergleichsprobe: 10,0 ml der unter „Prüfung auf Sulfat-Ionen" (VI, 16.0.) angegebenen Sulfat-VL werden mit 1,00 ml 6 N Ammoniaklösung und 1,00 ml Bariumchloridlösung (5,0 g/100,0 ml) versetzt.

[j] *Trocknungsverlust* (VI, 19.0.): 1,0000 g Substanz wird, wie unter „Bestimmung des Trocknungsverlustes" angegeben, behandelt und bei 105 °C getrocknet. Die Substanz darf nicht weniger als 7,2% und nicht mehr als 11,0% Masse verlieren.

Gehaltsbestimmung

[k] 0,9000 g Substanz werden in 100 ml Wasser gelöst. Die Lösung wird tropfenweise mit 1 N Kalilauge versetzt, bis eine Trübung entsteht. Nach Zusatz von 5,0 ml Ammoniumchlorid-Ammoniak-Puffer Nr. 1 und 0,100 g Eriochromschwarz-T-I wird die Lösung mit 0,1 M ÄDTA-Lösung bis zum Farbumschlag nach Blau titriert (Feinbürette).

1 ml 0,1 M ÄDTA-Lösung ist 91,53 mg wasserfreiem Zinkdijodphenolsulfonat äquivalent.

Der Gehalt wird auf die bei 105°C getrocknete Substanz berechnet.

Aufbewahrung

Vorsichtig!

Zincum oxydatum

Zinkoxid

Zinci oxydum

ZnO (81,37)

Gehalt 98,0 bis 102,0% Zinkoxid.

Beschreibung

Weißes Pulver.
Geruch nicht wahrnehmbar.
Geschmack nicht wahrnehmbar.
Die Substanz nimmt aus der Luft Kohlendioxid auf.

Löslichkeit: Wasser . . . . fast unlöslich
Äthanol . . . . fast unlöslich

Prüflösung: 1,500 g Substanz werden in 10,0 ml 5 N Essigsäure gelöst. Die Lösung wird mit Wasser zu 30,0 ml aufgefüllt.

Identitätsprüfung

[a] Die Substanz zeigt nach dem schwachen Glühen in einem Porzellantiegel eine gelbe Färbung, die beim Erkalten wieder in eine weiße übergeht.

[b] 5 Tropfen Prüflösung geben nach Zusatz von 5,0 ml Wasser, 5 Tropfen Kupfer(II)-sulfatlösung (1,00 g/100,0 ml) und 10 Tropfen Ammoniumtetrathiozyanatomerkurat-(II)-RL einen violetten, kristallinen Niederschlag.

Reinheitsprüfung

[c] *Alkalisch reagierende Verunreinigungen:* 1,00 g Substanz wird mit 10,0 ml Wasser versetzt und die Mischung 30 s im Sieden gehalten. Nach dem Erkalten wird die Mischung filtriert. Das Filtrat muß nach Zusatz von 2 Tropfen Phenolphthalein-I farblos sein.

[d] *Aluminium-, Magnesium-, Kupfer-Ionen:* 1,00 ml Prüflösung darf nach Zusatz von 4,0 ml Wasser bei der „Prüfung auf Kupfer-Ionen" (VI, 11.0.) nach 15 min keine Trübung, keine blaue oder grüne Färbung sowie keine stärkere Färbung als die Mischung aus 0,050 ml Eisen-FL und 5,0 ml 0,2 N Schwefelsäure (VI, 3.0.) zeigen.

[e] *Arsen-Ionen* (VI, 5.0.): 5,0 ml Prüflösung werden nach Zusatz von 25,0 ml Wasser, wie unter „Prüfung auf Arsen-Ionen" angegeben, behandelt. Das Quecksilberbromidpapier darf keine stärkere Färbung als das der Vergleichsprobe zeigen (höchstens 0,0004% $As^{3\oplus}/As^{5\oplus}$).

[*f*] *Blei(II)-Ionen:* 5,0 ml Prüflösung werden mit 5,0 ml Wasser versetzt. Die Lösung wird zu 10 Tropfen Kaliumdichromatlösung (0,50 g/100,0 ml) gegeben und geschüttelt. Nach 15 min darf die Lösung keine stärkere Trübung als die nachstehend beschriebene Vergleichsprobe zeigen (höchstens 0,04% $Pb^{2\oplus}$).

Vergleichsprobe: Die Mischung aus 1,00 ml konzentrierter Blei-VL (VI, 15.0.), 1,0 ml 5 N Essigsäure und 8,0 ml Wasser wird, wie vorstehend angegeben, behandelt.

[*g*] *Eisen-Ionen:* 10,0 ml Prüflösung werden mit 2,0 ml Zitronensäurelösung (20,0 g/100,0 ml) und 1,00 ml Thioglykolsäure versetzt. Die Lösung wird mit 6 N Ammoniaklösung auf einen pH-Wert im Bereich von 8 bis 10 eingestellt, mit Wasser zu 20,0 ml aufgefüllt und geschüttelt. Diese Lösung darf keine stärkere Färbung als die nachstehend beschriebene Vergleichsprobe zeigen (höchstens 0,002% $Fe^{2\oplus}/Fe^{3\oplus}$).

Vergleichsprobe: 1,00 ml Eisen-VL (VI, 8.0.) wird mit 9,0 ml Wasser, 2,0 ml Zitronensäurelösung (20,0 g/100,0 ml) und 1,00 ml Thioglykolsäure versetzt. Die Lösung wird mit 6 N Ammoniaklösung auf einen pH-Wert im Bereich von 8 bis 10 eingestellt, mit Wasser zu 20,0 ml aufgefüllt und geschüttelt.

[*h*] *Kalzium-Ionen* (VI, 10.0.): 0,500 ml Prüflösung dürfen nach Zusatz von 9,5 ml Wasser bei der „Prüfung auf Kalzium-Ionen" keine stärkere Trübung als die Vergleichsprobe zeigen (höchstens 0,2 % $Ca^{2\oplus}$).

[*i*] *Chlorid-Ionen* (VI, 7.0.): 2,00 ml Prüflösung dürfen nach Zusatz von 8,0 ml Wasser bei der „Prüfung auf Chlorid-Ionen" weder eine Färbung noch eine stärkere Trübung als die Vergleichsprobe zeigen (höchstens 0,01% $Cl^{\ominus}$).

[*j*] *Nitrat-Ionen* (VI, 13.0.): 0,200 ml Prüflösung dürfen nach Zusatz von 2,80 ml Wasser bei der „Prüfung auf Nitrat-Ionen" keinen blauen Ring zeigen.

[*k*] *Sulfat-Ionen* (VI, 16.0.): 1,00 ml Prüflösung darf nach Zusatz von 9,0 ml Wasser bei der „Prüfung auf Sulfat-Ionen" keine stärkere Trübung als die Vergleichsprobe zeigen (höchstens 0,1% $SO_4^{2\ominus}$).

[*l*] *Glührückstand* (VI, 17.0.): 1,0000 g Substanz wird, wie unter „Bestimmung des Glührückstandes" angegeben, behandelt. Die Substanz muß mindestens 99,0% Rückstand hinterlassen.

Gehaltsbestimmung

[*m*] 0,5000 g Substanz werden in der Mischung aus 10,0 ml Wasser und 5,0 ml 3 N Salzsäure gelöst. Die Lösung wird mit Wasser zu 100,00 ml aufgefüllt. 10,00 ml der Lösung werden nach Zusatz von 90 ml Wasser mit 1 N Kalilauge versetzt, bis eine Trübung entsteht. Nach Zusatz von 5,0 ml Ammoniumchlorid-Ammoniak-Puffer Nr. 1 und 0,30 g Eriochromschwarz-T-I wird die Lösung mit 0,1 M ÄDTA-Lösung bis zum Farbumschlag nach Blau titriert (Feinbürette).

1 ml 0,1 M ÄDTA-Lösung ist 8,137 mg Zinkoxid äquivalent.

Aufbewahrung

Höchstens 10 Jahre.

Zincum sulfuricum

Zinksulfat

Zinci sulfas

$ZnSO_4 \cdot 7\, H_2O$ (287,5)

Gehalt 99,0 bis 100,5% Zinksulfat.

Beschreibung

Farblose Kristalle oder weißes, kristallines Pulver.
Geruch nicht wahrnehmbar.
Geschmack stark zusammenziehend.
Die Substanz verwittert an der Luft.

Löslichkeit: Wasser . . . . sehr leicht löslich
Äthanol . . . . fast unlöslich

Prüflösung: 7,500 g Substanz werden in kohlendioxidfreiem Wasser zu 50,0 ml gelöst.

Identitätsprüfung

[*a*] 5 Tropfen Prüflösung geben nach Zusatz von 5,0 ml Wasser, 5 Tropfen Kupfer(II)-sulfatlösung (1,00 g/100,0 ml) und 10 Tropfen Ammoniumtetrathiozyanatomerkurat-(II)-RL einen violetten, kristallinen Niederschlag.

[*b*] 5 Tropfen Prüflösung geben nach Zusatz von 5,0 ml Wasser, 10 Tropfen 3 N Salzsäure und 10 Tropfen Bariumchloridlösung (5,0 g/100,0 ml) einen weißen, kristallinen Niederschlag.

Reinheitsprüfung

[*c*] *Unlösliche Verunreinigungen, Farbe* (VI, 2.0./3.0.): 2,50 ml Prüflösung müssen nach Zusatz von 5,0 ml Wasser klar und farblos sein.

[*d*] *Reaktion:* 5,0 ml Prüflösung werden mit 10,0 ml kohlendioxidfreiem Wasser versetzt. Die Lösung muß einen pH-Wert (III, 7.0.) im Bereich von 5,0 bis 7,0 zeigen.

[*e*] *Aluminium-, Magnesium-, Kupfer-Ionen:* 1,00 ml Prüflösung darf nach Zusatz von 4,0 ml Wasser bei der „Prüfung auf Kupfer-Ionen" (VI, 11.0.) nach 15 min weder eine Trübung noch eine Färbung zeigen.

[*f*] *Arsen-Ionen* (VI, 5.0.): 3,30 ml Prüflösung werden nach Zusatz von 27,0 ml Wasser, wie unter „Prüfung auf Arsen-Ionen" angegeben, behandelt. Das Quecksilberbromidpapier darf keine stärkere Färbung als das der Vergleichsprobe zeigen (höchstens 0,0002% $As^{3\oplus}/As^{5\oplus}$).

[*g*] *Blei(II)-Ionen:* 2,20 ml Prüflösung dürfen nach Zusatz von 2,0 ml Natriumazetatlösung (20,0 g/100,0 ml), 5,8 ml Wasser und 10 Tropfen Kaliumdichromatlösung (0,50 g/100,0 ml) keine stärkere Trübung als die nachstehend beschriebene Vergleichsprobe zeigen (höchstens 0,003% $Pb^{2\oplus}$).

Vergleichsprobe: 10,0 ml Blei-VL (VI, 15.0.) werden mit 10 Tropfen Kaliumdichromatlösung (0,50 g/100,0 ml) versetzt.

[*h*] *Eisen-Ionen:* 3,30 ml Prüflösung werden mit 6,7 ml Wasser, 2,0 ml Zitronensäurelösung (20,0 g/100,0 ml) und 1,00 ml Thioglykolsäure versetzt. Die Lösung wird mit 6 N Ammoniaklösung auf einen pH-Wert im Bereich von 8 bis 10 eingestellt, mit Wasser zu 20,0 ml aufgefüllt und geschüttelt. Diese Lösung darf keine stärkere Färbung als die nachstehend beschriebene Vergleichsprobe zeigen (höchstens 0,002% $Fe^{2\oplus}$/$Fe^{3\oplus}$).

Vergleichsprobe: 1,00 ml Eisen-VL (VI, 8.0.) wird mit 9,0 ml Wasser, 2,0 ml Zitronensäurelösung (20,0 g/100,0 ml) und 1,00 ml Thioglykolsäure versetzt. Die Lösung wird mit 6 N Ammoniaklösung auf einen pH-Wert im Bereich von 8 bis 10 eingestellt, mit Wasser zu 20,0 ml aufgefüllt und geschüttelt.

[*i*] *Kalzium-Ionen* (VI, 10.0.): 0,300 ml Prüflösung dürfen nach Zusatz von 9,7 ml Wasser bei der „Prüfung auf Kalzium-Ionen" keine stärkere Trübung als die Vergleichsprobe zeigen (höchstens 0,1 % $Ca^{2\oplus}$).

[*j*] *Chlorid-Ionen* (VI, 7.0.): 1,30 ml Prüflösung dürfen nach Zusatz von 8,7 ml Wasser bei der „Prüfung auf Chlorid-Ionen" keine stärkere Trübung als die Vergleichsprobe zeigen (höchstens 0,005% $Cl^{\ominus}$).

[*k*] *Nitrat-Ionen* (VI, 13.0.): 1,00 ml Prüflösung darf nach Zusatz von 2,00 ml Wasser bei der „Prüfung auf Nitrat-Ionen" keinen blauen Ring zeigen.

Gehaltsbestimmung

[*l*] 0,2000 g Substanz werden in 100 ml Wasser gelöst. Die Lösung wird mit 1 N Kalilauge versetzt, bis eine Trübung entsteht. Nach Zusatz von 5,0 ml Ammoniumchlorid-Ammoniak-Puffer Nr. 1 und 0,30 g Eriochromschwarz-T-I wird die Lösung mit 0,1 M ÄDTA-Lösung bis zum Farbumschlag nach Blau titriert (Feinbürette).

1 ml 0,1 M ÄDTA-Lösung ist 28,75 mg Zinksulfat äquivalent.

Aufbewahrung

Vorsichtig!

Dosierung

Maximalkonzentration: 1% zur Anwendung am Auge (Lösung)
2% zur Anwendung am Auge (Salbe)

www.ingramcontent.com/pod-product-compliance
ightning Source LLC
Vergne TN
HW081346011026
9161LV00013BB/3015